寓医于食

中国人的饮食智慧

赵 霖 鲍善芬 编著

人民卫生出版社
·北京·

图书在版编目（CIP）数据

寓医于食：中国人的饮食智慧 / 赵霖，鲍善芬编著
. 一北京：人民卫生出版社，2024.5（2025.1重印）
ISBN 978-7-117-35327-4

Ⅰ.①寓… Ⅱ.①赵… ②鲍… Ⅲ.①食物疗法

Ⅳ. ① R247.1

中国国家版本馆 CIP 数据核字（2023）第 189640 号

寓医于食：中国人的饮食智慧
Yuyiyushi: ZhongGuoren de Yinshi Zhihui

编　　著	赵　霖　鲍善芬
策划编辑	周　宁　王小南
责任编辑	周　宁
书籍设计	图文双创工作室　尹　岩　任　毅
出版发行	人民卫生出版社（中继线 010-59780011）
地　　址	北京市朝阳区潘家园南里 19 号
邮　　编	100021
印　　刷	北京华联印刷有限公司
经　　销	新华书店
开　　本	787 × 1092　1/16　　印张：23　　插页：2
字　　数	374 千字
版　　次	2024 年 5 月第 1 版
印　　次	2025 年 1 月第 3 次印刷
标准书号	ISBN 978-7-117-35327-4
定　　价	79.00 元

E - mail　pmph @ pmph.com
购书热线　010-59787592　010-59787584　010-65264830

打击盗版举报电话　010-59787491　　E-mail　WQ @ pmph.com
质量问题联系电话　010-59787234　　E-mail　zhiliang @ pmph.com
数字融合服务电话　4001118166　　　E-mail　zengzhi @ pmph.com

序

  当历史的尘埃落定，一切归于沉寂之时，唯有文化能够以物质或非物质的形态保留下来，因为文化不仅是一个民族自我认定的历史凭证，也是这个民族能够满怀自信地走向未来的智慧与力量之源。中华民族在历史的进程中，形成了"天人合一"的整体宇宙观，自强不息的奋斗精神和贵和尚中、协调和谐的哲学理念。

  习近平总书记曾说："中医药是打开中华文明宝库的钥匙。"中医的养生健康理论正是随中华传统文化延伸而来，今天的人类生存智慧与几千年中华民族祖先留下的文化遗产密切相关。李时珍曰："轩辕氏出，教以烹饪，制为方剂，而后民始得遂养生之道。"说明早在5 000多年前，从"神农尝百草"开始，我们的祖先在与大自然的斗争中，创立了"食药同源"和"膳药同功"的生态医学理念。中华民族伟大的农耕文明，选择和生产了极其丰富的食物原料，创造了百花齐放的烹饪方法。正是几千年生态农业的成功实践，为推行"寓医于食"和利用食疗养生保健奠定了坚实的物质基础。

  赵霖教授和鲍善芬教授都是中国人民解放军总医院的营养学家，长期从事微量元素营养生理学研究，多次作为高级访问学者赴国外从事科学研究。多年来，两位教授站在东西方两个文明结合的高度，倡导"寓医于食"的学术思想，推广中医"食疗"，并应用于慢性非传染性疾病的防治，获得了一定的成效，受到各方关注。两位学者为了提高中华民族健康素质，撰写出版了《中国人该怎么吃：民以食为天，食以安为先》等多本膳食营养的科普书籍。这些书籍致力于向大众介绍中华民族传统膳食结构的特点和优势，传播中餐平衡膳食的思想。

当前，我国居民非传染性慢性疾病（以下简称"慢病"）患病人数不断上升，所导致的死亡人数已占国民总死亡率的 88%。由于"慢病"的病程长，流行范围广，其经济负担占医疗总支出的 80%，已成为重大的公共卫生问题。这也是国民因病致贫、因病返贫的重要原因，若不及时有效控制，将会严重影响国民经济的可持续发展。党中央、国务院想人民之所想，解人民之所需，制定了《"健康中国 2030"规划纲要》，编制了《国民营养计划（2017—2030年）》，上下齐心，全民协力是消减"慢病"伤害的主要基础。

赵霖教授和鲍善芬教授近期又撰写了科普书《寓医于食：中国人的饮食智慧》。本书介绍了许多天然生态食品，丰富有趣的中餐饮食文化，实用有效的中医食疗方剂，并运用现代营养学知识进行诠释，值得一读。本书也是一本家庭食疗保健手册，希望大家科学合理地进行食物消费，有效提高自身的健康水平，为国家减少负担，为自己增加幸福。

谨此作序，推荐给广大读者。

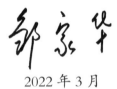

2022 年 3 月

前　言

2009 年以来，我们撰写了一套食品营养的科普书籍，人民卫生出版社将其作为"国家 2030 年营养行动计划"的推荐图书。本来觉得年龄大了该休笔了，但新冠疫情下的一些新的思考，又产生了写此书的愿望。

自古以来，中华民族在与瘟疫的长期斗争中，创造性地将习以成俗的食物引为药用。汉代张仲景所著《伤寒杂病论》奠定了"寓医于食"的基础，为治疗百姓冻疮创作的药膳"娇耳"流传至今，成了脍炙人口的"饺子"。在防治新型冠状病毒感染方面，中医典籍如《伤寒杂病论》中的许多名方，以及有关的食疗方，如"扁鹊三豆汤"和"乌梅白糖汤"等，都发挥了积极的作用。

疫情下的反思，使人们更加关注生态文明建设，对生态食材的需求量日益增加；在与疾病的斗争中，现代营养学也在不断发展和进步，修正了认识上的一些误区和局限性；21 世纪，肠道生态微生物菌群的健康作用受到重视，抗生素时代正在逐步转化为微生态时代；膳食结构正在从"好吃求口味"，向"吃好求健康"的方向转化。

"位卑未敢忘忧国"，为了给父老乡亲们提供切实可行的营养学知识，融合中医"平衡就是健康，调整就是治疗"的理念，此书介绍了常用食物的食疗功能、食疗药膳的保健作用，以及某些食疗肴馔的烹饪方法。

每个人都是自己健康的第一责任人。能依托对中国膳食文化的了解，把"寓医于食"的健康膳食理念、中医食疗知识、中华民族的传统饮食智慧、"物无美恶，过则为灾"的道理，以及行之有效的食疗方法传递给百姓，使人民群众在日常生活中科学合理地安排好一日三餐，提高中华民族健康素质，这就是我们撰写此书的初衷。

在人民卫生出版社的大力支持下，此书得以出版。由于书中涉猎的知识相当宽泛，笔者又存在局限性，故肯定会有不足之处，敬请读者不吝指正。

兹将此书献给伟大的祖国！
献给伟大的中国人民！

赵　霖　鲍善芬
2023 年 12 月于北京

目 录

贰　"养助益充循自然"的生态食疗理念

叁 **膳食纤维、谷物与薯类，发酵食品与茶**

陆 寓医于食，推广中医食疗

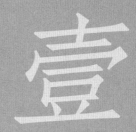

民以食为天

——饮食者人之命脉也

西方认为火是上帝赐的，希腊神话说火是普罗米修斯偷来的，中国则自古流传着"钻木取火"的故事。

面对末日洪水，西方人躲进诺亚方舟，中国却传颂着"大禹治水"，与自然灾难做斗争的故事。

一座大山挡在门前，西方认为搬家是最好的选择，而"愚公移山"的寓言却在中国代代相传。

在自然界求生存，不能依靠苍天，而要靠人类自己。中华民族的祖先用行动告诉后代：人可能会失败，但绝不能屈服。自古以来，艰苦奋斗、坚韧不拔、勇于抗争的精神，已经融入中国人民的血液之中。

"一个民族的命运要看他们吃什么和怎么吃"。医学界公认，医疗、护理、营养是临床治疗的三大支柱。世界卫生组织（WHO）统计，遗传因素对健康的贡献最大，占15%，这就是中医所谓"肾为先天之本"。仅次于遗传因素的就是膳食营养，这就是中医"脾胃是后天之本"的认识。而西方"现代医学之父"希波克拉底，早在公元前400年就指出食物营养对人体生长发育，病后康复与健康都至关重要。他所倡导的"摄生疗法"中，列于首位的就是饮食疗法，这与中医"寓医于食"的理念如出一辙。

第一章

中华民族食疗的艰难探索

人生在世，至少应当学习两种知识：一种是谋生的知识，另一种是养生的知识。李时珍称："太古民无粒食，茹毛饮血。神农氏出，始尝草别谷，以教民耕艺；又尝草别药，以救民疾夭。轩辕氏出，教以烹饪，制为方剂，而后民始得遂养生之道。"说明早在 5 000 年前，从"神农尝百草"开始，中华民族就创立了"食药同源"与"膳药同功"的理念。《史记·三皇本纪》称神农"始尝百草，始有医药"。神农尝百草，察酸苦之味；教人食五谷，摆脱饥不择食的状态，并非一味地去寻找药物。中医"天生万物，无一而非药石"，以及"凡膳皆药"的理论，与 2001 年在奥地利维也纳召开的第 17 届国际营养学大会的结论——"食物是最好的药物"，在认识方向上完全一致。

一、农耕文明对人类健康的贡献

地球上人类诞生后，首先面对的就是生存问题。《尚书·洪范》将"食"列为"农用八政"之首。"神农尝百草"就是祖先寻找食物，谋生存的实践，同时也是"民以食为天"论据的体现。《淮南子·修务训》中记载："古者民茹草饮水，采树木之实，食蠃蚌之肉，时多疾病毒伤之害。于是神农乃如教民播种五谷，相土地宜燥湿肥墝高下，尝百草之滋味，水泉之甘苦，令民知所避就。"——农耕文明就此展开。此外，古人从"茹毛饮血"过渡到吃熟食，做到"民无腹疾"，这是食疗开始萌芽到初具雏形的转变。

1. 人类最早的医疗体系

古代医事制度在西周已经初具规模，医生每年会被考核，根据成绩优劣，确定级别和待遇。考核标准就是"临床治愈率"——要求"十全为上，十失一次之，十失二次之，十失三次之，十失四为下。"是非常严格的。周代还规定要详细记录治疗过程，对死亡的患者要提供原因分析报告，这是世界上最早的临床医疗实践。《周礼·天官》篇记载，当时的医生分为"食医、疾医、疡医、兽医"四类，"食医"负责皇室的饮食与卫生，相当于现代的营养师，并且明确以"食医"为先。

提到"营养师"，有人会认为是西方的专利。但其实周代的"食医"就是皇室的专职营养师，任务是"掌和王之六食、六饮、六膳、百羞[1]、百酱、八珍之齐"，即掌管皇室消费的谷物、肉类、饮料及一百多种食品与菜肴，一百多种酱类，八种特别烹制的珍馐。配制上述食品时，《礼记·内则》中提出："凡食齐视春时，羹齐视夏时，酱齐视秋时，饮齐视冬时。凡和，春多酸，夏多苦，秋多辛，冬多咸，调以滑甘。"立足"天人合一"的理论，认为人与自然界息息相关，要求食医"调味适时"。每逢春季，就要选择酸味的食物；夏季则要多用苦味的食物；秋季则要增加辛味的食材；冬季适当选用咸味的食物。还要搭配滑性的、甘味的食物，进行调和。谷物与肉类的搭配也有"膳食之宜"的要求：即"凡会膳食之宜，牛宜稌，羊宜黍，豕宜稷，犬宜粱，雁宜麦，鱼宜苽[2]"，意思就是凡会膳食者，牛肉宜与稻类食物配着吃，羊肉宜与黍类食物配着吃，猪肉宜与稷类食物配着吃，狗肉宜与粱类食物配着吃，雁肉宜与麦类食物配着吃，鱼肉宜与苽类食物配着吃。周代的疾医与疡医也要掌握和运用食疗，疾医"以五味，五谷，五药养其病"；疡医则"凡疗疡，以五毒攻之，以五气养之，以五药疗之，以五味节之。凡药，以酸养骨，以辛养筋，以咸养脉，以苦养气，以甘养肉，以滑养窍。"这些记载都说明，周代先人就掌握了营养与治疗的辨证关系，开展了食疗。

2. 食药同源

用火烹饪，吃熟食，产生了"民无腹疾"的健康效果。《吕氏春秋·本味》中有"阳朴之姜，招摇之桂"的记载，说明当时生姜与桂枝不仅用作调味料，也是调和食材之性、平衡阴阳的食品，还是解毒发汗的药品，这是历史上"食药同源"最早的记载。食疗与中医是同步起源的，中医药典《本草》的历代版本中均记载了各种食物的性、味、归经，功能和主治。中医用食物防

[2] 编者注：苽同"菰"。

[1] 编者注：羞同"馐"。

治疾病，在世界范围内以历史悠久，内涵丰富，实用可靠而备受青睐。现代中国药品中曾长期存在"健"字号药，正是上述理念与历史实践的反映。在《针灸甲乙经》一书的皇甫序中，就有"伊尹亚圣之才，撰用《神农本草》以为汤液。"的记述。殷代厨师出身的宰相伊尹，将烹饪菜肴时搭配不同食物、发挥其各自营养功能，综合协调的经验应用于中药复方汤液的配制，达到综合各种药物功能，提高疗效的目的。现在到中药店抓汤药时，中药师会问你药方中有多少"味"药，来源系出于此。

汉代名医张仲景毕生"悬壶济世"，遵循"上以疗君亲之疾，下以救贫贱之民"的座右铭。50岁时，他因给皇帝看病有功，钦任长沙太守，虽官居高位，但仍坚持每个月的初一和十五，在太守大堂给百姓看病。现在中药店里"坐堂医生"一词就来源于此。当时张仲景的家乡南阳瘟疫流行，同族病死者三分居二。见此情景，他毅然辞官回乡，为民众治疗"伤寒病"，即因伤风、伤寒、寒湿、湿热、温病等引起的疾病，中医称为"伤寒杂病"。他研制了内有羊肉、辣椒与调料，搭配有御寒药材的馅料，烹制了能治疗冻伤的"祛寒娇耳汤"，并搭建"舍药医棚"给百姓发放这种食物，从立冬忙到大年三十，治愈病人无数。故此后每年大年三十，南阳地区的居民都要包饺子来表达对张仲景的纪念，并相沿成俗，流传至今。

二、中餐以植物性食物为主，主副食分明

中国是世界八大农作物起源中心之一，是自然界生物多样性最丰富的国家之一。中国地大物博，农林产品种类繁多，中餐自古以植物性食物为主，膳食的生物来源多样化，保证了中餐的食材广而杂；中餐有明确的主副食概念。荤素食、主副食、食与饮的合理搭配，保证了日常膳食的酸碱平衡。

1. 五谷杂粮保证主食来源多样化
古人云"杂食者美食也，广食者营养也。"现在居民精米白面吃得过多，粗杂粮吃的太少，破坏了主食的多样化，自然不利于营养均衡。由于微量元素等微营养

素只能从外界摄取，体内不能自身合成或产生，故杂食对健康的重要性不言自明。

对已解决温饱，正在奔小康或已实现小康的国民来说，为避免营养过剩导致的"富贵病"和"文明病"，多吃粗杂粮，做到粗细搭配成为目前大多数人首选的食疗方法。五谷杂粮包括禾谷类、豆类和薯类等。谷类有大米、小米、小麦、玉米、高粱、莜麦（也称裸燕麦）、荞麦、大麦、青稞、穄子、黍子、薏米、稷子等；豆类有大豆、绿豆、小豆、芸豆、蚕豆、豌豆、豇豆、扁豆、刀豆、御豆等。此外还有薯类的杂粮，包括甘薯、马铃薯、山药、芋头、木薯等。

中餐主食的烹饪方法以蒸、煮为主，谷物的全面营养和保健功效，使国人坚信"得谷者昌，失谷者亡"：中餐 70% 的能量与 2/3 的蛋白质都来自谷物；副食包括品种繁多的新鲜蔬菜、水果、菌类、藻类，外加适量肉类与蛋类。烹调合理搭配动物油与植物油，坚持低温烹饪。调味料有大豆酱、酱油、豆豉、醋等发酵食品；食用糖较少，而且相当一部分是红糖；茶叶为大众化的天然饮料。正是上述平衡的膳食结构，才保证了中华民族五千年的健康繁衍。

2. 中餐副食以蔬菜为主

中国各地地理气候不同，粮食、蔬菜、果品等种类繁多，自古中餐的平衡膳食理论，成为中国饮食文化的基础。中国传统膳食结构具有广杂性、主从性和匹配性。特别是农耕文明选择和生产了极其丰富的食物原料。正是几千年生态农业的伟大成就，为"寓医于食"——利用饮食养生保健，奠定了物质基础。

蔬菜自古便是国人的重要食物，古籍《诗经》中提到的 132 种植物中，就有二十余种是蔬菜。我国的第一部农耕专著《齐民要术》中收集谷类、豆类十余类，约 200 种；蔬菜二十余类、约 100 种；肉、蛋约 100 种。中餐形成了以谷物与豆类为主，进食足量蔬菜，以动物性食物为补充，兼食水果的膳食结构，其营养内涵丰富，保健养生功效明确。

世界卫生组织鼓励人们每天食用五份蔬菜和水果，因为研究发现多吃蔬菜和水果可以保证膳食平衡，对身体健康非常有益，是预防慢性非传染性疾病的有效方法。

2008 年，世界著名营养学家戴维斯·赫伯博士在北京指出："全球都发现中国的营养状况在恶化！居民肥胖、糖尿病和心脑血管病的发病率不断增加，重要的原因就是西方不健康的饮食方式，如美式快餐等大量进入中国。中国人摄入的蔬菜、水果越来越少，严重影响健康！"

3. 中餐低温烹饪为健康奠定基础

天然食物有"生清熟补"的功能，生态食物均有"生升熟降"之功。这涉及食物中蛋白质的变性，淀粉的糊化，不饱和脂肪酸、维生素、酶类、生物碱的变性，有机酸、挥发油等的营养生理功能。研究发现，中医对鲫鱼"煎食动火"的认识，是有科学道理的。在鱼肉煎炸过程中，部分鱼肉被烧焦，蛋白质大分子发生交联，变得难以消化。烤焦的肉类中，还会产生3，4-苯并芘等致癌物质。从食疗角度看，依托蒸、煮等低温烹饪方法，才能避免食物产生"燥性"和"助湿生热"等副作用。所以，古代先贤从西方接受了小麦，但拒绝了面包。

2002年4月，瑞典国家食品安全管理局发布了一条惊人的消息：千百万人每天食用的炸薯片、炸薯条、面包、饼干中，含大量可能致癌的"丙烯酰胺"。瑞典国家食品安全管理局认为："制备食物的过程中会形成大量丙烯酰胺，说明部分癌症可能是由食物诱发的。"上述报告在全球引起轰动，世界卫生组织随后对食品中的丙烯酰胺含量建立了严格的标准。

中餐在漫长的历史进程中，经历了煮、蒸、炒三次重要的飞跃。欧美等国不仅油炸食物普遍，家庭还必备电烤箱，烘烤食物不可少，烹饪温度经常达到200~300℃。而中餐的主食馒头、米饭、面条、饺子、粥等都在沸水中烹制；爆炒菜肴短时间完成，从表面到菜品内部存在温度梯度。由于瞬时高温、内部温度低，菜品营养成分损失很少，生物活性物质也得以保留。高低温结合的烹调方式也满足了食材表面杀菌的需要，低温烹饪不仅减少了油脂氧化，还防止丙烯酰胺的形成。

2005年，笔者在德国国家营养与食品研究中心做学术讲座时，德国专家提问："难道北京烤鸭也是低温烹饪吗？"笔者回答说，欧洲感恩节要吃烤火鸡，圣诞节要吃烤鹅，烹饪时就是把其羽毛和内脏除去，清理干净后直接放在烤箱中烤制，温度在280℃以上。而北京烤鸭的制作工艺是：首先将鸭子的内脏掏空，再将鸭子倒过来，在鸭肚子里灌满水，然后用秫秸秆塞住肛门，防止水分漏出；第二步是往鸭皮下吹气，造成鸭皮与鸭肉分离，再将鸭子挂在专用烤炉中烘烤。由于空气是热的不良导体，在烘烤过程中，鸭子表面温度能达到260℃，此时鸭肚子里的水刚刚被烧开，温度是100℃，鸭肉是被煮熟的，因此北京烤鸭才有外焦里嫩的口感。不难看出，北京烤鸭的烹饪工艺渗透着低温烹饪的理念，反映出中国厨师的高度智慧。

第二章

食物的"四性""五味"与"归经"

　　《本草纲目》总结了各种食物与药物的食性、五味与归经；列举了大量食疗药膳方剂，也记述了"服药食忌"；提出"凡服药，不可杂食肥猪犬肉，油腻羹鲙，腥臊陈臭诸物。"以及"凡服药，不可多食生蒜、胡荽、生葱、诸果、诸滑滞之物。"等饮食禁忌。

一、中医对食物"四性"的认识

　　寒、热、温、凉，这"四性"是人类对温度与食物性质的感受，包含着生理学和病理学的寓意。"四性（或四气）"学说，是中医药性理论的重要内容。中医药典《本草》的历代版本中，均记录了每种中药与食物的寒、热、温、凉属性。

1. 中医药典对"四性"的描述

　　食物的"四性"包括寒、热、温、凉。凡味道辛辣、有暖胃作用的食材均属温性或热性：如糯米、羊肉、虾、姜、蒜、辣椒、韭菜、胡萝卜、核桃、龙眼、荔枝、李子、栗子、松花粉等。热性食物能量密度高，可加速体内葡萄糖磷酸化，增加肝糖原合成，一旦服用过量就会感到"内热"和"上火"。有清热解毒功能的食物食性比较寒凉：如大米、绿豆、豆浆、豆腐、牡蛎、紫菜、油菜、白菜、茄子、黄瓜、冬瓜、西瓜、藕、梨、柿子、甘蔗等，均有清热泻火，解毒消炎之功。一般而言，食性寒凉的水果都富含水分与膳食纤维，有助通便。食性寒凉者都能滋阴，有清热解毒之功；食性温热者均能温里散寒。发热与小便短赤者，食用西瓜能减轻热证，故用来治疗脑炎高热患者的中药方"白虎汤"，被用来形容西瓜，名为"天生白虎汤"。凡脘腹冷痛，腹泻者食用生姜、胡椒、大葱后即能缓解，因食材的食性温热之故。

中医的药性与食性中温热者均属阳，寒凉者则属阴。味道中的辛、甘、淡三者属阳，酸、苦、咸三者属阴。凡性质升浮者属阳，性质沉降者属阴。《本草纲目》论述的食物"四性"对应《中华本草》的记载，可分为平、温、寒、凉、微寒、微温、热，共7类。属于平性的食物数量最多，其次为温性和寒性的食物。一般来说，平性食物有解毒，益气健脾之功，如薏米能利水渗湿。食性寒凉的食物，功效集中在清热解毒，生津止渴，利水消肿。温性的食物可以健脾，而且能够益气温中，养血活血，下气止痛。

2. 现代科学对"四性"的诠释

中医所谓寒、热、温、凉，是人类对温度的感受，蕴含有生理与病理学方面的寓意。1997年，科学家发现在人体内存在热感应受体（TRPV1），这是对寒、热、温、凉"四性"认知深化的里程碑。目前发现哺乳动物体内都存在热敏通道，有7大类，共30多种。其中分布在感觉神经元上的热敏通道有6种（从冷痛到热伤）。在特定温度下，机体的热敏通道都可以被激活。如果把中药与食物的四性划分为大热、热、温、凉、寒、大寒等6个等级，就正好与热刺激感受器的热敏离子通道中的6个等级相互对应。

日常饮食要特别注意膳食平衡，不宜偏颇。一旦食性失衡，就会伤及脏腑功能，诱发疾病。如吃螃蟹时，要搭配足量的生姜末与红糖，因为螃蟹食性寒凉，需要搭配温热之物来加以平衡。螃蟹与柿子都食性寒凉，古代文献称"柿蟹同食命断肠"，即同时食用两者，有的人会发生恶心呕吐，腹痛腹泻。柿子所含鞣酸与螃蟹蛋白质发生反应，干扰消化系统功能。2004年10月，一位来自慕尼黑的德国女研究生到青岛旅游，一日下午吃了柿子，晚饭在自助餐厅就餐，看到海蟹肥美，又吃了很多。结果深夜突发急性腹泻，前后16次，到医院急诊救治才得以好转，是同服引起还是海鲜不新鲜引起并无法查证，但是可以提醒我们注意个体化饮食的卫生与温寒。

《金匮要略》一书收载的"当归生姜羊肉汤"是第一个食疗药膳方。羊肉食性大热，效同人参。而牛肉食性温，猪肉食性平。研究发现每千克羊肉中含左旋肉碱 2.1 克，其他肉类中则含量较少，如每千克牛肉含 0.64 克，而每千克猪肉中仅含 0.3 克。左旋肉碱可促进体内长链饱和脂肪酸燃烧，已有 19 个国家将其作为婴幼儿的营养添加剂。中华民族的先贤在对现代科学毫无所知的古代，就有如此深刻的洞察力，令我们钦佩不已。

3. 饮食以时——四季时令与节气养生

中国传统历法用天象来标定与显示时间，这种具象的时间与人生命活动息息相关。由于人生存时间有限，所以时间就成了构建文化，认识自然界的基础。中国古人在时间维度上构建起自己的文化。在对节气与物候的认识中，进入以自然现象为基础的时间系统，依据天人合一理论，这正是中华文明的起点。所以中医食疗强调"饮食以时"，关注一年四季的不同时令与节气的膳食养生。

元代营养学专著《饮膳正要》强调"春气温，宜食麦以凉之；夏气热，宜食菽（豆类）以寒之；秋气燥，宜食麻以润其燥；冬气寒，宜食黍（黄米）以热性治其寒。"自然界的四季消长变化，各个节气的物候，都与人体五脏功能关联，且相互对应。所以关注节气养生，注意饮食以时，是中医食疗的一大特点。

以立夏节气为例，夏季气温高，多热，环境多暑湿，容易侵犯脾胃，出现心神不宁，食欲下降等情况。要适应此时气候的变化，就要把调整饮食放在首位。立夏养生要巧吃"苦"，适当吃一些苦味蔬菜，如苦瓜、瓠瓜等。中医认为苦味入心，苦味食物有除燥祛湿，清凉解暑，利尿活血，消炎退热，清心明目，促进食欲的作用。能预防"苦夏"（疰夏）症状的发生，苦瓜清火，是夏季时令养生菜。立夏之后，人体会出现"上火"症状，苦瓜富含生物碱、氨基酸、苦味素、矿物质，有消暑退热，除烦提神，降脂健胃之功。苦瓜同时还含有"植物胰岛素"，对肥胖和糖尿病患者有食疗价值。

立夏羹是用糯米粉拌鼠曲草制作的汤丸。民谚道"吃了立夏羹，麻石踩成坑"，说明该汤羹可强健腿脚。《本草择要纲目》称：鼠曲草"主疗寒寒热，止咳，调中益气，止泄除痰，压时气，去热嗽。"四川等地立夏要吃竹笋、槐豆、荠菜。据说吃了竹笋脚骨硬，好爬山；吃了槐豆壮腰补肾，插秧耘田不吃力；吃了荠菜眼睛愈发明亮。《备急千金要方》记载："竹笋味甘，微寒，无毒，主消渴，利水道，益气力，可久食。"竹笋能够清肺化热，助消化，除积食，防便秘。槐豆药名槐实，《神农本草经》记载："槐实，气味苦，寒，主五内邪气热，止涎唾，补绝伤，五痔，火创，妇人乳瘕，子藏急痛。生平泽。"还有《颜氏家训》里也说道："庾肩吾常服槐实，年七十余，目看细字，须发尤黑"。荠菜食性平，味甘，主利肝气，护脾和中；甘温无毒，有凉肝明目之功。

二、中医对食物"五味"的认识

《黄帝内经》中，就有关于"五行、五脏、五气、五志、五味、五色、五音"的论述。《饮膳正要》主张"调和五味，顺应四时"，食疗应遵循"三因制宜"，即"因时、因地、因人而异"。食物与药物的"五味"，也与体内传导神经与分子生物学反应途径相呼应。感知味觉的受体也是体内的热敏通道——即感知味觉的神经末梢，同时也能感知寒热。食物的"五味"中，甘味食物有清热解毒和健脾益气之功；辛味食物可温中散寒，理气止痛，可作为跌打损伤的食疗；苦味食物清热解毒，可泻心火；咸味食物能软坚化结；酸味食物有收敛之功，生津消食，止血止泻，可消除食积及口渴；甘味食物对水肿和虚劳有食疗作用。

1. 苦味食物的营养生理功能

食物中的苦味成分包括有生物碱、苷类及游离蒽醌类衍生物等，这些物质能刺激肠道蠕动。中医发现苦味食物有清热泻火的功能。澳大利亚昆士兰大学的研究还发现，人类基因组中的苦味受体一共有 25 种，在心脏组织内就存在 12 种受体，将近一半，这印证了中医"苦味入心"的理论。现代医学的消炎药，许多都来源于植物中所含的苦味的生物碱与苷类。在食疗方面，苦瓜明目，有清热解毒，降血糖之功，"苦瓜芙蓉蛋"是糖尿病患者的食疗佳肴。一般来说，苦味食物均可用于热证与湿证患者的食疗。

2. 辛味与咸味食物的健康作用

辛味有宣散之功，具有发散与行气行血的作用。"行气"就是增强胃肠蠕动，排出消化道内的浊气；"行血"则是通过扩张血管，促进全身血液循环。辛味食物中富含挥发油，苷类与生物碱，能兴奋中枢神经系统，扩张血管，促进血液微循环。现代的强心药，一类能够加强心肌收缩力的药物，就多来源于皂苷，而植物中的挥发油还能调节胃肠道，缓解痉挛并止痛。所以说，辛味食物有祛风散寒，疏通血脉，运行气血，强壮筋骨之功，并能刺激消化液的分泌，促进新陈代谢。

辛味有宣散之功，可以行气血，润燥，用于治疗感冒。凡气血瘀滞，筋骨寒痛者可食用姜糖饮、鲜姜汁与药酒等。所以，日常生活中用好生姜对保健非常重要。

食物中咸味成分主要为钠、钾、钙、镁的无机盐，具有泻下和软坚散结的作用。如海藻与昆布能软坚散结，对子宫肌瘤有食疗之功，兼有化痰之功。咸味药的泻下作用是通过软坚来实现的，如芒硝富含硫酸钠盐，可保持肠道内容物处于高渗状态，水分滞留于肠腔，造成肠道反射性蠕动增强，从而导致腹泻。咸味食物能够润下，海蜇就具有润肠消积和止咳之功。"海带绿豆汤"可治疗湿性热痒，在舟曲抗击泥石流灾害的斗争中，为保护人民的身体健康发挥了积极的作用。

3. 甘味与酸味食物的保健功能

食物中的甘味成分包括糖类、皂苷、甾醇、氨基酸等；其"能补能缓"，可促进消化、增强食欲，调和药性，如中药甘草就有"和百药"之功。五谷杂粮中也是甘味食物居多，其能调和脾胃，补虚健体，故用做主食。甘味能够补益和中，如"糯米红枣粥"可治疗脾胃气虚。

食物中的酸味成分包括有机酸，鞣质（涩味），生物碱与苷类；有机酸和鞣质有收敛止血，止泻及抗菌消炎之功。如马齿苋、乌梅等能抑制病毒与病原菌。酸味能够生津止渴，滋阴润燥，增进食欲，健脾开胃。酸味食物能够增强肝脏功能，提高钙、磷的吸收。鞣酸能与组织蛋白结合，使其在黏膜表面凝固，形成保护层，减少有害物质对肠黏膜的激惹，有收敛与止泻之功。鞣酸与出血的创面接触时，蛋白质就会迅速凝固，堵塞创面的小血管，故有止血和减少渗出的作用。酸味食物有收敛固涩之功，可用于出虚汗，泄泻、尿频，遗精等症的治疗。乌梅涩肠止泻，乌梅白糖汤有生津止渴之功，可预防瘟疫。

三、中医的归经理论

"归经"是中药的重要性能，"归经"二字可以理解为"归"就是药物的作用部位，即靶器官，而"经"就是人体内经络的概称。由于食物对脏腑亲和力不同，每种食物都有其相应的归属，"归经"实际上就是食物对脏器组织与部位的选择。

1. 中医归经理论的陈述

中医药的归经理论是以脏腑经络为基础，以中药作用的脏腑归属为依据，在长期医疗实践中形成的认识，也是中医药性理论的重要组成部分。时至今日，经络学说仍然是中医诊断和治疗疾病的重要指导原则。中医认为，经络是机体联络脏腑、沟通内外，以及运行气血、调理功能的通路。经络在体内纵横交错，遍布全身，无所不至，是机体组织结构的重要组成部分。

中药归经理论可追溯到《黄帝内经·素问》的"五入"与"五走"，所谓"五入"，即"酸入肝，辛入肺，苦入心，咸入肾，甘入脾"。所谓"五走"，即"酸走筋，咸走骨，甘走肉、苦走血，辛走气"。"五味"也有归属，即辛味归肺经，甘味归脾经，酸味归肝经，苦味归心经，咸味归肾经。食物归经理论应用较多的是脏器与"味"之间的关系，即"五味入口，各有所归"。《黄帝内经·素问》指出"故心欲苦，肺欲辛，肝欲酸，脾欲甘，肾欲咸，此五味之所合也"，还指出了"五味"与归经的联系。中医用药遣方时，要根据药物归经方能做到有的放矢，才能"药病相得"，达到理想的疗效。否则便会出现"不知经络而用药，其失也乏，必无捷效"的结果。

苦味食物如苦瓜、绿茶、莲子心，可清心经之热，这些食物归心经；辛味食物如葱、姜、香菜等，可治疗表证，这些食物归肺经，而"肺主皮毛"。酸味食物如乌梅、食醋、山楂等可治疗肝虚证，这些食物归肝经；甘味食物如山药、扁豆、糯米、粳米、大枣等，可治疗贫血与体质虚弱，这些食物归脾经与胃经；咸味食物如海藻、昆布、甲鱼等，可用于肝肾不足的食疗，这些食物归肾经。

人体脏腑间的关系十分复杂，故食疗一定要辨证论治。寒性食物虽可以清热，但却有"清肝热、清肺热、清心火"之分。同样是补益之物，也有"补肺、补脾、补肾"的区别。因此设计食疗方剂时，必须结合食物的性、味与归经综合考虑。

2. 中医对食物归经的认识

依据中药药典，通过检索发现各种食物的"归经"如下：

归心经的食物有：小麦、浮小麦、莲子、百合、龙眼肉（桂圆）、酸枣等。

归肺经的食物有：梨、苹果、甘蔗、荸荠、枇杷、白果（银杏）、牛奶等。

归脾经的食物有：粳米、粟米、黄豆、莲藕、大枣、松花粉、猪肉、牛奶等。

归肝经的食物有：芹菜、油菜、胡萝卜、茴香、桂圆、黑芝麻、松花粉等。

归肾经的食物有：山药、桑椹、黑芝麻、核桃仁、乌骨鸡、海参等。

归胃经的食物有：粳米、粟米、糯米、扁豆、土豆、牛肉、牛奶等。

归膀胱经的食物有：刀豆、玉米、玉米须、冬瓜、鲤鱼等。

归小肠经的食物有：赤小豆（红小豆）、冬瓜、苋菜等。

归大肠经的食物有：荞麦、马齿苋、茄子、苦瓜、木耳等。

3. 中医经络研究的最新发现

20 世纪，欧洲营养学界的许多研究都显示，食品能对机体内的一个或多个靶器官功能产生有益的影响，这与中医的归经理论可谓是"殊途同归"。

经络理论是中医独有的，随着科学技术的发展，新型的仪器设备能够越来越准确地观察体内气血运动的真实情况。2020 年，*Microscopy and Microanalysis* 杂志报道了有关经络实质研究的最新结果。文章指出，皮肤胶原纤维束形成的组织微通道及其内含成分，可能是经络气血运行通道的超微形态。而具有联络作用的间质细胞，具备有经络实质细胞的各种特质，这种细胞组成的网络，与体内其他组织结构的关系密切，可以在细胞水平上诠释不同的经络现象。这些最新的进展，能够从细胞学角度验证现有的中医经络理论，有助于中医与现代医学的融通。

2018 年 3 月，以纽约大学病理学家 Neil Theise 为首的研究团队，在 *Nature* 杂志发表论文，宣布在人体内存在"新器官"，即充满流体的"间质"（编者注：间质是医学里的老名词，很早就被人类所认知，但是这个研究赋予了间质新内涵）。所谓"间质"是分布于全身的、一层薄薄的致密的结缔组织，将血管和肌肉周围的所有组织分割成无数不同大小的空腔，并且相互连接，构成遍布全身的网络。全身各处的皮肤与筋膜连续成片，具有解剖和功能的完整性。筋膜结缔组织进一步伴随血管、神经等组织不断延伸，可通过筋膜进入各个器官组织，形成内脏中的间质。由于全身各处的结缔组织都是直接或间接相连的，所以皮肤、筋膜与内脏间质，实际上形成了一个完整的结缔组织网络，其中充满了高速流动的组织液。纽约的临床医生利用最现代化的技术装备——激光共聚焦显微镜，发现在体内确实存在着"流动的高速公路"，组织液在其中不停地高速流动。新发现的间质组织所处的位置包括人体皮肤的表层下方，沿着消化道、肺，以及泌尿系统，围绕动脉、静脉和肌肉之间的筋膜，以及脏器的包膜。由组织间隙中的间质组织组成的网络，其上连神经和血管，下通全身各处的局部组织与细胞，直接关系着所有组织细胞的生死存亡。中医认为经络在全身是无处不在的，因为人体含70%的水，体内所有的组织细胞都浸润在组织液中，体内各个脏器组织细胞的普遍联系，就是通过分布在全身的间质组织中的组织液来实现的，很多学者认为这就是中医学所论及的"经络"。长期以来，由于间质组织在显微镜下观察时，必须为脱水状态，操作者无意识地破坏了间质组织，使得液体被排空，所能看到仅仅是几层简单的结缔组织薄膜，因此，从未意识到间质组织的存在。

长久以来，否定中医的重要依据就是所谓"经络的不存在"。对间质组织的再认知，也可能带来医学认知的变革。这个新的发现是对人体内普遍存在的活体细胞和组织间联系方式的生动描述。体内可视的层次就是神经和血管，不可观察的层次就是中医的经络。中医自古就有"全身无处不经络"的理论。在临床治疗上，中医立足"通则不痛，痛则不通"的理论，始终强调"通则灵"的治疗原则。事实上，中医中药就是依靠疏通经络来治疗各种疾病，这与用化学药物直接杀死致病菌与病变细胞的理论，存在本质上的差异。

可以说，证明经络的存在，就间接说明了中医的科学性，也能够解释为什么癌症在侵袭人体某些部位后，非常容易扩散。同理，这也从另一方面暴露了西医对病因认识上存在的局限性。因为疾病的产生并非仅仅是细胞发生了病变，而是细胞赖以生存的环境（组织液）出了问题，是周围组织环境的异化造成的，这使得正常细胞不得不发生病理改变。所以，要想从根本上消除疾病，就必须设法改善细胞所赖以生存的体内组织液的环境，即进行整体的调整。随着科学技术手段的进步，中医的科学性不断得到证实，中医临床治疗方法的优越性也得到全面体现，这就是为什么中医会得到世界公认的原因。

第三章

现代"功能食品"与中医食疗

英国民谚道,"想知道一个人的知识,就要看他读什么书;要想知道一个人的体质,就要看他吃什么食物"。世界各国的民间都有药食兼用的习惯,中国自古以来就依托食物的功能防治疾病,中医称为"食养""食疗"或"食治"。唐代名医孙思邈在其著作中明确指出:"食之不愈,然后命药"。煎熬复方中药,就是发挥多种药物的综合疗效,这与将多种食物搭配烹饪,发挥营养成分的协调作用思路是一致的。

一、防治疾病不能依靠营养素,而要依靠食物

欧洲从 16 世纪倡导提取天然植物有效成分,即"药物之精"以来,从鸦片中分离出吗啡;从金鸡纳树皮中提取奎宁;从麻黄中分离出麻黄碱。从吗啡中开发中枢神经镇痛剂,从可卡因中制取了局部麻醉药,从箭毒中成功开发肌肉松弛药和降压药等。这些成就促进了有机化学、药理学和生物化学的发展,使得化学合成药物风靡全球,现代营养学也受到该思潮的全面影响。

1. "皮之不存,毛将焉附?"现代营养学的局限性

西方现代科学立足于"还原论"的哲学思想,虽然取得了瞩目的成就,但也存在很强的局限性。因为自然事物被彻底还原以后,就失去了总体的信息。人类最早认识到食物中有三大营养素(蛋白质、脂肪、碳水化合物),随后逐步认识了矿物质和微营养素(维生素和微量元素)。营养学是依托食物而产生的,营养素的发现依赖于人类的认识水平,所以现在抗氧化剂等又成了新的营养素候选

者。由此可见，论及食物营养若只谈营养素，就成了"无本之木"。

西方哲学在现代农业上的体现是化肥的直接补充、农药对病虫害的直接对抗。在现代医学上，则是外源性营养素（维生素、矿物质等）的直接补充，抗生素等化学合成药物对致病菌与病毒的直接对抗。为了弥补营养素摄入不足，西方从食物中提取有效成分，产生了"药片文化"。先天性脊柱裂在美国是常见的出生缺陷，是由于怀孕期间，孕妇叶酸摄入不足所致，而叶酸的主要来源就是绿叶蔬菜。美国营养学界的权威人士曾说过："在大多数人看来，实验室里做出来的大大小小的药片，才是治疗大病小恙的灵丹妙药，而事实并非如此。越来越多的科学家正在开发另一种大相径庭的资源，它们就是已在地球上存在上百万年，随餐而入的天然食物。"

2. 盲目补充营养素对健康的危害

1992—1996 年，世界卫生组织（WHO）开展了上万人的流行病学调查，发现人工合成的 β- 胡萝卜素不仅抗病能力不显著，还存在副作用。研究发现，来自植物的天然 β- 胡萝卜素中，大约含有 5%～7% 的顺式异构体；由于天然食物的基质（matrix）不同，所以存在于天然食物中的上述营养成分都非常稳定。而人工合成的 β- 胡萝卜素却都是全反式异构体。维生素 C 与 β- 胡萝卜素都是抗氧化剂，合成后就不停地被氧化。

1996 年，美国医学研究中心宣布：人工合成的 β- 胡萝卜素对吸烟肺癌病人的干预实验发现，有两组病人表现为刺激肺癌生长。化学合成的营养素 β- 胡萝卜素和维生素 C，预防癌症的作用均不理想。1997 年，美国医学研究中心又宣布："我们不主张添加任何营养素预防肿瘤，食用黄色和深绿色蔬菜，可使肿瘤发病率下降 20%"。2006 年 5 月，美国国家卫生研究院发表声明，指出"维生素与微量元素保健类补剂只对一部分疾病有预防作用，却没有研究能证明，服用含多种维生素与微量元素的补剂能促进健康，过量摄入某些维生素和微量元素还会对健康造成危害。"

20 世纪 90 年代，芬兰国家卫生部对 2.9 万居民进行了连续 8 年的随机对照观察。第一组人群每天服用 β- 萝卜素和维生素 E，另一组人群作为对照组。结果发现：服用 β- 胡萝卜素和维生素 E 组的人群中，患癌症的人数比对照组高出

18%；患冠心病与死于该病的比例，也比对照组高 50%。

2002 年，医学杂志《柳叶刀》（*The Lancet*）报道了牛津大学的研究成果：对 2 万多名患冠心病、动脉栓塞、糖尿病的高危人群，5 年服用维生素 C、维生素 E 和 β- 胡萝卜素的临床跟踪观察发现，上述 3 种制剂对降低中风、心肌梗死、冠心病、肿瘤的发病率，没有发挥任何作用。

3. 药片永远代替不了完整的食物

翻开营养学书籍，大约 80% 的篇幅都在介绍营养素。电视节目侃侃而谈每天需要多少碳水化合物，但老百姓却想了解吃一个馒头能获得多少营养。随着科学研究的深入，出现了许多新的营养素候选人，如抗氧化剂、生物碱、皂苷等，这些"非营养素"也具有健康作用。美国保健品公司到处推销蛋白粉，但中国绝大多数居民并不缺乏蛋白质，滥补蛋白粉让许多人因此患上了肾病。有位妇女在怀孕期间，按照美国公司推销员设计的配方，每天服用 28 种营养素补充剂，直到吃不下饭才停止，结果生下来的孩子有严重的神经系统缺陷。"物无美恶，过则为灾"，维生素工业是建立在"服用维生素能预防疾病"的观念上的，在美国流行着"每天一粒维生素，没有保险不发愁"的广告，所以维生素年销售额高达 13 亿 ~ 17 亿美元。

二、欧洲营养学界提出"功能食品"的概念

发达国家对生命的期望值不断提高，21 世纪，现代营养学也发展到追求最佳营养。伴随科学研究的深入，食物中对健康有重要作用的生物活性成分不断被发现，而这些物质大都存在于植物性食物中。

1. 什么是"功能食品"

20 世纪许多营养学研究显示，食品可以对机体内一个或多个靶目标功能产生有益的影响，所以认识到食物的功能性。1996 年，欧洲学术界提出了"功能食品"的概念，并且界定了食物的营养生理功能。"功能食品"包括以下两方面

的内容：

　　◇ 能提高或增强已发现食品的健康功能。

　　◇ 能通过食用此食品，减少人体患病的危险。

　　欧洲营养学界认为功能食品是食品而不是药品，必须是大众消费水平可以承受的。功能食品可以预防、并有意义地减少慢性非传染性疾病的发生。

　　天然食物的成分非常复杂，含有种类繁多的"生物活性成分"，如黄酮，多酚、番茄红素、花青素、叶绿素、植物激素等，它们都发挥着各自的营养生理功能。各种生物活性成分之间还存在着协同和拮抗关系。因此，食物的食疗功效绝非单一功能因子的作用，而是所含复杂生物化学成分综合作用的结果。

2. 食物有六个方面的健康功能

　　1996 年，欧洲召开了第一届功能食品会议，有关"功能食品"的概念发表在《英格兰营养学杂志》（*British Journal of Nutrition*）上。在文章中，食品的功能被确定为如下六个方面：

　　◇ 食品与机体的生长、发育和分化功能；

　　◇ 食品和被作用机体的代谢功能；

　　◇ 食品对活性氧化物质的防御功能；

　　◇ 食品和心血管系统功能；

　　◇ 食品和胃肠生理与消化功能；

　　◇ 食品和行为功能与心理功能。

　　自此以后，在欧洲"营养医学""营养药理学"等学科纷纷出现。2001 年 7 月，在奥地利首都维也纳，召开了第 17 届国际营养学大会，世界各国三千余名营养学家出席会议。经过热烈地讨论，达成了一致的学术观点："食物是最好的药物"，这与中医传统食疗理念不谋而合。

第四章

餐桌上的民族智慧

对中华文化的自信，就是对渊源久远的中华文明的自信。文化不仅是一个民族自我认定的历史凭证，也是这个民族得以繁衍生息，并满怀自信地走向未来的智慧与力量之源。中餐是中华文明的瑰宝，今天中国人的生存智慧与祖先留下的文化遗产密切相关。

伴随食品工业的兴起，美式快餐的泛滥，使许多传统食物和饮食方式被人们所淡忘。《舌尖上的中国》电视纪录片的播出，通过对中华美食多个方面的介绍，将经典美食与中国饮食文化搬上银幕。从生态食材的获取，主食的制作，副食的选择，菜肴的烹饪，食品的加工与存储等角度切入，立足世代饮食传承，菜肴加工烹调等信息的传播，让国人认识到中华饮食文化博大精深的哲学内涵。

一、我国居民健康调查的重大发现

20 世纪 80 年代，中国预防医学科学院联合几家单位先后两次开展了大规模人群研究为对象的、有关膳食生活方式与疾病关系的健康调查。

1. 中国两次大规模人群健康调查的结论

1981 年，参与健康调查工作的学者对全国 24 个省（自治区，直辖市）的 69 个县开展的第一次大规模流行病学调查，内容包括 69 个县中上万居民的膳食营养调查问卷，采集各地居民血液和尿液样品进行检验分析，同时调查了各种各样的相关指标。此后，1989 年又开展了第二次大规模人群调查，同样是针对这 69 个县的居民，但调查内容有所扩展，涉及社会学和经济学的各种指标。

上述两次人群调查都得出了同样的结论，中国的传统膳食结构比美国的膳食更健康。中国膳食结构更有利于预防癌症、糖尿病、高血压和中风等疾病的发生。调查的结果认为，20世纪80年代，中国居民中各种慢性非传染性疾病的发病率都远低于西方发达国家，这与中华民族传统膳食结构密切相关。

在健康调查过程中，研究人员发现，在成年人的体重和身高均不能达到健康标准的地区，居民中肺结核、寄生虫病、肺炎、肠梗阻、消化道疾病的发病率都比较高。但只要能有效地控制贫困病发生，日常生活中即使摄入低脂肪的植物性膳食，却仍可以使当地居民同样发育出高大的身材。这些居民中癌症，心脏病与糖尿病发病率也会降至最低限度。调查发现，以植物性食物为主，低动物蛋白、低脂肪的中国传统膳食结构，不仅能预防肥胖，也能让孩子发育到理想的骨峰值。坚持传统饮食结构，能有效调控血液胆固醇水平，降低心脏病和癌症发病率。当时，参与中国健康调查工作的许多国外学者都存在一个疑问，即调查中发现的植物性食物为主的膳食结构，给当地居民健康带来的好处是否出于偶然？然而，学术交流讨论认为，在中国全国范围内开展的、涉及巨大数量居民的人群调查中，如此长时间、大跨度的人群膳食结构研究，却能得到相当一致的调查结果，确实是极为罕见的。

参与该项调查工作的、被誉为"当代营养学界爱因斯坦"的学者——美国康奈尔大学营养学家格林·坎贝尔教授指出："该健康调查赋予我们一种全新的世界观，一个全新的、可供参照的范例，它驳斥了'吃肉才有营养'的错误观点，展示了新的健康机遇。"

2. 健康调查纠正了美国营养学界的错误认识

美国营养学界曾认为含脂肪为人体提供的能量占人体总能量的25%~30%，才能最大限度保障人类的健康，如果脂肪摄入量不足，就会对健康非常不利。但20世纪80年代，在中国广大地域开展的健康调查却发现：当膳食中的脂肪含量从24%下降到6%时，居民中妇女乳腺癌的发病率会变得非常低。因为在中国农村，居民脂肪摄入量低，就意味着日常膳食中动物性食物的摄入量非常有限。而一旦动物性食物摄入量增加后，妇女乳腺癌的发病率就会随之升高。高动物蛋白质、高脂肪的膳食，与体内高水平的生殖激素与女性月经初潮的时间之间存在强烈的相关性。同时还发现膳食中脂肪含量越高，居民血清胆固醇的水平就越高。

高脂肪、高胆固醇摄入量，也与当地女性体内的雌激素水平有关。20世纪80年代，中国农村的女性群体，月经初潮平均年龄是17岁，而美国女孩的月经初潮却已提前到了11岁。生长发育速度过快、出现性早熟的女孩，成年后体内脂肪比例都比较高，这与乳腺癌的发病率密切相关。动物蛋白质摄入过多，会导致血液中许多生物标志物的浓度发生变化。在这项健康调查中，研究者还发现，动物性食物的摄入量与癌症发病率密切相关，只有坚持以植物性食物为主的传统饮食结构，才能有效地调控血液胆固醇水平，从而降低心脑血管病和癌症的发病率。

2006年，经过35年的长期研究，柯林·坎贝尔教授又进一步证明：以植物性食物为主的膳食，不但可以预防心脏病、癌症、糖尿病、脑卒中、高血压、关节病、白内障、阿尔茨海默病、阳痿等，还可以逆转某些类型的晚期癌症和糖尿病，他再三告诫人们："不要忽视食物的力量"。

二、中餐具有显著的食疗功能

世界卫生组织（WHO）和联合国粮食及农业组织（FAO）曾提出了用膳食方法纠正高血压的"DASH计划"，即通过提倡多消费蔬菜水果和低热量的食物，来预防高血压。

2003年，WHO/FAO联合发布题为《膳食营养与慢性病防治》的专家报告，提出膳食等生活方式因素与肥胖、2型糖尿病、心脑血管病、癌症与骨质疏松等发病危险性的相关证据。

几千年来，中医食疗为保护国民健康发挥了巨大的作用。现代许多研究都对中医食疗做出了科学的诠释，大量历史事实说明：寓医于食的养生保健理论的科学性和有效性。在中医理论指导下，应用食疗药膳，结合传统健身方法，在防治糖尿病方面具有极大的优势。

1. 糖尿病的病因及其危害

临床将糖尿病分为 1 型与 2 型，1 型糖尿病表现为胰岛素缺乏，被称为"胰岛素依赖型"。而 2 型糖尿病则是"非胰岛素依赖型"，即胰岛素的效率差，容易出现相对缺乏的症状。我国糖尿病患者约 95% 以上都是 2 型糖尿病。

每年的 11 月 14 日"世界防治糖尿病日"，2022 年的主题是"教育保护明天"，世界卫生组织（WHO）与国际糖尿病联盟（IDF）宣布：2021 年中国糖尿病患者已达 1.41 亿，患病率为 12.8%。一项针对中国 9.87 万名成年人开展的全国性的糖尿病调查发现，中国居民糖尿病患者占成年人口 11.6%，超过美国（11.3%），约占全球糖尿病患者总数的 1/4。

糖尿病的致病原因主要如下。

第一是生活条件优越。约 60%~80% 的成年糖尿病患者都伴有肥胖。膳食大鱼大肉，暴饮暴食，营养过剩，导致内分泌紊乱，诱发肥胖。进食过多会使胰岛的 β 细胞负担加重，导致高胰岛素血症发生，使肌肉与脂肪组织对胰岛素不敏感，继而出现胰岛素抵抗，这就是 2 型糖尿病的重要原因。

第二是运动量不足。现代人的生活节奏加快，睡眠时间却不断减少。伴随家用汽车的普及，以车代步、久坐不动的人越来越多，造成运动量不足，是诱发糖尿病不可忽视的原因。

第三是精神因素的影响。人心理压力大、心情郁闷、精神紧张、情绪波动，胰腺受到高级神经活动的影响会直接影响糖尿病病情的发展。精神紧张时交感神经系统兴奋性增强，对抗胰岛素的肾上腺素、肾上腺皮质激素的分泌增加，从而会促进血糖水平升高。在人类疾病中，由一种慢性病而引发出多种疾病的，糖尿病当属首位。糖尿病患者所引起的心、脑、肝、肺、肾、眼、肢体、皮肤、神经系统的急性或慢性并发症，已成为致残和早亡的重要原因。

2. 依靠食疗防治 2 型糖尿病

中医称糖尿病为"消渴"，是"富贵病"；在日本，糖尿病被称为"生活方式病"。

中医对糖尿病（消渴）的食疗有整套理论和相应的调理方法，根据患者体质与寒、热、虚、实的不同，用不同食性的食物进行调治，补偏救弊。

2017 年 11 月 14 日，新华社《半月谈》杂志刊载了我们撰写的《防治糖尿病要"管住嘴，迈开腿"》的文章，介绍中医食疗药膳防治糖尿病的相关内容。2020 年春节，在海南省文昌市，我们在路边买菜时，一位老先生与我们攀谈起来。他是四川省一名中学退休教师，也是一位 2 型糖尿病患者。看到《半月谈》的文章后，在就医、运动的基础上坚持食疗，血糖水平已恢复正常。他将此文介绍给同事与朋友，其中一些糖尿病患者应用后，也都取得良好的效果。

《半月谈》的文章中，介绍防治 2 型糖尿病的食疗药膳方剂如下。

（1）黄鳝益肾煲：取黄鳝 2 条、人参 10 克、黄芪 30 克、生地 15 克，葱、盐适量。将黄鳝去头内脏及骨，洗净切块。砂锅中加入 2 升的水，将人参、黄芪、生地、山药放入，煎至 500 毫升，随后加入黄鳝肉、葱、盐，煮熟后即得。其有益气养阴，补肾固本之功。

（2）海参猪胰煲：取海参 100 克、山药 60 克、猪胰脏 1 个，酱油适量，将海参泡发切片后置入已加水的砂锅中，与山药、猪胰一同炖至烂熟，加少许盐调味即得。血糖不降者，可再加黄芪、生熟地各 50 克同炖，常食用即能奏效。

（3）鲫鱼固本汤：取新鲜鲫鱼 1 条，黄芪 30 克、山药 30 克、生地 15 克、葛根 30 克、丹参 12 克。鲫鱼去内脏洗净，同上述药材一起放入锅内炖汤，最后加食盐调味，饮汤食肉。此汤有益气通络，活血降糖之功。

（4）苦瓜原产印度，又名癞瓜。苦瓜在烹饪界有个响亮的名字，叫做"君子菜"，原因是苦瓜与任何食材一起烹炒，都不会把苦味传给其他食材。苦瓜能"除邪热、解劳乏，清心明目、益气壮阳"。其食性寒、味苦，入心、肝、脾经，熟吃滋肝养血，润脾补肾。1974 年，印度科学家在苦瓜中发现了类似胰岛素的蛋白质多肽——"植物胰岛素"。有早期糖尿病患者，除了坚持走路外，每天买一斤新鲜绿皮苦瓜，切碎后搭配适量新鲜姜片，加水煮熟后分三顿吃。坚持服用，血糖会逐步下降。

苦瓜芙蓉蛋的烹饪方法如下：取半斤新鲜绿皮苦瓜，洗净切成小块（指甲盖大）。将两个鸡蛋打成糊，加少许生姜末、食盐，然后放入苦瓜片，一同搅匀。炒锅中放适量油，待油烧热后，将苦瓜鸡蛋糊倒入锅中不停地翻炒。每天午餐坚持服用，很快就会获得降糖的效果。

（5）梅山神茶：取山药、生地、黄芪各 50 克、绿茶 5 克。将山药、生地、黄芪用水煎好，再加入绿茶，然后频频饮用此茶。

（6）药膳代茶饮：包括玉米须煮茶饮，白萝卜汁（适量适时饮用）、绿豆汤和番茄汤等。

（7）滋膵饮：取黄芪 4 克，生地 6 克、山药 6 克，此三味药每日煮茶饮用。

（8）糖尿病食疗药膳通用方：包括猪胰小米山药粥与猪胰黄芪山药羹。这两款药膳都体现了"以脏补脏"的食疗理念。后者是将黄芪 20 克、山药 20 克、沙参 20 克，土茯苓 30 克、葛根 30 克，以及新鲜玉米须 50 克，同新鲜的猪胰脏 50 克一同烹煮，并加入适量调味料，制成食疗药膳汤羹，每天分顿食用。

3. 预防糖尿病要"管住嘴、迈开腿"

中医几千年的临床实践证实，食疗药膳有助改善患者体质，发挥防治糖尿病及其并发症的作用。饮食调理和平衡的食谱，能控制 2 型糖尿病，对轻症患者而言比药物更加有效。糖尿病患者要进行饮食控制，进餐要有规律。各种生态食品，如蔬菜、水果、燕麦、荞麦、奶、鸡蛋、鱼类和瘦肉等，都是富含膳食纤维的食物，具有降血糖、促进胃肠蠕动，防治便秘的作用。热量低的食物，也应成优先选择的对象。

2010 年，中国居民中仅 11.9% 的成年人坚持锻炼。在 1991—1997 年的 6 年间，购买家用汽车的中国男性比未购车的男人平均体重增加了 1.8 千克。世界卫生组织（WHO）曾警告说，运动量不足已造成人类死亡率提高了两倍，世界上有 21% 的青少年和 27.5% 成人运动量不达标。运动可加速新陈代谢，舒展身心，解除抑郁。合理而适量的运动能加强营养物质的吸收，每天坚持有规律的、具备一定强度、持续一定时间的运动，能促进血液循环，预防肥胖和糖尿病的发生。

三、低温烹饪是对人类健康的贡献

中餐以蒸、煮等低温烹饪方法为主。为保证食物与菜品的优质呈现，除严格选择食材外，在食品与菜肴制作中，广泛使用蒸、煮等烹饪技法。特别是"蒸"制工艺，是中餐重要的烹饪方法，即把调好味的食材放在器皿中，再置于蒸笼内，利用水蒸汽将其烹制成熟。

1. 低温烹饪的发明与健康作用

在新石器时代中国就出现了烹饪器具"甑"，甑下面盛水，中间有个箅子，食物置于箅子之上。水烧开后蒸汽把上面的食物蒸熟。在青铜器时代"蒸"法用的烹饪器具是"甗"。西方在开创工业文明的过程中发明了蒸汽机，而中国人在 5 000 年前，就掌握了用水蒸汽烹制食物的技能。2005 年的 *Nature* 杂志上，报道了青海省出土了 4 000 年前的面条。根据食材不同，蒸法可分为猛火蒸，中火蒸和慢火蒸三种方式。清蒸鱼、蒸蛋羹等菜肴，家家都很熟悉。主食包括馒头、米饭、面条、饺子、粥等，也都是在沸水中烹制或蒸制而成。爆炒菜肴是在短时间内完成，由于从食物表面到内部存在温度梯度，使菜品的成熟度恰到好处。爆炒的蔬菜都略有甜味，这是由于所含淀粉糖化温度适中。在瞬时高温下，食材内部的温度低，故菜品营养成分损失较少，生物活性物质得以保留。高低温结合的烹调方式，也满足了对食材表面杀菌的需要。蒸、煮等低温烹饪方法，还能够减少油脂氧化，食物成分变性小，有利于食疗功能的发挥。

欧美不仅油炸食物普遍，家庭还必备电烤箱，烘烤食品的温度 200～300℃已经司空见惯。2002 年 4 月，瑞典国家食品管理局宣布了一条消息：每天食用的炸薯片、炸薯条、面包、饼干中，含大量能致癌的化学物质丙烯酰胺。研究发现：马铃薯、米饭、面粉和麦片等富含碳水化合物的食物，烹饪温度超过120℃，就会产生天然副产物——丙烯酰胺。随机抽检的、包括美国与瑞士早餐谷物在内的 100 个样品中，均检测出高浓度的丙烯酰胺。瑞典食物安全机构国家食物委员会认为："制备食物的过程会形成大量丙烯酰胺，说明部分癌症可能是由食物诱发的"上述报告一经宣布，立即在全球引起轰动。此后，世界卫生组织（WHO）对食品中丙烯酰胺的含量建立了限量标准。美式快餐炸薯条中，被发现丙烯酰胺的含量超标约 100 倍；市售炸薯片中所含丙烯酰胺超标约 500 倍。国际癌症研究所（IARC）已经认定，丙烯酰胺为一种 2A 级致癌物。

2. 法式大餐不见蒸制食品

西餐中的法餐最具盛名，但法国厨师在很长一段时期，却不知道蒸这种烹饪方法。在烹调展示活动中，也未发现法餐有蒸制的食品。西餐的后厨，烹饪以煎、炸、烤、焗等方法为主，做出来的菜肴与食品主要有烤牛排，烤猪排，炸薯条，烤面包等。法餐食材花样品种繁多，包括牛肉、禽类、海鲜、鹅肝、鱼子酱，以及蔬菜、水果、松露、蘑菇等。法餐讲究吃烤制的、半熟鲜嫩的肉食，烤牛排一般要求三四成熟，烤羊腿只需七八成熟，烧野鸭也是六成熟即可食用。

2013 年，英国美食杂志《餐厅》公布了全球百西餐厅排行榜。西班牙的埃尔·洛加餐厅排名第一。中国上海和香港有 7 家西餐厅上榜，位于上海外滩的邦德夫妇法式餐厅（Mr&Mrs Bund by Paul Pairet）名列第 43。我们到上海出差时，同友人到此就餐。在餐厅门口，就能见到《餐厅》杂志颁发的奖牌，赫然全球第 43 名。入座后我们向领班表示祝贺，将服务员递来的菜单阅读后，发现菜谱中竟然有"清蒸三文鱼"，这非常令人惊讶，因为正统法餐里是没有蒸制菜肴的。于是询问领班；"贵餐厅厨师长先生在吗？能请他见个面吗？"。不多一会，戴着白色高帽子的厨师长来到餐桌前。"厨师长先生您好，请问贵餐厅是经营法餐吗？"笔者问道。"是的，先生！我们是法式餐厅"厨师长回答。"那菜单上怎么会有'清蒸三文鱼'呢？"笔者继续问，厨师长停顿了一下，小声说："非常对不起，餐厅是'改良法餐'，我是从台湾来的厨师"。这里说起这个小故事，就是想要告诉大家一个秘密：地道的法餐是绝对没有蒸制的食品与菜肴的。

3. 中餐烹饪的各种蒸制方法

中餐烹饪蒸法的发明，是对人类健康的重大贡献。"蒸"字是从象形字逐步演变而来。"蒸"字最早的出处是甲骨文，它是这样写的：这是一个象形字，最上面是米，中间是一个碗状的容器，下面是一个架子。表示将米放到容器里，再将容器放到架子上。表现的是一个米饭正在蒸的场景。

蒸制食物时，食材内外汁液都不会大量丢失，营养成分与鲜味物质保留在食物中，香气也很少散失。在蒸制过程中，由于湿度达到饱和，所以蒸熟的食物质地细嫩，口感软滑。蒸制的食物选料广泛，除新鲜食材外，质地老韧的动物性原料，涨发后的干货等，均可使用蒸法烹饪。

蒸是中餐烹饪常用的方法，食材经过切割粉碎、调味后，放入盛器中，在蒸锅或蒸灶上，于密闭环境下用开水蒸制。蒸具均设有透气孔，使水蒸气进出流畅。按照食材质地不同，可采用猛火、中火、温火等不同的火候。中餐有许多特殊的蒸制方法。按蒸汽压力划分：有放气蒸、原气蒸、高压气蒸等。总而言之，蒸法是最健康、最便捷的烹调方法。

放气蒸：蒸制食物的温度保持在90℃左右。此时蒸笼要加盖、但不能盖严，要留一条缝隙。使得蒸汽量过足或压力过大时，能够自然逸出，蒸笼内始终保持与外环境相近的气压。这种烹饪方式因对食物破坏小，食物能达到"烂而不失其形"的效果。

原气蒸：蒸笼要加上盖子，笼内温度保持在100~103℃。

高压气蒸：蒸制在高压锅内完成，温度控制在105℃左右。利用高压蒸汽迅速传递热量，使食材快速成熟。

4. 蒸制菜肴的时间、火候与加工

不同食材蒸制菜肴时，火力大小及用火时间要有所区别。质地细嫩的食材采用旺火沸水速蒸，时间在8~15分钟即可（如清蒸鱼仅需8分钟）。质地老、形体大的食材，如果口感要求酥烂，就要用沸水蒸2~3个小时，而且停火后不要立即出锅，利用锅内蒸汽的余温再虚蒸一下，口感会更好。

蒸法烹饪有促熟与直接成菜两类，如梅菜扣肉就要先蒸，然后改刀调味；摆盘后复蒸，调料加入后即成菜。腊味合蒸则是将食材改刀后，直接蒸制成菜。蒸菜要求食材新鲜细嫩，原汁原味。制作扣肉时，要用酱豆腐汁或酱油调味与调色。蒸菜多为小火慢蒸，所以一定不要蒸过头。只有食材的肉质发柴（如排骨与鸭肉）时，才可利用大火蒸制。

蒸制的食材可用植物叶包裹，借叶片清香之气，去除腥膻味，减少油腻感。如荷叶粉蒸肉就是该类菜肴的典型。将初熟的肉，用荷叶包裹后上笼蒸，在蒸汽环绕穿透下，荷叶的香气渗入肉中，故口味清新爽口。蒸法能够减少油与盐的使用，丰盈的水蒸气使食材蓬松湿润，如蔬菜与肉类合蒸时水蒸气可将两者味道交融，营养与滋味互补。这就是为什么迄今为止，蒸法仍被烹饪界高频率使用的原因。中餐厨师都像魔术大师，把"水火交攻"的烹饪技艺练就到炉火纯青的地步。在历史进程中，中餐经历了煮、蒸、炒的三次飞跃，至今世界上懂得蒸菜和炒菜的也仅有"中餐"一家。

西周时有一种小鼎，高度十多厘米，下面做成空的，可以在此烧火。上面加水后可以涮肉和煮肉，如同小火锅。中餐的涮也是低温烹饪，欧洲流行的火锅是用加热熔化的奶酪代替水，将新鲜的肉切成小块，放在熔化的奶酪中煮熟，烹饪温度比火锅要高很多。安阳殷墟的妇好墓中出土的商代炊具青铜汽锅，该锅中间有个孔柱，蒸汽从下往上不断窜出，把食物蒸熟。此汽锅的结构，与当今云南名菜汽锅鸡所用汽锅如出一辙。

四、筷子是中餐的国粹

人类的进食方式有手抓，叉食和使用筷子三种。筷子在古代称为箸。最早的古箸出土自安阳殷墟，系使用青铜材质的箸头。西汉时出现了竹箸，马王堆汉墓就有出土。明代陆容的《菽园杂记》说：民间有避讳的风俗，苏州最为突出，由于运河行船讳"住"，于是将叫了几千年的"箸"变成了"筷子"一词。

1. 用筷子进食是中国人的智慧

中国使用筷子至少已有 3 000 年，古代筷子名箸，中餐将副食叫菜，吃菜的工具就是筷子。筷子能挑、拨、夹、拌、扒，使用非常方便。两支筷子依靠大拇指、食指和中指掌握住，辅以无名指的协作。夹食物时除了手指活动外，还涉及肩部、臂部、手腕和手掌等总计 30 个大小关节，50 条左右的肌肉参与，完成这一复杂精细的动作，还要手脑并用。所以，筷子是人类最难掌握的餐具。用筷子进餐，在人类文明史上是值得骄傲和推崇的发明。著名物理学家、诺贝尔奖获得者李政道博士说"如此简单的两根东西，却高妙绝伦地应用了物理学杠杆原理，筷子是手指的延长，手指能做的事它都能做……西方大概到了十六七世纪才发明了刀叉，但刀叉怎么能同筷子相比呢？"

2. 用筷子进餐能促进大脑功能

《礼记》载："子能食食，教以右手"，意思是到孩子能吃饭的时候，就要教他学习用筷子进餐。使用筷子能促进大脑发育，加强智力开发。英国出版的图书《筷子瘦身法》写道："用筷子吃饭能减缓进食速度，摄入的饭量会随之减少"，并认为用筷子进食，是东方人保持身材苗条的原因。每次进食过程中，大脑都需要 20 分钟左右才能获得饱腹感，狼吞虎咽非常容易过量。

用筷子进餐需要集中精力，使得进食速度减慢，中餐菜肴中的肉类都是切成小块，或切成片、切成丝、切成丁，同蔬菜一起烹炒，有助于养成小口吃饭的习惯。用筷子夹取食物前要先用视觉定位，还需要眼外肌群平衡协调，视网膜黄斑中心凹调整共同的视觉方向，并与大脑皮层中枢成像系统融合。这一系列的生理活动，会使肌肉与神经受到锻炼，故用筷子进食对预防斜视和弱视都有帮助。手部活动和大脑功能间存在千丝万缕的联系，大脑皮层和手指相关联的神经占据的面积最大，大拇指运动区的面积相当于大腿运动区面积的 10 倍。坚持手指活动能刺激大脑皮质运动区，促使富于创造性区域的组织与细胞更加活跃。所以，想培养聪明伶俐、才智过人的孩子，就必须尽早锻炼其活动手指的能力。尽早使用筷子，孩子动手能力就会强，难怪心理学家说："儿童的智慧在手指上"。

第五章

孔府菜是中餐的历史橱窗

中华文化上下五千年，饮食文化是重要的组成部分。上古时代，燧人氏钻木取火，夙沙氏煮海水为盐，以及陶器等炊具的使用，使烹饪登上文化的舞台。正如孙中山先生所说："烹调之术本于文明而生"，饮食文化伴随着华夏民族的繁衍，留下了深邃的历史印记。说到这里，就不得不提到孔府菜，其饮食文化与历史延续，在世界饮食文化中都是罕见的。

一、孔府菜的形成和发展

孔府菜又称"天下第一菜"，中餐原有四大菜系：川菜、粤菜、鲁菜、苏菜，后来演变成了八大菜系——鲁菜、川菜、粤菜、闽菜、苏菜、浙菜、湘菜、徽菜。其中由"胶东菜""济南菜"和"孔府菜"组成的鲁菜，占有重要地位。

1. 衍圣公封爵与孔府菜

北宋仁宗（1022—1063）时，孔子第46代嫡传长孙被封为"衍圣公"，至1935年废止，共历时八百多年。孔府食事与餐饮是其日常生活与接待来宾的记录，也是上层社会饮食文化的缩影。

曲阜位于黄河下游地区，该地各个季节与节气的农产品与蔬菜各具特色，食材品种多样。1976年7月孔府菜国家级非物质文化代表性传承人彭文瑜先生（孔府内厨彭俊德大师之子），编著出版的《烹饪讲义》是孔府菜的早期著作。1985年，山东科技出版社专门研究孔府菜的著作《孔府名馔》出版。

2. 孔府菜注重养生之道

孔子有关饮食的教诲集中在《论语·乡党》篇中，如"肉虽多，不使胜食气"，就是指无论饭菜多么丰盛可口，也不能贪一时之欲，吃的肉类超过主食。而"不多食"就是要求节制饮食，防止过量饱食伤害脾胃。"唯酒无量，不及乱"，则是反对过量饮酒，以防酒醉后思维失控，出现"礼"乱。

据统计，孔府菜中动物性食材占52%，蔬菜与豆制品占17%，水果食材占19%，油脂及食用油占12%。调料有黄酒、冰糖、白糖、甜面酱、酱油、虾子、香糟、香料等，每日还要制作清汤4千克，为菜肴调鲜所用。其食物来源的生物多样性得到保证，膳食营养也比较平衡。

二、孔府菜的特点

孔府菜的时令菜要求"精菜细作"，豆芽要去掉芽和根，用清油快炒，保持口感鲜脆。厨师善用淡水鱼、虾、蟹等。孔府菜食材的典型性、时鲜性、自主性、广泛性，以及肴馔制作的灵活性，是任何社会层次的饮食都难以比拟的。

孔府菜有以下特点。

1. 食材来源广泛，注重食品安全

《论语·乡党》中关于饮食禁忌的陈述很多，如"食饐而餲，鱼馁而肉败，不食""色恶，不食。臭恶，不食"等要求。强调"失饪，不食。不时，不食"，"割不正，不食"，即要避免食用粗劣食物。"失饪，不食"是指食物未煮熟不能吃。是要求食材大小一致，以免烹饪时受热不均，生熟不一。"不时，不食"，是指未成熟的植物不要吃，要按时就餐。"不得其酱，不食"与"不撤姜食"，则是对调味与食疗的要求。"沽酒市脯，不食"，指的是从街市上买来的酒肉容易不洁净，所以不要吃。

孔府菜中厨师的许多创新值得借鉴，如夏季的龙爪笋与珍珠笋，所谓"龙爪"就是高粱的嫩须根，而珍珠笋则是鲜玉米的雏芯。两者都是食材中的"下里巴人"，但烹制后成了难得的美味。

2. 遵四时之道以养生

孔府饮食养生讲究"从阴阳、应四季"，即顺应气候变化，使用时令食材，遵循阴阳五行之道。春季万物复苏，故可食用属"木"的青色食物，如菠菜、韭菜等；夏季炎热，有温热、升腾作用的食物均属"火"，故要吃些红色的食物，如红薯、红豆等；长夏暑热多湿、与土相应，"土曰稼穑"，故应吃味甘的黄色食物，如南瓜、玉米等；秋季气候干燥，润肺为先，白色入肺，故选择莲子、百合、山药、茭白等食用；冬季要注意养肾，应吃些黑色食物，如黑豆、香菇、桂圆等。

3. 烹调技法精于调味

孔府菜的三套汤是用鸡肉、鸭肉、猪肘子，辅以葱白、姜片、花椒、盐面、绍酒烹制而成。用于烹饪调味，可使菜肴出现鲜、嫩、香、醇的口感。

特制豆芽菜，是将特殊工艺发制的肥硕豆芽去掉头和根，然后用细丝把豆芽中间镂空，填上鸡肉馅，爆炒后烹清汁而得。回忆孔夫子"食不厌精，脍不厌细"的论述，不难发现孔府菜中奢侈的一面。

4. 菜肴造型完美，盛器讲究

孔府菜为保证菜肴整体形象完美，要求厨师刀工细腻，厚薄均匀，层次清晰，切的片、条、丝、块、球、丁、茸等形状令人赏心悦目，显示出菜肴的"神韵"。"美食不如美器"，使用特色器皿烘托菜肴意境，能够使人爽心悦目，食欲顿生。

5. 菜肴名称典雅古朴，寓意深刻

孔府菜共有九类菜肴与点心，肉类菜肴有烤乳猪、福禄肘子、祯祥肘子、新蒜樱桃肉、冰糖猪蹄、蜜制金腿、龙眼大肠、清汤一品丸子、四喜丸子等。甜菜类肴馔有一品寿桃、诗礼银杏、琥珀莲子、炸藿香叶、清蒸芋艿等。在喜宴中，还使用干鲜果做成的凉菜拼盘为前菜，将"百年好合"与"吉祥富贵"的美好愿望蕴含其中。

三、孔府菜的饮食文化意境

所谓"意境",就是烹饪的肴馔通过艺术刻画,让就餐者感受到食物传达出的境界和情调。

1. 菜名古朴典雅,富有文采

孔府菜的肴馔菜名高雅,蕴含典故。在品尝美味时,人们还能回味名称的寓意,有深邃的文化享受。众多肴馔名称都寓意平安吉祥。合家平安一菜又名"八宝罗汉斋",是用花生米、青豆、核桃仁、杏仁、鹿角菜与黄豆拌制而成,象征举家的天伦之乐。

为了寓教于食,使后辈不要忘本,孔府菜还有"诗礼银杏"等菜肴,其用孔庙中的银杏果为原料,蜜汁烹饪而成。菜名取自《论语》中"不学诗,无以言,不学礼,无以立"的教诲。

2. "意境菜"是厨师巧夺天工之作

菜肴命名除了突出菜肴的特点,还要寓意文雅脱俗,吉祥如意。如"八仙过海闹罗汉"就是有趣的意境菜:该肴馔将新鲜的珍八件摆入圆形大瓷盘内,中央放上罗汉饼,然后向盘中倒入三鲜汤,形成八仙(鲜)簇拥罗汉的形象。"竹影海参"是意境菜典型的代表作,其用鸡胸脯肉与海参冲入备好的三套汤中,鸡脯肉色泽玉白如竹节绰影,与海参搭配相映成趣。

第六章

中餐养生保健的汤羹文化

先秦时期就已有关于汤羹的记述。史料称"知味莫若伊尹",相传名厨伊尹烹制的汤羹鲜美无比。

一、"厨子的汤,战士的枪"

古人云"饮食活人之本",古代先贤从汤羹的制作中总结出了"以食代药","药补不如食补","凡膳皆药"的食疗理念。汤羹开辟了"五味调和"的烹饪实践。殷代厨师出身的宰相伊尹"说汤以至味"的故事广为流传。伊尹在烹饪中搭配不同种类的食物,应用于中药复方汤液的熬制,达到了提高疗效的目的。

1. 中餐历史上的汤羹

中医在饮食养生方面的重要目标就是"食贵能消",最好的消食方法就是饮用汤羹。国家级烹饪大师有句口头禅叫"战士的枪,厨子的汤",形象地说明制作汤羹在烹饪功夫中的重要地位。

世界上最古老的中餐食谱是2 700年前的作品,其中有一道就是沿用至今的鸽蛋汤,被冠以令人神往的名称"银海挂金月"。羹指的是用肉烹制的浓汤,陶器发明后才能烹制羹。最早的大羹被称为"饮食之本",《尔雅·释器》称肉谓之羹,大羹就是煮肉得到的肉汤。发明食盐后,用盐与梅为烹制大羹调味,此羹是当时的顶级菜肴。五味调羹则是彭祖所创,是食疗的最早范例。相传尧帝患厌食症,满朝文武一筹莫展,此时彭祖毛遂自荐,用豆酱、醋、肉、盐和梅子,烹制出雉羹。尧帝食后厌食症离奇痊愈，遂认为彭祖既然能巧妙地使用调料烹制汤羹，一定善于协调部民事务，于是封授予彭城（徐州），这就是"制羹受封"的典故。此后羹的含义进一步引申为"五味之和"。古代进食羹时还有个规矩，就是一定要仔细地咀嚼与品尝。

羹与汤都是用多种食物与水一同烹煮，有滋有味，易于消化吸收。商代皇室饮食分为饭、膳、馐、饮四类，饮就是汤、茶水与酒类。作为中餐美味的载体，汤羹不仅味道鲜美，在病后调理、恢复体能方面也大有裨益。中餐的汤羹包含几层意思：第一，汤是历史悠久的肴馔；第二，汤含有大量水分与汁液；第三，汤羹选材精细，食物品种丰富，要经过长时间炖煮烹制。中餐高标准的餐谱中都有汤羹的身影，日常生活中，我们中国老百姓也习惯用四菜一汤招待客人。

2. 汤羹文化源远流长

中国烹饪史中汤羹的位置都很显著，鼎是加工汤羹的炊具，调则是烹饪汤羹的技法。古人以"调鼎"展示汤羹的魅力。《史记》卷三《殷本纪》称"伊尹以滋味说汤，致于王道"。将烹饪"调鼎"的道理比拟国事，其意义已远远超越了烹饪的范畴。后人为了表示对来客的尊敬，亲自下厨"调鼎"，并将烹好的汤羹呈到客人面前。各式地方菜肴中，无论南甜北咸、东辣西酸，都离不开口味各异的汤羹。

汤羹从肴馔进入文化领地，使某些汤羹名闻天下。如宋代的东坡羹就是诗人苏轼烹制的。东坡羹不用鱼肉，五味有自然之甘。其"以菘，若蔓菁，若芦菔，若荠，皆揉洗数过，去辛苦汁，先以生油少许涂在釜缘及瓷碗内，下菜汤中，入生米为糁及少生姜，以油碗覆之，不得触，触则生油气，至熟不除。其上置甑，炊饭如常法，既不可遽覆，须生菜气出尽，乃覆之。羹每沸涌，遇油辄下，又为碗所压，故终不得上。饭熟羹亦烂，可食。"普通的菜羹经苏轼之手，展现出奇妙的文化韵味。江浙一带的莼菜羹，经晋人张翰秋风思归的典故熏染，成为名菜。每食莼菜羹时，必会有人抒发此情怀。

汤羹所包含的烹饪技艺、调味功能和食疗作用，远非其他肴馔所能企及。几千年来汤羹沁润肺腑的魅力，渗透在国人的生活体验之中。

3. 烹制中餐汤羹的深厚功夫

吊汤技术是中餐烹调术的灵魂，也是厨师必备的技艺。烹饪大师认为"汤是鲜味之源"，汤羹的特点是味道"鲜"美。祖先在造"鲜"这个字时，是基于对鱼与羊肉一起烹煮产生"鲜"味的观察。中餐讲究"制汤调味"，在味精发明以前，菜肴取"鲜"的方法都是来自厨师吊的高汤。现今高级餐厅菜肴调鲜，仍旧是利用禽肉与畜肉烹煮后吊的高汤。"菜好烧，汤难吊"是烹饪大师的重要心得。从汤羹使用的食材而论，可分为肉类、禽蛋类、水产类、蔬菜类、水果类、粮食类与菌类烹制的汤；从口味上分，有咸鲜汤、酸辣汤与甜汤；从形态上分，有用淀粉勾芡、汤汁较稠的羹汤，不勾芡的清汤。中餐汤中的极品名叫"双吊双绍汤"，御膳房称为"金汤"，其有二层含意：第一是食材用料极为精细考究；第二是汤产出率极低，每500克食材仅能出成品汤500克，价格昂贵，暗含"黄金汤"之意。

4. 中餐汤品的分类与制作

中餐汤品可分为荤汤与素汤：荤汤是用动物肉与骨，清水熬煮而成，取其汤汁使用。荤汤又分鲜汤、奶汤、清汤与上汤几种。①鲜汤也称毛汤，是烹煮鸡、鸭、肉排骨、猪肘子得到的汤汁。用猪大骨与脊骨一起熬煮，得到的汤味道更浓鲜。②奶汤系将猪肘、排骨、鸡、鸭洗净后，放锅中加入热水，用中旺火长时间熬煮。该汤色泽洁白，汤汁醇厚，鲜香余味长，可用于高档食材的烹饪，如制作谭家菜（谭家菜是中餐著名的官府菜之一，北京饭店的菜谱中，有些肴馔就来自谭家菜）。奶汤必须现熬现用，不能过久存放，否则容易分层。③清汤清澈见底如开水，系将老母鸡、老鸭、猪排骨、火腿、猪瘦肉等洗净放入锅内，加温水后用小火长时间熬煮，至汤味醇浓后，取澄清汤汁放入另一口锅。然后将鸡脯肉剁成肉茸，清水调匀后投入锅内，一边用小火加热，一边推匀。肉茸成熟后上浮，如网一样将汤汁滤清，用纱布过滤，除去肉渣后即得清汤。如果用肉茸再清扫几次，便得到高级的清汤。清汤看似没有油脂，却浓缩了食材的精华，是高档菜开水白菜的基础汤汁。④所谓上汤是用鸡、鸭、猪排骨、猪瘦肉、火腿骨熬制而成，是调制宴会肴馔的基础汤汁。烹制上汤的要求很高，以500克原料熬出1千克汤为标准。

在烹制汤的食材选择上，要求原料要新鲜，即指鱼、畜、禽类宰杀后 3~5 小时内就要食用，这时蛋白质与脂肪仅部分降解，氨基酸等物质容易被吸收，味道也最好。烹制鲜汤要用通气性、吸附性好的砂锅或瓦罐，其传热均匀，散热缓慢。煨汤操作要求"旺火烧开，小火慢炖"。文火煨汤才能使浸出物溶解，汤品清澈浓醇。煨汤的用水量一般是食材重量的三倍，一定不要用开水，也绝不要在烹饪中途加冷水，才能保证汤色清澈。熬汤时切忌先放盐，因为盐水的渗透压会使细胞内水分排出，导致蛋白质过早凝固，造成汤品鲜味不足。

中餐素汤是以植物性食材与清水熬煮而成，要求清鲜而不腻。熬制素汤多以鲜笋、鲜菌（蘑菇）、干菌、黄豆芽、蚕豆瓣为主料，清水慢熬而得。素汤因原料不同而一汤一味，风格迥异。包括口蘑汤，豆芽汤，素清汤，蚕豆汤，以及孔府菜中的黄核桃纹大白菜素汤等。

制作汤品的调料为精盐、白糖、味精、胡椒粉、姜、葱、蒜，以及少量香料。中餐汤品强调原汁原味，故以咸鲜本味为主，汤色清纯。

知识小贴士

开水白菜是川菜名厨黄敬临发明的一款菜肴，光绪年间，黄敬临成为御厨，潜心钻研，创制了开水白菜，慈禧大为赞赏。此菜后来成为川菜名肴，制作工艺奢华，"开水"是用鸡架、鸭架、排骨、火腿、干贝等食材，小火熬煮成的高汤；烹制中要始终保持微开不沸，才能做到汤清如水。汤熬好后弃渣不用，把鸭胸肉剁成肉蓉，投到汤中轻轻搅拌，肉蓉吸附油脂和杂质后逐渐飘浮；过滤后投入猪里脊肉打成的肉蓉，再吊一次汤；最后用鸡胸肉打成的鸡肉蓉，吊第三次汤。三次处理后汤由浑变清，成为色泽金黄、清亮的"开水"。

主料选用东北大白菜，只用嫩菜心。将烧开的"开水"淋到菜心上，反复多次，将菜心烫熟，最后加入新烹制的"开水"即可。开水白菜看似清汤寡水，却香味扑鼻，汤味醇厚，白菜则清香爽口。1954年，川菜大师罗国荣来京负责国宴，开水白菜遂成为北京饭店高档筵席的佳肴，后来又成为国宴名菜。

5. 中餐宴席与日常餐饮的汤品

中餐宴会用的汤讲究"三味"，即宴席中共有三道汤，厨师称之为"汤三品"。宴会开始前的第一道汤是前奏，饭前喝汤能润滑口腔，刺激胃液分泌，清除口中异味。酒过三巡后，上第二道汤，往往安排在味道浓重的菜品之后，饮之可清除酒菜的残余味道。第三道汤大多是酸辣味的，酒足饭饱后借其解腻，醒酒与消食。古籍留名的烧尾宴中羹汤名目繁多，其中的冷蟾儿羹就是当今的蛤蜊汤。据《武林旧事》记载，宋高宗巡幸清河郡王府第，上奉宴席中就有三脆羹、鹌子羹、炸沙鱼衬汤、奶房玉蕊羹等，共七盏羹汤。

《饮膳正要》卷二，载有用于养生保健的"汤煎"五十五方，包括五味子汤、人参汤、仙术汤、杏霜汤、四和汤、羹枣汤、茴香汤、破气汤、白梅汤、木瓜汤、橘皮醒醒汤等各色汤羹。自此，后世凡熬煮成浓汁的汤皆称为"羹"，如雪耳羹、水蛇羹、燕窝羹等。

清代皇帝康熙与乾隆都讲究养生，一日两餐必备鸭汤，如鸭子豆腐汤、燕窝鸭子芙蓉汤、白煮鸭子汤等。由于鸭能"滋五脏之阴"，鸭肉适于内有积热，常易上火的人食用。对体质虚弱、进食量少、便秘和水肿病患者，食鸭肉最为有益。

二、养生离不开食疗羹汤

"宁可食无馔，不可饭无汤"，食药同源的养生理念，使得汤羹的地位十分重要。食疗与药膳羹汤能健脾开胃，利咽润喉，温中散寒，补益强身。

1. 随处可见的食疗养生汤

有食疗养生功能的汤品被称为养生汤，民间的各种食疗汤羹是日常生活中最有效、最容易得到的补品。如：驱寒发汗的红糖生姜汤，清凉解暑的绿豆汤，通乳生奶水的鲫鱼汤，补血的黑鱼汤，有利伤口收敛的鸽肉汤，消食通气的萝卜汤，去脂明目的黑木耳汤，补阴润肺的银耳汤。还有用文火炖煨的猪肉骨头汤，是促进儿童发育、帮助产妇泌乳、抗衰老的民间常用汤品。

饮食养生的原则是"调和阴阳"，即通过饮食调整阴阳偏胜或偏衰，使其处于内环境动态平衡的状态。凡阴阳偏盛之人，食养宜"泻其有余"，并掌握"寒者热之、热者寒之"的原则，即用食性寒凉的食物帮助阳热偏盛者清泄阳热，用食性温热的食物帮助阴寒偏盛者温散阴寒。若阴阳均偏衰者，食养则要"补其不足"，即进食滋阴温阳之品。唐代大医学家孙思邈论述了南北方不同地区居民因饮食结构不同，导致人群寿命出现差异的结果——"关中土地，俗好俭啬，厨膳肴馐，不过菹酱而已，其人少病而寿。江南岭表，其处饶足，海陆鲑肴，无所不备，土俗多疾而人早夭"。可见远在唐代，古人就已认识到饮食结构是影响抗病能力、保证健康长寿的关键因素之一。

清代描述中国人生活艺术的出色著作《闲情偶寄》里，主张"俭约中求饮食之精美，平淡中得生活之乐趣"。总结的饮食原则为以下24字诀：即"重蔬食，崇俭约，尚真味，主清淡，忌油腻，讲洁美，慎杀生，求食益"。

清末收复新疆的闽浙总督左宗棠，最爱喝鲜莼菜汤。他受任全权督办新疆军务的钦差大臣后，愈加思念此美味。于是好友胡雪岩用纺绸一匹，将新鲜的莼菜逐片压平，夹在其中，由于保存得当，运到新疆后做的羹汤仍味美如初。莼羹鲈脍中的"莼"就是莼菜，"脍"则是切得很细的鱼肉。当下莼菜、鲈鱼、茭白，仍并称为江南"三大名菜"。

2. 养生汤羹的烹制方法

广东的老火靓汤名扬全国，俗话说"煲三炖四"，煲汤要3小时，炖汤要4小时左右。煲汤过程中部分蛋白质发生水解，释放出氨基酸，产生鲜味。煲汤的时间适度，有利于营养成分释放，汤的味道更加鲜美。但长时间炖煮会使生物活性物质被破坏，嘌呤与脂肪含量也会升高。从兼顾营养和口感出发，畜禽类食材煲汤1.5~2小时就够了。水产、豆腐煲汤则仅需10~30分钟，俗话说"千滚豆腐万滚鱼"，"滚"指的是慢炖，即水烧开后用小火慢慢烹制，汤面微滚、汤汁却不溢出。经过一定时间炖煮后，大豆蛋白质结构变疏松，更易消化吸收；鱼类肌肉组织软细，因受热收缩不易入味，故小火慢炖能让鱼肉更加鲜美，一般来说控制在15~30分钟即可。用虾、蟹、贝壳类做汤时间就更短，水开后就下锅，10分钟左右即得。菌藻、根茎类蔬菜煲汤，也不要超过40分钟。因为海带等菌藻类与莲藕等根茎类蔬菜，常以辅料出现，所以可等主料（肉类）煲至七八成熟后加入，用时控制在 40 分钟以内。炖莲藕要选陶瓷或不锈钢器皿，避免用铁器，以免莲藕氧化变黑。

煲汤时还需要注意干货要提前浸泡。黑豆、花生、红枣、莲子、山药、薏米、芡实等干货类食材，要先在清水中泡 2~6 小时，再同主料一起炖煮，用时与主料相同。用绿叶菜做汤，就必须在汤出锅前放入，涮一下就关火，可以保持色泽鲜艳。绿叶菜中硝酸盐含量较高，煲煮时间长会转化成亚硝酸盐，对健康不利。

能炖汤的食材都可以煲汤：如花旗参炖乌鸡、灵芝炖乳鸽、虫草炖水鸭、参杞炖排骨等。煲汤在广东非常大众化，如冬瓜煲龙骨，西洋菜煲鲫鱼，花生煲鸡脚等，都是广东人常喝的。煲汤和炖汤还是有一定的差别，炖的汤味道清香，从补益功效上说炖汤似乎比煲汤更好。

3. 如何科学地进食汤羹

民谚道"饭前喝汤，苗条健康"，饭前先喝点汤，胃内充盈后可抑制食欲，减少主食摄入，避免热量过剩，从而预防肥胖。"坚持饭前喝汤，减肥稳稳当当"，饭前喝汤等于给消化道加了"润滑剂"，食物能够顺利下咽，吃饭中途喝点汤水，有助于食物的稀释和搅拌。有些人爱喝热汤，但要注意口腔黏膜，食管内膜与胃壁黏膜只能忍受 60℃的温度，温度太高脏器黏膜会被烫伤。调查发现，喜欢烫食的群体食道癌发病率也会比较高。

三、西餐中的各式羹汤

法国皇帝路易十四的御厨路易斯·贝高易在《汤谱》一书中写道，"饭前的一碗汤，如同一束使人心醉的鲜花。是对生活的一种安慰，能消除因紧张或不愉快带来的疲劳和忧愁。"汤羹是西餐的"开路先锋"，无论是清爽的意大利蔬菜汤，还是荤素搭配的德国餐前汤，在一抹咸香的滋味中，都能感受历史的回忆。

1. 西方古代的汤羹

喝汤的记载可见于古希腊文献：在希腊举行的奥林匹克运动会上，每个参赛者都要自带一头山羊或小牛到宙斯神庙。将其放在祭坛上，祭祀完毕后按照传统仪式宰杀，放在大锅中煮熟。煮熟后的肉与观众一起分享，熬好的汤专门供运动员饮用，用以增强体力。据说法国的马赛鱼汤已有 2 500 年的历史，主料是产于马赛的鱼类，烹饪时选最好的橄榄油倒入锅内加热，先煸炒洋葱、番茄、大蒜、茴香，最后加百里香、香菜和月桂叶，并用陈皮末调味也可以加点番红花，使汤的色泽更鲜艳。烹制马赛鱼汤所需时间不长，在预先烹好的高汤中加入鱼肉，用大火烧开，再煮 15 分钟即得。

2. 西餐的清汤与浓汤

西餐常见的清汤有牛肉清汤（牛茶）、德式猪肝小丸子汤，以及通心粉清汤、花式蔬菜汤、番茄通心粉汤等。浓汤则有奶油蘑菇汤，奶油南瓜汤、奶油豌豆泥汤、奶油芦笋汤、奶油番茄汤，奶油鸡茸汤等。西式清汤都是先用牛骨头熬制汤底，烹饪汤羹时再加入配料，故清汤的汤体澄清透明。浓汤就是所谓忌廉汤或肉茸汤，忌廉是用新鲜牛奶制成的奶品总称，因含乳脂比牛奶高，故用来制作浓汤。浓汤进一步细分还有蘑菇忌廉汤、番茄忌廉汤、玉米浓汤、菠菜忌廉汤、鸡丝奶油汤等许多种。

西餐汤羹在宴会上都是开胃头盘，分清汤、奶油汤、蔬菜汤和冷汤四类，西方各国都有代表性的汤品，如法式洋葱汤、法式兰度豆汤、意大利蔬菜汤、德国猪肝丸子汤、俄罗斯甜菜汤、美国奶油海鲜汤等。西餐的汤羹气味芬芳，开胃作用明显。

当年，笔者在慕尼黑做访问学者时，发现德国饭店都供应猪肝小丸子汤，汤的表面撒有切得非常细的小葱花，绿色的葱末使汤品颜色搭配得很醒目，汤的味道也非常鲜美。

知识小贴士

烹饪西餐的浓汤一定要掌握烹制"奶油面浆"的方法：先取150 克黄油、150 克面粉和 250 毫升的牛奶（也可用清鸡汤或清牛肉汤）。将适量黄油放入热锅内，烧至融化，待黄油三成热后改为小火。左手慢慢撒入面粉，右手用铲子在锅中不停地顺时针搅拌，待面浆呈金黄色并散发香味时，倒入一半已煮沸的牛奶，边搅拌边炒制，直至洁白光亮的糊状物出现。此时再将剩余的牛奶倒入，继续搅拌，出现黏性的芡状后，马上就调味。稍冷却后将奶油糊用细布过滤，收集滤过的奶油面浆，冷藏备用。在制作西餐罗宋汤、奶油蘑菇汤、意大利奶油菜汤时，要注意在倒入奶油面浆的同时，要用长柄勺兜底，不停地搅拌，以防粘锅的情况发生。勾芡后的汤羹汤汁厚实，不会溃散，放置隔夜，其质地也很稳定。做好一次用于西餐汤羹的奶油面浆后，可放在冰箱中冷藏，能用上两三天。

四、几款疗效卓著的食疗汤羹

营养、医疗、护理是临床治疗的三大支柱，对康复期的病人开展营养支持非常重要。以下几款汤品是国家级烹饪大师推荐的，有明显的食疗功效。特介绍给读者。

1. 食疗重器——牛茶（牛肉清汤）

这款食疗汤适用于术后正在康复的患者，特别是体质虚弱的人，饮用后可提高免疫功能，加速康复。

牛茶烹饪方法如下：取牛前腱子肉或后腱子肉 500 克，洗净后切成骨牌块。锅中备清水 3.5～4 升，牛肉凉水下锅。大火烧开后，滚煮 20 分钟后转成中火，然后放入盐、胡椒粉、生姜片等调料，再继续翻煮 40 分钟。然后加入桂圆（带核）10 粒，转为小火炖 60 分钟，汤色逐步变清。最终可获得 1 升左右的"牛茶"，此汤口味咸鲜，回味甘甜，使身体强壮效果明显。

2. 能增强血液微循环的老姜母鸡汤

鸡汤调补效果好，故应用广泛，也受到烹饪界的青睐。如东北的人参鸡汤、广东的黄芪鸡汤、湖南的老姜鸡汤、山东的当归鸡汤、贵州的天麻鸡汤、云南的三七鸡汤等。秋冬季天气比较寒凉时，老年群体宜饮用老姜母鸡汤。该汤系生滚汤，配方简单，烹饪简便，食疗效果明显。对手脚发凉，四肢血液微循环差的人颇有帮助。

该汤制作方法如下：准备老母鸡一只，新鲜生姜若干。将鸡去毛洗净、剔除所有的骨头（鸡骨可另外炖汤），连皮剁成 1.5 厘米大小的鸡丁（取 150 克用，其余冷冻储存）。将 75 克生姜洗净，切成指甲盖大小的姜片。锅中放底油，大火烧热后将鸡丁下锅煸炒，到鸡丁体积收缩、汤汁近干时投入全部姜片，立即不断煸炒，到散发出浓郁的姜味后，向锅中加入足量清水，然后加食盐、白胡椒粉、料酒。最后用大火煮十分钟，到汤色泛白即得。

3. 护胃药膳佳品砂仁猪肚汤

选猪肚一个，翻开去掉油脂，洗净切块备用。砂仁与花椒分别洗净，高良姜和生姜均磨成蓉。先做好药膳包：包内放砂仁 10 克、花椒 5 克，用纱布包好后与猪肚一起放进炖盅。加清水适量，炖盅加盖，文火隔水炖 2 小时，调味后即可食用。猪肚食之有健脾胃之功，砂仁化寒祛湿，疏肝解郁、行气宽胸，作为调味品，砂仁还能提味增鲜。砂仁猪肚汤可健脾驱寒，有开胃之功，是汤羹中的食疗药膳佳品。气血虚损、脾胃虚弱的中老年人与妇女儿童，食用砂仁猪肚汤可滋补脾胃。

4. 健脑益智的天麻鱼头汤

天麻鱼头汤是著名的食疗药膳，该汤有健脑益智之功。天麻是药食两用之品，可同鸡、鱼等食材炖制肴馔。天麻药性平，入肝经，有清热降压，补脑安神的功效。所含天麻素又名"天麻苷"，能镇静安眠，对神经衰弱、失眠、头痛等均有食疗功能。鱼头质地细嫩、富含蛋白质、脂肪、钙、磷、铁，多不饱和脂肪酸等。天麻鱼头汤在烹制过程中，鱼肉中的蛋白质受热降解，鱼头中的呈味物质发生一系列生化反应，散发出独特的鲜香风味。该汤食疗功能显著，坚持服用可预防老年痴呆症。

烹制方法：选胖头鱼（鳙鱼）一条，切下鱼头（保留6~7厘米鱼腹肉），去鳃洗净。备好取自柴鸡的鸡块，以及少许新鲜瘦猪肉块。调味料为姜片、红枣、盐、糖等。取清洗干净的新鲜天麻（连皮）100克切成片，川芎10克，茯苓10克，将鱼头用开水焯后捞出，放入大口双耳瓷钵中，用少量沸水浸泡。鸡块与瘦猪肉也依此焯一下水（沸水焯），放入双耳瓷钵内。另起一锅烧水，加入盐与糖，待水接近沸腾时，将锅中的水倒入瓷钵中，用筷子搅2分钟。将瓷钵口用双层保鲜膜封严，放入蒸柜或蒸锅中蒸两个小时。取出后用勺子去掉表面浮油，加入天麻、川芎、茯苓，姜片与红枣，再用保鲜膜重新封好瓷钵口，再蒸两个小时。最后取出并加点盐，就得到汤汁纯白，香气浓郁的天麻鱼头汤。

5. 宣上、畅中、渗下的祛湿三仁汤

祛湿三仁汤源自清代名医吴鞠通《温病条辨》中的"三仁汤"。中医将人体分为上、中、下三焦，三焦是气血津液的通道。如果湿热侵袭人体，会形成三焦弥漫之势，而饮用有"宣上、畅中、渗下"功能的祛湿三仁汤，即可水道畅通，祛除湿邪。三仁汤选用主药杏仁、白蔻仁、薏苡仁烹粥，进行食疗。杏仁可宣利上焦肺气，就可化掉体内之"湿"；脾主运化，湿邪容易困脾，白蔻仁可醒脾化湿，利气宽胸；薏苡仁淡渗利湿，健脾祛湿，将湿热排出体外。

纪念汉代大将军马援所建的伏波庙，坐落在广西横县的郁江之畔，每年都有大量群众前往祭奠。《后汉书·马援传》记载了马援统领的部队，食用薏苡仁后打胜仗的故事。马援率军远征交趾（越南北部），由于气候湿热并有瘴气，许多将士患病。患者肿胀无力，疼痛难忍，严重影响战斗力。随军医师则命炊事部门以薏苡仁煎水服食，果然使患病者逐渐痊愈。《新编本草》记述，薏苡仁"最善利水，不至损耗真阴之气"。其能入脾、胃、肺三经，利水而不伤正，健脾而不滋腻。其甘淡微寒，渗利清补，能清利湿热，除痹排脓。

杏仁、白蔻仁、薏苡仁，三仁并用甘平凉润，可去除三焦湿气。三仁汤用薏苡仁30克，白蔻仁6克，炒杏仁5克，梗米50克。先将薏苡仁和梗米一起熬煮，起锅前5分钟放入剁碎的炒杏仁和白蔻仁，再煮沸5分钟，即得"祛湿三仁

汤"。对纠正湿邪引起的胸闷乏力，食欲不振确有良效。

6. 安徽的砀山撒汤

砀山撒汤选用山羊脊椎骨为主料，用花椒、茴香、桂皮、丁香、大葱、辣椒、胡椒等为调味料。以小麦仁、葱段、姜末、食盐、芡粉等辅料，在烧柴火的地锅中长时间（一通宵）炖煮而成。烹制方法看似简单，但因配方及火候秘而不宣，故市场上鲜见此汤。砀山撒汤有"品肉不见肉，不腥不膻、不腻，状若玉浆，色似淡酱"的特点。有消食活胃，舒筋活血之功，可预防感冒，抵御寒邪。隆冬时节的民谚道："喝一碗撒汤不打颤，喝两碗撒汤满头汗"。

安徽砀山县人酷爱饮砀山撒汤，此汤的独特之处首先来自汤名。烹制时，汤锅始终置于文火之上，边熬边出售，喝此汤时必须趁热饮用，汤内还要佐以香油、米醋、胡椒粉。盛在大碗里的砀山撒汤，羊骨、羊肉、汤汁满满。食客喝砀山撒汤时多配以煎包、烧饼为主食，有时也会搭配油条、馓子、包子等食品。有些老食客还会先在空碗中打上一个生鸡蛋，用筷子搅成蛋花，再请店家将沸滚的此汤倒入，把碗中的蛋花烫熟后饮用，此汤香味沁人肺腑，令食客难以忘怀。

7. 来自宫廷的胡辣汤

明代嘉靖年间，大臣献上从高僧处得到的助寿延年秘方，以烹制汤饮。嘉靖皇帝品尝后龙颜大悦，命名为"御汤"。该汤以小麦面粉、熟牛羊肉，佐以砂仁、花椒、胡椒、桂皮、白芷、山柰、甘草、木香、豆蔻、草果、良姜、大茴、小茴、丁香等，30 余种天然植物香料熬制加工而成，最后加入香油与陈醋。该汤醇香四溢，酸辣扑鼻，美味可口。有健脾开胃，化痰止咳，活血壮骨，滋阴壮阳，提神醒目，利尿通淋，调中和气之功。明朝末年此御汤传到河南等地，就是现今大名鼎鼎的胡辣汤。

8. 有补益强壮功能的罗宋汤

在各类西餐汤羹中，俄式罗宋汤色彩丰富，酸甜适口、味道独特，香气浓郁，肥而不腻，有很好的补益和强壮作用。俄国十月革命后，大批俄国贵族流落到上海，当地居民称之为"罗宋人"，一同来到上海的还有俄式红菜汤，于是这道汤品就被称为罗宋汤。该汤用料有卷心菜（或牛心菜）、甜菜、土豆等蔬菜，以及牛肉、芹菜等，汤中也会加入少量酸奶油，口感香滑爽口，肥而不腻。由于罗宋汤食材简单，原料易购，制作简便，于是受到大家广泛欢迎，已经成为上海市民家庭的名菜。

知识小贴士

以四人份的罗宋汤为例，介绍该汤用料与烹饪方法。

第一步，取牛腱子肉或牛腩300克，牛尾500克，土豆2个（约300克），卷心菜（洋白菜）要用浅绿色的牛心菜，取牛心菜半个，切成斜角块，胡萝卜半根，洋葱1个，去叶芹菜梗2根，番茄2个，罐装酸黄瓜2根，小麦粉50克。调味品有食盐、番茄酱、番茄沙司、黑胡椒粉、罗勒酱等。先烹制让汤起稠的油面粉，将锅洗净后放入50g黄油，受热融化后，加入3勺（约50克）小麦面粉，立即快速翻炒，防止结块。等香气慢慢溢出、颜色略微转黄，即可盛起备用。

第二步，切一块50g重的小黄油块，放在锅底，融化后倒入切成小块的洋葱，小火煸炒20分钟左右，洋葱一定要煸透。黄油煸炒洋葱容易粘锅，所以一定要不停地翻炒。20分钟后洋葱丁成半透明状，少数洋葱块边缘微有焦黄，则煸炒工序完成。

第三步，将整块牛肉或牛腩用开水焯一下，加清水煮开，撇去浮沫，慢慢煮到筷子能轻易戳进牛肉后捞起，将牛肉汤过滤出备用。煮烂的牛肉冷却后，切成约为3厘米的方块儿，倒入锅内，土豆去皮后煮至九成熟，切的块比牛肉块略小，胡萝卜煮熟后切成半月片，卷心菜去梗后切成约为4厘米的片儿。灶上放炒锅，加橄榄油50毫升，放入去皮后切成小块的番茄进行煸炒，待出红油后，再加适量番茄酱或番茄沙司继续用小火煸炒。最后加入三大碗牛肉汤，然后放入土豆、胡萝卜和牛心菜。

第四步，芹菜梗切成长段，投入锅底，小火煮8分钟。将芹菜捞出，此时汤内就有了芹菜的香味。将油面粉均匀地撒在红艳艳的罗宋汤上，用勺子不停地搅动，汤绝不能厚薄不匀，更不能黏底。油面粉用量要少，见好就收。最后，取 2 根酸黄瓜，切成薄片加入汤内，用长勺稍许搅拌一下，撒上黑胡椒粉即得。

烹制好的罗宋汤色泽红亮，香气扑鼻，入口咸鲜，回味酸甜。有番茄和酸黄瓜的酸味。有洋葱、牛肉、黄油的香气及芹菜的清香，使人们对罗宋汤的嗅觉和味觉感受都非常丰富。

9. 体质虚弱者宜食的姜撞奶

姜撞奶是用姜汁和牛奶制作的甜品，是珠江三角洲地区的传统小吃，姜味浓郁、口感爽滑，有暖胃驱寒、健身养颜之功。鲜姜含的生姜蛋白酶有凝乳作用，在一定条件下能使牛奶凝固，制成姜撞奶。其奶味与姜味浓郁，入口滑润，口感细腻。

制作方法如下：选择质量好的鲜牛奶 200 毫升（不能用脱脂奶和奶粉配制的复原乳），鲜榨浓生姜汁 8 克（约需 50 克老姜），白糖 10 克。先把牛奶烧开后放入白糖，待糖溶化后静置一会，使牛奶温度降至 80℃。再准备一只干净碗，将姜汁静置于碗底，将 80℃的牛奶趁热以自由落体方式倒入碗中，撞击到碗内姜汁上。最后，静置约三分钟，等牛奶变成凝冻状，姜撞奶即制作成功。生姜可通一身之阳，促进血液微循环，使老年人气血复生，故能"疆御百邪"。中医典籍称牛奶："此物胜肉远矣"。故身体虚弱的老年人服用姜撞奶，食疗效果极佳。

贰

"养助益充循自然" 的生态食疗理念

第一章

中医食疗发展的历史脉络

　　饮食疗法又称"食疗"或"食治"，饮食禁忌则称为"食禁"或"食忌"，包含因季节、体质、地域不同，需注意的食品卫生事项。同时论述食物之间，食物与药物之间的配伍禁忌，以及患病时的饮食禁忌。《黄帝内经》论述了五脏施治的食疗原则：如"肝苦急，急食甘以缓之""心苦缓，急食酸以收之""脾苦湿，急食苦以燥之""肺苦气上逆，急食苦以泄之""肾苦燥，急食辛以润之"等。并指出："夫五味入胃，各归所喜，攻酸先入肝，苦先入心，甘先入脾，辛先入肺，咸先入肾。"

　　《黄帝内经》中收录的 13 首食疗方中，有汤液、醪、醴，如乌贼骨芦茹丸、半夏汤等在汉代已普遍应用。马王堆汉墓出土的《五十二病方》中收载了 247 种药品，食物就有 61 种，占总数的 1/4；所记述的 50 余种疾病中，约有一半能使用食疗。中医第一部药学专著《神农本草经》中，收录的食物种类占药物总数 1/7，并描述了食物的性、味、归经与主治，为食疗提供了药理学支持。

一、中医食疗的伟大实践

　　中国自古就有"以食代药"的主张，"凡膳皆药"的食疗观念，已融化在百姓日常生活之中。根据食物的性、味进行科学搭配，成为具有食养和食疗功能的膳食。在食补中，对"后天之本"脾胃功能十分关注，重视保养脾胃之气。如服"桂枝汤"后要喝燥热稀粥，取其调和营卫，培补汗源之功。祛除高热的名方"白虎汤"中要加入粳米，也是为了保养胃气。"十枣汤"中选用大枣，亦取其甘温养胃之功。

1. 周代医事制度奠定了食疗的基础

周代将医生分为"食医""疾医""疡医"和"兽医"，明确食医为先，位居疾医、疡医、兽医之首。"疾医"要用"五味、五谷、五药养其病"。"疡医"则要"以酸养骨，以辛养筋，以咸养脉，以苦养气，以甘养肉，以滑养窍"。说明"疾医"与"疡医"都要有运用食疗治病的能力。

周代"食医"的任务是"掌和王之六食，六饮，六膳，百羞，百酱，八珍之齐"，内容包括皇室的饮食调剂，日常食谱的制定，并按时令不同调和食味。调膳遵循人体与自然和谐共存的理念，注重脏器间功能的协调。配膳注重选择食物的食性和味型，并与节令相呼应，这是人类历史上最早的"营养医学"的实践。

2. 汉代以来的中医食疗典籍

据我国著名营养学家侯祥川教授统计，中医的食疗专著有 168 部之多。

唐代以后的食疗著作有讲述饮食卫生和食疗原则的《食宪鸿秘》与《卫生要诀》，论述饮食禁忌的《饮食须知》和《新刻养生食忌》，介绍食物中毒解救的《服食须知》。还有关于饮食保健、延年益寿的《随园食单》《本心斋疏食谱》《山家清供》等。《饮膳正要》《饮馔服食谱》《增补食物秘书》等典籍论述了药膳，扩展了食疗的临床应用。除此外，还有唐代孟诜所著《食疗本草》，明代的《多能鄙事》《救荒本草》《食物本草》等书籍，清代的《食物本草会纂》《调疾饮食辨》《本草饮食谱》和《随息居饮食谱》等食疗典籍，也占据了一席之地。

二、元代食疗药膳专著《饮膳正要》

《饮膳正要》是元代饮膳太医忽思慧撰，由于此书藏于秘府，明清两代才偶见流传。这是一部论述养生保健的食疗专著。忽思慧继承古代医学理论，广泛收集蒙、回、维吾尔等民族的食疗方法，结合从事饮膳工作的经验，撰成此书。

1.《饮膳正要》的学术思想

《饮膳正要》总结了养生食忌、妊娠食忌、食物相克、食物中毒、食疗诸病的经验，剖析了食物的药用性能，将食疗学推进到新的高度。该书重视调养脾胃，强调"未病先防"。阐述了饮食宜忌，养生饮膳，因时调味，食物利害的施膳原则。提出"调养心神，禀气生，顺时宜，注重卫生"的临床养生观念，具有独特的风格。

《饮膳正要》有以下三大特点。

（1）所列食谱中，蒙古族传统膳食风格浓厚。

（2）收录的膳食与菜肴，融合了儒家与道家的养生思想。

（3）收录的肴馔与膳食所用食材，博采于东西方、中外各国。

2.《饮膳正要》一书倡导食疗药膳

《饮膳正要》上承唐代孙思邈的食疗思想，结合蒙古族饮食习惯，扩展成一部食疗药膳专著。全书共三卷，约三万余字。

卷第一"聚珍异馔"中，列出的食疗方剂，主要是养生避忌：包括妊娠、乳母食忌，饮酒避忌，四时所宜，五味偏嗜，食物利害，食物食性相反，以及有关食物中毒的内容。

卷第二"诸般煎汤"中，介绍各种奇珍异馔，描述了诸般汤煎的制作。收录食谱 153 种，药膳方剂 61 种。注重阐述饮馔的性味与滋补功能，附有"神仙服饵法"24 则。

卷第三介绍了多种食物的特性：米谷品（包括谷物酿制的调料、酒等）43种，兽品 22 种，禽品 22 种，鱼品 22 种，果品 39 种，菜品 46 种，以及佐料等食材，共计 230 余种。

该书重视饮膳太医的临床经验，食疗药膳所治疗的病症种类繁多。治疗脑血管病的有葛粉羹、荆芥粥、麻子粥、牛蒡子、羊头脍、乌驴皮汤、羊肚羹、乌鸡酒等；用荆芥粥治疗精神昏愦，口面歪斜；用麻子粥治疗言语謇涩，手足不遂，大肠滞涩；用"乌驴皮汤"治疗手足不遂，骨节烦疼，口眼歪斜；用羊头脍治疗头眩羸瘦，手足无力。

用于心血管病治疗的药膳有桃仁粥、吴茱萸粥、良姜粥、萝卜粥等；用于消渴（糖尿病）患者的食疗方剂有小麦粥、鹌鸽羹、野鸡羹、炙羊心等；脾胃病患者所用药膳有牛肉脯、椒面羹、四和汤、姜枣汤等；泻痢病人药膳有炙黄鸡、乳面饼、炒黄面、鲫鱼羹等；肺病患者药膳有山药汤、杏霜汤等。

书中还注重收集消除疲劳的食疗方法。如消除运动性疲劳的食疗方剂，包括白羊肾羹、猪肾羹、枸杞羊肾羹、鹿肾羹、羊肉羹、黑牛髓煎及鹿蹄汤、木瓜汤等；通过健脾胃来消除疲劳的方剂如苦豆汤、松黄（松花粉）汤、牛肉脯、椒面羹等；为促进运动性疲劳的恢复，提出在春天食粳米、牛肉、葵菜等，在仲夏食大豆、猪肉等，冬天食松黄（松花粉）、鸡肉、葱、黄黍等。

3. 推荐一款新颖的食疗药膳饮料

《饮膳正要》中最具有代表性的饮料，是来自阿拉伯地区的舍儿别（阿拉伯语）。"谓之舍儿别者，皆取时果之液，煎熬如饧而饮之。稠之甚者，调以沸汤，南人因名之曰煎"。所谓"舍儿别"就是以水果为原料，添加蜂蜜或糖一起熬煮，滤掉残渣冷却后得到的饮料。该书收录的舍儿别饮料，集中在诸般汤煎部分。其他文献中记载的，有用九种以水果为主料制作的饮料，包括木瓜煎、香圆煎、株子煎、紫苏煎、金橘煎、樱桃煎、小桃煎、石榴浆、小石榴煎等；以药物为原料的饮料有地仙煎、金髓煎、黑牛髓煎等。用中药烹制的食疗养生汤有五味子舍儿别，该饮料酸甜可口，有"益气补精，温中润肺、养藏强阴"之功，后来成为宫廷贡品。笔者认为：上述这些配方非常值得现代食品界参考，研究与开发。

第二章

《伤寒杂病论》《齐民要术》和《本草纲目》

几千年来，中华民族在与瘟疫的斗争中一次次转危为安，靠的就是中医药的支撑。先人总结与瘟疫斗争的经验教训，诞生了《伤寒杂病论》《温病条辨》等不朽的抗疫经典。在抗击新型冠状病毒感染的斗争中，《伤寒杂病论》中的方剂仍被临床有效应用，救治了许多患者。

《齐民要术》是著名的"北地三书"之一，"齐民"指的是平民百姓，"要术"是指靠农业谋生的方法，该书列中国古代五大农书之首。《本草纲目》则是中医临床药物学的巅峰之作，是具有世界影响的博物学著作。

一、《伤寒杂病论》首创食疗应用

东汉名医张仲景勤求古训，博采众方。以《汤液经法》为蓝本，撰用《黄帝内经·素问》等中医典籍，结合临床实践完成了《伤寒杂病论》。该书共十六卷，经北宋官方校刊，成为流传至今的《伤寒论》《金匮玉函经》与《金匮要略方论》。

1.《伤寒杂病论》开辟了食疗先河

《伤寒杂病论》收录中药方 375 首，具备完整的食疗体系和使用原则，包括"预防为主""三因制宜""扶正培本""广用食品""药食并用""善用溶媒""饮食宜忌""以食救急"等八个方面，开辟了中医食疗的先河。书中药食并用的方剂比例很高，有食物 62 种，药食兼用品 28 种，占药物总数的 1/3。张仲景非常重视"食疗"，如患者服用"桂枝汤"后，一定要喝一碗热粥强化药力，即"食粥助药效昭彰"。此书中的"猪肤汤"与"当归生姜羊肉汤",都是中医历史上最早的食疗处方。

张仲景的"食疗"论述集中在《金匮要略方论》中,包括《禽兽鱼虫禁忌并治》和《果实菜谷禁忌并治》专篇,内容极为详细。张仲景高度重视食品安全,强调"凡肉及肝,落地不着尘土者,不可食之。猪肉落水浮者,不可食","肉中有朱点者,不可食之";上述现象正是畜病与疫毒的表观征象。书中反复强调"秽饭、馁肉、臭鱼,食之皆伤人"。论及饮食卫生时指出"果子落地,经宿,虫蚁食之者,人大忌食之",并叮嘱"生米停留多日,有损处,食之伤人"等注意事项。强调日常生活中必须注意食品卫生,有关食品安全的论述实用性极强,指出"凡饮食滋味,以养于生,食之有妨,反能为害",教诲世人必须掌握饮食五味的宜忌,才能达到健体除疾的目的。

2. 食疗要遵循"三因制宜"的原则

所谓"三因制宜",首先强调"因人制宜",即针对患者体质与所患宿疾辨证论治。根据"强人、肥人、弱人、平人"来区分体质,以"酒客、喘家、呕吐家""疮家、虚弱家""病人有寒"等来描述病情及药物禁忌,食疗方则因人而异,根据体质掌握剂量。"平人"使用标准药量,"强人"则要增量,体质虚弱者要减量。药性峻猛、毒性较大的药品,如乌头、附子等,用量均十分谨慎。阳虚之人,必须慎用攻伐或阴柔之品;阴虚之人,要慎用辛温助热与寒凉清热之品;阳盛体质、内蕴湿热者或毒热内盛者,要慎用辛甘助热之品。对患宿疾久病之人,必须立足"从本论治",兼顾新感与宿疾。

第二食疗要"因时制宜",指出"春夏养阳,秋冬养阴,顺天地之刚柔也",即配膳随气候变化而调整。临床治疗依据"春夏宜发汗""秋宜下"等原则,因"春夏阳气在外,邪气亦在外,故可发汗",而"秋时阳气下行,则邪亦在下,故宜下"。强调要顺应四时节气,顾及晨昏昼夜的阴阳变化。所谓春行冬令、节气不对诱发的疾病就是"瘟疫"。张仲景的"大青龙汤"(含麻黄、桂枝、甘草、生姜、大枣、石膏等),就是为了治疗时疫所设计的方剂。

第三食疗要"因地制宜",如高温环境工作的人出汗多,耗伤气阴,导致津液不足,故治疗时必须要滋阴益气。中医所谓"津液"是正常体液的总称,包括胃液、肠液与唾液等。津液有滋润濡养的功能，对健康十分重要。

张仲景非常重视保护"胃气"，提出"有胃气则生，无胃气则死"的论断，强调临床处置一定要"无犯胃气"，而"令胃气和则愈"则是临床治疗的"立法"，同时要求尽早"停药损谷，以待自愈"，调动内环境自稳定平衡调节机制，扶养胃气，保存津液，加快康复。

3.《伤寒杂病论》重视食疗养护

中医认为"药食同源，食药同理"，食物与药物味效相通。"寒、热、温、凉"四性相通。张仲景以食施治，书中计用食物 62 种。其中，物美价廉的大枣与生姜都是常用食材。中医食疗理论体系完善，有各种施治方法和食疗方。根据食物的性味、归经、配伍与禁忌，药食并用调整阴阳气血，达到强身防病的效果。

二、《齐民要术》奠定了食疗的物质基础

《齐民要术》共十卷，92 篇，包括农、林、牧、副、渔、酿造、饮食等方面的内容。

1. 此书的内容与社会影响

《齐民要术》全书 11 万字，记述了不同季节、不同气候与土壤条件下，农作物的种植方法。此书还介绍了许多食品加工与食品发酵的方法，如"淡范法"就是低盐发酵，利用乳酸菌发酵，既能抑制杂菌繁殖，又使腌菜有酸香的天然味道，泡菜就是一例。2005 年，应德国国家"营养与食品研究中心"的邀请，笔者到该中心做学术报告时，对方介绍该中心的顶级专家就是一位在南非出生、从事发酵食品研究的教授。

2. 该书收集了丰富的食材原料

《齐民要术》中涉及的食材繁多：粮食有十几类，200 余种；蔬菜百余品种，瓜类就有 42 个品种；果品有十余类，百余个品种；鱼、肉、蛋类中，有家畜、

家禽及淡水鱼、鳖、虾、蟹、蛤类，共百余种。可谓"动植物俱备，水陆产品并陈"。

先秦时我国栽种的蔬菜已有20余种。汉代丝绸之路开辟后，黄瓜、香豆、豌豆、大蒜、香菜、苜蓿等异域蔬菜不断引入，《齐民要术》一书中共记录了30多种蔬菜的栽培方法。

《尔雅·释天》曰："谷不熟曰饥，菜不熟曰馑"，说明蔬菜是生存型食物。古代先人几千年的艰苦劳作，为后人留下丰富的蔬菜资源。《齐民要术》指出"姜，御湿之菜"，生姜在食疗中广泛应用，有"菜中之祖"的美誉。

该书也论及了粮食加工的知识，包括谷类的脱皮脱壳、米粒精制、麦类制粉及发酵烹制方法。记载了烘烤、油炸、水煮三类面食，15种"饼"（包括面条）。介绍了利用酵母发面，加工馒头的技术，并掌握了温度对酵母活力的影响，同时使用酒与白米粥协助发酵；介绍了生产糕饼的专用烤炉（胡饼炉）；以及用动物油烹制的小吃：将米饭捣烂做成丸子、油炸后裹糖，制作的糕点"白茧糖"。

3.《齐民要术》渗透着生态文明的理念

《齐民要术》秉承"天人合一"的思想，"三才"理论，以及"阴阳五行学说"，强调节用倡俭的理念。主张"上因天时，下尽地利，中用人力"。不仅论述了抗旱保墒的技术，还记录了利用物种相生相克，生物防治虫害，科学预防冻害等抗御自然灾害的生态措施。在农作物种植，家畜选种与繁育中，有效保护了生物多样性，保存了优良品种。为了维持生态系统中氮元素的循环，提出了保持地力的一系列措施。所提到的灾害，包括有"风、虫、水、旱"。书中将害虫分为五类：即农作物与蔬菜生长期出现的害虫，仓储中的害虫，威胁人体及家庭卫生的害虫，衣物蛀虫，家畜寄生虫等。介绍了运用有杀虫功效的植物，开展生物防治的生态方法。书中还指出，收获大麦和小麦后要用青蒿或艾蒿编制的簟来储藏。如果存放在地窖里，则要用青蒿和艾蒿封闭窖口。因为青蒿与艾蒿都有杀虫驱虫的作用。

《齐民要术》引用了近两百种古代典籍，书中三分之一的篇幅涉及农产品加工。以制醋为例，共记载酿造醋（苦酒）23种，其中的秫米醋就是"山西老陈醋"，其他特色醋还有桃醋、乌梅醋、外国醋、蜜醋等，可惜这些醋的酿造技术均已失传。书中还记述了 9 种酒曲与 40 余种酒的酿造方法。

《齐民要术》充分考虑和利用动、植物在自然生态食物链中的联系，追求农业生产的整体优化，在生物能量循环方面利用层级优化，这对现代农业提倡的循环经济，生态农业等都具有指导意义。《齐民要术》提倡的开辟农家肥，栽培绿肥作物，生物防治病虫害。提倡开展人工选择，人工杂交，定向培育繁殖家畜与家禽，都体现了生态文明的理念。

三、《本草纲目》创立了独特的食疗体系

现代医药学体系中，食品与药品的区分非常明确。但在中医学中，由于食品与药品均取自大自然，所以中医药典中的食物与药物始终并为一谈。

1.《本草纲目》是一本博物学的著作

李时珍（1518—1593），生于中医世家，祖父是走乡串户的"铃医"，父亲是蕲州（湖北蕲春）地区的名医。李时珍 14 岁考中秀才，26 岁独立行医。行医过程中发现《本草》医籍中存在错误，遂萌生了编著新《本草》的念头。于是下定决心，实地考察各类药物，遍访百姓与各地方医师，参阅大量中医药典籍，先后历时二十七载，在 1578 年完成了《本草纲目》这部巨著。全书分 16 部、共 52 卷，约 190 万字。中药由矿物药、植物药与动物药组成，全书收载药物1 892 种，各科医方 11 096 个，中药材图谱 1 000 余幅。每种药物都列有"释名、集解、正误、修治、气味、主治、发明、附方"等内容，同时汇集了大量人文、地理、生态自然环境的知识，以及对食物、营养、药物、临床治疗等方面的体会，内容可谓博大精深。所以欧洲学术界认为，《本草纲目》是一本博物学巨著。该书集食物、药物种植、收采、调制及医养功效之大成，收录大量语言文字训诂和社会历史文化资料，是一部中医药学的百科全书。

2.《本草纲目》对发展食疗药膳做出的贡献

《本草纲目》在"天人合一"的哲学思想指导下，采用了取类比象、同类

相补的方法，论述了食疗理论。记录了食疗药膳的临床实践，记录了中医食疗学的临床应用。用于食疗的药物在书中的比重相当大，可分为植物果实、果肉、茎、叶、根、花等可食部位，以及昆虫、家畜、禽类，鱼类等，总计695味。分别收载于"水部""石部""草部""谷部""菜部""果部""木部""虫部""鳞部""介部""禽部""兽部"和"人部"中。收集的食物除矿物类的地浆、泉水、冰，以及发酵食品"神曲"、饴糖、醋、酒、酒酿、酒糟外，其他644种食物分布于189个科属。其中以豆科食物最多，包括白扁豆、扁豆衣、菜豆、蚕豆、赤小豆、刀豆、黄豆、绿豆等。禾本科食物居第二位，为白粱米、稗子、陈仓米、大麦、甘蔗、高粱、糯米、青粱米、雀麦、秫米、黍米、粟米、籼米、小麦、薏苡仁、玉蜀黍等。蔷薇科食物有白梅、海红、梨、梨花、梨皮、李子、林檎、鹿梨、鹿梨果皮、木瓜、枇杷、枇杷叶、枇杷叶露、苹果、苹果皮、山楂等。仅谷部、菜部、果部，就有300余种食物，虫、介、禽、兽类有400余种。书中保存了许多来自孟诜《食疗本草》、陈士良《食性本草》与吴瑞《日用本草》有关食疗的佚文，还引用了《救荒本草》《食物本草》《食鉴本草》及《孙真人食忌》《延年秘录》《食医心鉴》等典籍中的内容，收载了大量食疗药膳的方剂。

《本草纲目》收录了许多新增的药物：如谷类中有苦荞麦、玉蜀黍、稗、菰米、阿芙蓉、豇豆、刀豆等；酿制类食物中有7种；菜部则有胡萝卜、水藤、藜、甘馨、败瓢、南瓜、丝瓜、龙须菜、睡菜、皂荚覃、葛花菜、鸡枞、舵菜等；果部包括有巴旦杏、榔梅、天师栗、棠梨、海红、金橘、龙荔、五敛子、五子实等。书中记载的乌芋，就是水生蔬菜荸荠。此外，书中还记述了许多食物的食疗功效：如豆科食物能清热解毒；禾本科的食物有益气健脾、除烦止渴之功；蔷薇科植物能生津和胃、涩肠止泻；芸香科食物有理气化痰之功；葫芦科与十字花科植物清热解毒效果很强；百合科植物有解毒功能。雉科的禽类食物长于解毒益气；鸭科等禽类食物有益气补虚，利水消肿之功；牛科的肉类食物能养血润燥；猪科和狸科的肉类食物，则有健脾之功。

3. 李时珍倡导"食药同源"的理念

自古食疗的应用非常广泛，如进食香蕉能通便；吃芹菜可降血压；吃大蒜能预防痢疾；吃猪肝能防治夜盲症；吃鸡胗能消食积；银杏百合汤利肺。新鲜的猪胰脏、山药、苦瓜等食材可用于糖尿病（消渴症）的食疗。

"汤液"的原意是指用五谷熬成的粥或汤羹，《本草纲目》收集了许多粥与粥方，"谷部"中有粥方62首，指出选择粥品要以"无毒滋补，可久服"为标准。李时珍称"古方有用药物、粳、粟、粱米作粥，治病甚多"，且皆依据"此五谷治病之理也"。

李时珍将粥品归纳为以下七类：

◇ 可调和胃肠的御米粥，薏苡仁粥。

◇ 有补益作用的猪肾粥、鹿肾粥、羊肝粥。

◇ 能清理内热的绿豆粥、菱实粉粥、芹菜粥。

◇ 可利湿的赤小豆粥、薏苡仁粥。

◇ 有解表之功的葱豉粥。

◇ 有温里功能的菜粥、生姜粥、花椒粥、薤白粥。

◇ 可安神的竹叶汤粥等。

在粥方名下，李时珍只注明了食疗功效，并没有写服用剂量，其含意就是强调粥的食物属性。希望通过食粥，能够达到寓补益于调治的功效。

明代食疗名著《救荒本草》与《野菜谱》

我国自古自然灾害多发，遇到灾年，饥荒是百姓生存的最大威胁。饥民只有采食野菜才能度过饥荒。如何辨别何种野菜可食、何种野菜有毒，是必须要解决的问题。朱元璋建立明朝后实行分封制，第五个儿子朱橚坐镇开封，其主持编著的《救荒本草》，就是给百姓提供这方面指导的实用书籍，是"经世致用"的食物图谱，功德无量。

一、"可食用本草"领域的开拓

古人云"有药而无伙食者，命亦难保"，《救荒本草》开拓了"可食用本草"的领域，是用来指导百姓荒年寻觅食物的植物志。书中共收载植物 414 种，插图是当时世界上最准确的植物图谱，根据此图可寻找果腹的野菜。英国近代生物化学家和科学技术史专家李约瑟教授在其编著的《中国科学技术史》中指出"《救荒本草》的研究，在当时科学领域居世界前列，在自然科学领域成就斐然，反映出作者丰富的科学思想和审慎的科学态度。"

1.《救荒本草》提出"备荒"的思想

西方称古代中国是"饥荒的国度"，朱橚曾到开封就任，到《救荒本草》完成刊印，用了 25 年时间，在此期间发生灾荒 7 次。当时山东与河南"多是无人之地"，从开封到河北"道路皆榛塞，人烟断绝"，出现"民食草食树皮"的悲惨景象。我国自古"以农立国"，《救荒本草》提出的备荒思想，加强了政府灾年救荒的理念，促进了救荒制度的完备。

2. 旷世名作的编写过程

《救荒本草》是一部世界鲜有的植物学专著，是"可食用植物全集"。该典籍分"本草原有"和"新增"两部分，不仅沿袭继承了古人记载的 138 种植物，还新增了 276 种。将 414 种植物分为草、木、米谷、果、菜五大类，并且"植于一圃，躬自阅视"，在"田夫野老"的协助下，建设了试验田。观察各种植物的生理性状，生长发育和繁殖过程，选取"滋养成熟"者，请"画工为画"，绘制生动的植物图谱。其根、茎、叶、花、果实等各个部位的特征形态，着生方式，大小比例在图中都有清楚的描述，可谓"前无古人，后无来者"。

朱橚召集开封名医刘醇、滕硕、李恒、瞿佑等，收集各类药方资料，编辑成《袖珍方》一书。此著作"因疾授方，对方以授药"，分类清晰，使用方便，仅在明代就翻印了十余次。此后，朱橚又亲自挂帅，编辑了《普济方》，此书是我国现存的、规模最大的中医方剂医书，复原了大量明代以前失散的中医中药文献。永乐二年此书呈上后，朱棣皇帝阅之大喜，朝廷投资支持，才有了《救荒本草》典籍的出现。

朱橚运用了系统观察的实验科学方法。他通过类比，用常见事物为参照，进行解释，如"甘露儿"条目中，曰"其根呼为甘露儿，形如小指"。运用比喻修辞，将科学性和通俗性统一，如"旋覆花"条目中，曰"开花……似铜钱大"；"菖蒲"条目中，曰"根生地者大如拳，薄地者犹如拇指"。学术界公认《救荒本草》是"是十五世纪初期，植物学界调查研究工作最忠实的科学记录。"

值得强调的是：该书中所有收载的植物，药用和食用功能都请中医专家进行临床测试，先后将绞股蓝、扯根菜、白屈菜等野菜资源，变成了药用资源。该书完成后，前后翻印十多次，成为当时中医大夫必读的中药典籍。《救荒本草》一书帮助老百姓准确、安全、有效地寻找野菜，代粮度荒，积极抵御自然灾害，开辟了食物来源。同时也为植物学、农学、医药学的发展做出了不朽贡献。《救荒本草》在专注食用植物的同时，扩大了药用植物的资源。

《救荒本草》以救荒为宗旨，实用性强，体现了"物尽其用"的生态文明思想，将植物叶片加工后作茶饮，包括泽漆、地榆、胡枝子、女儿茶，山茶科的植物。同一种植物，记录了每个部位的食用或药用价值，"菜部"下分叶可食、实可食、根可食、花可食、叶及实皆可食、根及实皆可食、根及花皆可食等。在

"赤小豆"条目中称其既可"采嫩叶烫熟""豆角亦可煮食",还可治病。提出"植物生天地间,莫不其所用"和"天不虚生一物"的观点。充分开发生态野生资源,做到不埋没其使用价值。

3.《救荒本草》对中医药学的贡献

明代共 276 年,发生的灾害竟达 1 010 次。《救荒本草》中记录的大部分本草类植物,都是中医药典籍中未见载入的。其开拓了《食用本草》的领域,推进和扩展了"药食同源"的思想。难怪李约瑟教授会称赞道:"在很大程度上,中国人对食物和药用植物没有严格的区别,实际上几乎所有的食用植物同时也成为家用药物,被医生用于预防和治疗、减轻疾病的处方中。"

《救荒本草》记录了某些植物对健康有危害,如和尚菜"多食令人面肿"等。

李时珍称赞说:"《救荒本草》颇详明可据。"从食品加工的角度看,该书还记载了野菜的物理加工(吸附分离法),化学加工(酸碱中和法),生物加工(水提法)等方法,对现代蔬菜加工有诸多启迪。《救荒本草》在"救饥"项下,提出在有毒的"白屈菜"中加入"净土"共煮,可除去毒性。利用黏土的吸附作用,分离白屈菜中的有毒物质,是植物化学吸附分离法的应用。在当时难能可贵。

《本草纲目》对《救荒本草》中的内容多有引用,清代的《四库全书》也对朱橚的作品进行了全文采集。明朝末年《救荒本草》传到日本,受其影响,日本衍生了《救荒略》《荒年食粮志》等著作。日本最著名的植物学书籍《植学启原》也得益于《救荒本草》。

《救荒本草》吸收了中药学的理论,包括"四性""五味",总结了配伍理论中药物之间的"相使关系",即两种药物功效相似,一种药作为主药(君药),另一种配合使用,从而提高药效。如柴胡条目:"半夏为之使",菊花条目:"木枸杞、桑根、白皮为之使",瓜蒌根条目:"枸杞为之使"。该书新增植物品种中,有 7 种被《中华人民共和国药典》收载,16 种被地方药材标准收载。

二、黎民百姓能看懂的《野菜谱》

《野菜谱》是明代通行的四大植物学著作之一，在科学史和人文学上都有一定的地位。明代大科学家徐光启所著《农政全书》中，不仅收录了《救荒本草》，还收录了《野菜谱》。

1.《野菜谱》一书的历史价值

救荒类著作在明初大量涌现，其中就包括《野菜谱》。《野菜谱》全书仅3 000余字，作者用简洁的语言和生动有趣的歌谣，对60种野生植物进行了描述，包括菊科、十字花科、茄科植物。12种常见植物包括荠菜、猪殃殃、婆婆纳（正二月采，熟食）、马齿苋、灰条菜（灰灰菜）、枸杞头、剪刀股（假蒲公英、鸭舌草、鹅公英）、浮蔷（雨久花、水白花、蓝花菜）、鹤观草、蒲公英（白鼓钉）、地踏菜（念珠藻）、蒌蒿等。其中荠菜药用价值很高，有利水止血，明目和脾之功。由于大灾后必有大疫，民众食用大量药食兼用的野菜，能发挥预防瘟疫的效果。古代先贤曰"瘟疫止于村野"，确实不无道理。

该书采用诗歌及儿歌方式，并配有图谱，植物形状记录得很详细。全书条理清晰、结构简单，序言朴实无华，道出了作者的苦心："饥荒之年，民不聊生，编撰此书，救民于水火之中"。作者深怀怜悯之心，编写了这部同时具有农学价值、植物学价值、本草学价值、医药学价值的著作。

2. 野菜的临床食疗价值

《野菜谱》中除了上述提到的十二种常见植物，还有二十四种可见植物，多为江浙本地植物。

"天藕儿"学名翻白草，功能清热凉血、解毒，能治疗阿米巴痢疾。

"碎米荠"是十字花科的植物，原文描写十分准确，一月出芽，三月即可采食。"造物生生无尽藏"，描绘了初春时节，漫山遍野生长的碎米荠。

"野荸荠"，原文是这样描述的："四时采，生熟皆食。野荸荠，生稻畦，苦藜不尽心力疲。造物有意防民饥，年来水患绝五谷，尔独结实何累累"。"野荸荠"就是荸荠属植物。江淮闹洪灾时田地积水，水田中长了许多野荸荠，四季可采食，能生吃又可煮熟食用。

"黄花儿"学名黄花菜，别名金针菜，也是传统食物。其花部的药用价值明确，有解毒、清热凉血的作用。鲜嫩的黄花由于富含天然秋水仙碱，当今用于"痛风"的食疗。

"羊耳秃"学名羊栖菜，生长在潮湿的水岸边，呈黄褐色，藻体肥厚多汁，吃后饱腹感很强，有充饥作用。"羊耳秃"还具有提高免疫力、降血压、降血脂、活血化瘀的功效。

"狗脚迹"别名花蝴蝶，叶子如同狗的脚印。霜降时可采，煮熟方可食用。分布在南方各地。可清热利湿，对痢疾、肠胃炎、皮肤脓疮，外伤性皮炎等都有治疗作用。

作者考虑到避免生吃野菜的危害，几乎都要求熟食。《野菜谱》有明确的防疫思想，收载的植物大多有解毒、凉血、清热的功效。饥荒时人体抵抗力差，百姓御寒保暖都很困难，外感风寒后更容易患病。书中的野菜多有清热解毒之功，体现了此书的食疗价值。

三、药食同源的防疫食品——野菜

野菜遍布全国，大多数均亦菜亦药，具有食疗保健作用。黑龙江省的一项调查显示：蕨菜、蒲公英、刺嫩芽等13种野菜中维生素、氨基酸、蛋白质、脂肪以及微量元素的含量，均优于种植的蔬菜，许多野菜有食疗防病功能。

1. 清热、解毒、散结的蒲公英

蒲公英又名婆婆丁，《新修本草》称其"主妇人乳痈肿"（乳痈是指发生于乳房的急性化脓性疾病）。蒲公英食性寒，味苦、甘，入肺经与胃经，有清热解毒，散坚化结，利尿催乳之功。蒲公英配金银花、野菊花，可治疗痈肿疔毒；配鱼腥草、芦根、冬瓜仁，可治肺痈咳痰；配茵陈蒿等，可治疗湿热黄疸；配金钱草、白茅根，可治疗小便淋漓涩痛；鲜蒲公英单味用（内服加捣烂外敷），可治疗乳痈。蒲公英有较强的杀菌及抗病毒之功，山东居民春季防疫病的时令菜肴小豆腐中，就有蒲公英的身影。

应用食疗方

（1）蒲公英拌海蜇皮：蒲公英嫩茎（去花）60克，在开水中焯后、切细；海蜇皮100克，洗净切丝，加盐、味精、香油，然后一起凉拌。可用于肺热咳嗽，舌红便秘等证的食疗。

（2）蒲公英豆腐羹：新鲜蒲公英10克，开水中焯后，捞出切细，取豆腐1块切成小丁，投入汤水中烧开，略勾芡，然后取鸡蛋1个，打成糊后倒入，撒上切细的蒲公英，盐、味精等即成。此汤羹清香味美，活血散结，可治疗小便短赤等证。

（3）蒲公英浆汁：新鲜蒲公英150克，取白色浆汁，拌入生梨片中，加糖与醋调味。食用前放入冰箱冷藏，可用于咽喉肿痛，扁桃腺炎的食疗。

2. 能治毒蛇咬伤的紫花地丁

紫花地丁全株有白色短毛，顶端生一紫色花，故又名光瓣堇菜，5~6月间采收嫩叶食用。紫花地丁食性寒，味微苦，入肝经与心经，可清热解毒，凉血消肿。内服同时外敷，可用于毒蛇咬伤。

应用食疗方

（1）紫花地丁汤：取紫花地丁嫩叶100克，煎煮取汁；取黄瓜100克，洗净切条，加油煸炒后，加入紫花地丁汁同煮开，加调味品即可。每天分数次食，可用于眼结膜炎、咽炎的食疗。

（2）紫花地丁泥：取鲜紫花地丁250克，洗净后置容器内捣成泥，外敷，可用于疔疮热毒、痈肿发背等病症。

3. 茵陈蒿可"利胆退黄"

茵陈蒿为菊科植物的嫩叶，茵陈蒿味苦辛，食性微寒，入脾、胃、肝经，可清热利湿，利胆、退黄。李时珍曾说："今淮扬人二月二日，犹采野茵陈苗和粉作茵陈饼食之"。茵陈做菜要采嫩苗，稍老得才作药用，就是茵陈蒿。民间常言道："三月茵陈四月蒿，传于后人切记牢。三月茵陈治黄疸，四月青蒿当柴烧"。华佗曾为一位患内痨的病人治病，苦无良药，后患者食茵陈蒿而愈。华佗经过三度试验，确认三月的茵陈的幼嫩茎叶可入药治病，这就是"华佗三试茵陈蒿"的传说。

4. 清热解毒的刺儿菜

刺儿菜别名小蓟、野红花，春夏季采食嫩茎叶。大蓟与小蓟为同科不同属的植物，性能相近，都可用作食疗。刺儿菜性味甘凉，凉血、祛瘀、止血。《食疗本草》载"取菜煮食之，除风热"。大蓟含挥发油、生物碱、树脂、菊糖，氰甙类；小蓟含生物碱、皂苷。大、小蓟均有清热解毒，消炎，止血及促进肝细胞再生的作用。

应用食疗方

（1）三汁饮：刺儿菜100克、生藕250克、鲜芦根250克。将刺儿菜煎煮取汁，生藕、芦根打成浆，与刺儿菜汁混匀，加适量水或果汁调味。经常饮用可用于心热、吐血、口干的食疗。

（2）小蓟草15克，马兰根15克，水煎服。用于尿路感染及血尿的食疗。

（3）鲜小蓟根、叶与食盐少许，一起捣烂敷于患部，同时煎汤洗。用于痈疮热毒，疥癣湿痒的食疗。

5. "养阴润燥，生津止渴"的玉竹

玉竹又名尾参，是少有的药食同源之品，其食性平，味甘，微苦，有养阴润燥、生津止渴之功，适于肺胃阴伤，燥热咳嗽，内热消渴等病的食疗。玉竹还有强心作用。中医用其治疗时疾寒热，并可止消渴，润心肺。常吃玉竹可轻身，有减肥之功。传说汉成帝的皇后赵飞燕，入宫前因常吃玉竹，故身轻如燕、体态婀娜，被册封为皇后。

应用食疗方

玉竹桃仁牛肉汤：玉竹15克、桃仁10克、牛肉750克、生姜2~3片。玉竹洗净，与去衣的桃仁一起用清水稍浸片刻；牛肉原块洗净，用开水稍泡去除臊味。然后一起放入瓦煲内，加入清水2.5升（约10碗水量），武火煮沸后，改文火煲2~3个小时，调入适量食盐和少许花生油便可，可供三四人食用。该汤略带中药清润气味，养阴益血，润肤增白。牛肉与玉竹合用，更增滋阴润燥之功。

桃仁活血化瘀，通畅血脉，有润肤之效，合而为汤其效昭彰。

6. 被称为"长寿菜"的马齿苋

在韶山毛主席的故居，里面陈列着许多坛坛罐罐，这就是其家中制作腌马齿苋、酸泡菜、霉豆腐所使用的器皿，被称为"坛子菜"。中华人民共和国成立后，毛主席仍时常要吃马齿苋。保健人员查阅书籍后，发现正如所言"马齿苋，既可食，又是药。"

马齿苋食性寒，味酸，归大肠经与肝经。有清热利湿，止痢消炎，解毒疗疮之功。民间中医常用其治热痢脓血，热淋血淋，痈肿恶疮，丹毒等症。马齿苋"治红痢症，清热毒，洗痔疮疖疔"。唐代李绛《兵部手集》还记载过这么一桩事：武元衡相国在西川时，患胫疮奇痒不堪忍受，百医无效。有厅吏献上马齿苋方，竟然用之便愈。该传说记录在《本草纲目》中，还给马齿苋起了个响亮的名字"长命菜"。

马齿苋对白癜风也有一定疗效，还能促进溃疡愈合。马齿苋对痢疾杆菌、伤寒杆菌和大肠杆菌有抑制作用，故用于各种炎症的食疗，素有"天然抗生素"之称。马齿苋富含 ω-3 脂肪酸，能使血液黏度下降，防止血小板聚集和血栓形成，可预防心脏病。

曾有位浙江女教师来信给我，介绍其服用马齿苋后的食疗效果。她写道："您写的《平衡膳食、健康忠告》这本书对我有很大帮助。您写的'凡膳皆药，食物是最好的药物'这句话，对我启发很大。我虽然年龄不大，但受尽了疾病的折磨，三十多岁就开过一次刀，经常住院吃药，花了不少钱，可是不少问题还是得不到解决，有几种症状将近十年之久。我咨询过不少医生，到过不少医院，都未能治好。我想这辈子可能没什么办法了，专家提醒我看看食疗方面的书……我带着疑问来到新华书店，寻找食疗方面的书籍，偶然的机会发现了您的书，买回家后，几天工夫就看完了。我很激动，我什么药也不想吃了。'食物是最好的药物''食疗胜于药疗'，您书上写的马齿苋（长命菜）食疗功能多，营养丰富全面。我抱着吃吃看的心理，开始到药店买来烧汤喝。到初夏季节这种草长出来了，我拔来烧汤做菜，坚持吃了几个月，十几年遗留的问题不知不觉都消失了。我太高兴、太激动了，几万元的药吃了不灵，没花多少钱，老病反而全好了。"

应用食疗方

（1）马齿苋汁：新鲜马齿苋 150 克、鲜藕 100 克，混合绞汁。用于治疗尿血、便血等症。有凉血止血、利尿通淋功效。

（2）马齿苋粥：鲜马齿苋 100 克，马齿苋洗净入沸水中焯片刻，捞出洗去黏液，切碎，再准备葱花 5 克。油锅烧热，将葱花煸香，放入马齿苋，加精盐炒至入味。粳米 50 克淘洗干净，放锅内，加适量水煮熟，加入马齿苋宽煮成粥。本品清热解毒，健脾养胃。适于肠炎，痢疾，泌尿系感染，疮痈肿毒等症的食疗。

（3）凉拌马齿苋：鲜嫩马齿苋 500 克，蒜瓣适量，马齿苋洗净后下沸水焯熟，洗净黏液，切段。蒜瓣捣成蒜泥，加酱油、香油拌匀即成。此菜清热止痢，乌发美容。可用作湿热痢疾、白癜风及因缺铜造成白发患者的食疗。

（4）马齿苋芡实瘦肉汤：用新鲜马齿苋 100 克，芡实 100 克，瘦猪肉 150 克，精盐适量。烹饪方法如下：①将新鲜马齿苋摘去根、老黄叶片，用清水洗净，切成段，瘦猪肉切成肉丁，芡实洗净；②把马齿苋、芡实、瘦猪肉丁同放入锅内，加入清水约 1 升，先用武火煮开，再用文火煲 2 小时，食用时加入精盐调味。马齿苋清热解毒、凉血止痢；芡实益肾固精，健脾止泻，除湿气。此汤羹有健脾止痢之功，适合湿热泻痢症状轻的人士食用。**注意**：孕妇不宜食用此汤羹，因为食用马齿苋后有滑胎的作用，可能会引起流产。

7. 食后使人神清气爽的马兰头

马兰头是菊科植物马兰的全草及根，在凉菜中常能见到它的身影。其可解热毒，止血凉血。马兰头食性凉，味辛，入阳明经血分。马兰气味清香宜人，食之使人心清气爽，为夏季时令野蔬，也是一味良药，有清热解毒、凉血止血的功用。民间就有一个关于用马兰头治疗毒蛇咬伤的传说：一次，古代名医钱乙看病人忙了一整天，晚上和好友聊天喝酒，菜是妻子采来的野菜马兰头。忽闻小孩哭声由远渐近，一位母亲带着嚎啕大哭的孩子来到门前，磕头哭诉说"顽童在山上玩耍，腿被毒蛇咬了，疼痛不已，请神医救救孩子"。钱乙灵机一动，马上抓了一大把桌上的马兰头给那妇人，让她将野菜洗净，一部分捣烂挤汁，敷患处，剩下的水焯后挤干切碎，用香油、酱油与糖拌后给小孩吃。妇人遂照办。第二天，小孩果然疼痛减轻，毒蛇咬伤处也逐渐康复。

马兰头性味辛凉、微寒，无毒，有清热解毒，凉血止血，利湿消肿之功。马兰头用于急性炎症的食疗，作用类似板蓝根，但无味苦之虑。鲜马兰头根与荔枝核水煎，内服外用可治疗急性睾丸炎。新鲜马兰头、车前草、茵陈水煎口服，可治疗黄疸型肝炎。

推荐几款马兰头做的方剂。

（1）香干马兰头：将碧绿的马兰头和香豆腐干切碎，拌在一起，其味清香，消除油腻，很受食客欢迎。

（2）马兰头汁：新鲜马兰叶捣汁滴耳，可治外耳道炎。

8."春食荠菜赛仙丹"

荠菜为十字花科植物，又名护生草、菱角菜，以嫩叶供食。我国自古就有用荠菜预防春瘟的习俗。民谚"三月三，荠菜煮鸡蛋""阳春三月三，荠菜当灵丹"等不胜枚举。在荠菜花盛开时，摘花佩戴可以驱瘟祛疾。这些民俗绝非空穴来风，而是食疗保健的科学记录。荠菜被誉为"菜中甘草"。荠菜味道鲜美，营养丰富，有特殊清香。荠菜能够止各种内出血，民间食用荠菜医治乳糜尿。荠菜素有"贫可度荒，丰能解腻"的美誉。

荠菜一般采其嫩叶做菜，可作包子、饺子与馄饨的馅，荠菜含水量是叶类蔬菜中最少的，蛋白质含量在叶菜和瓜果类蔬菜中名列前茅，钙含量也非常高，胡萝卜素含量与胡萝卜相比也不相上下，维生素C含量比番茄还高。还含胆碱、荠菜碱、荠菜酸、黄酮类化合物等生物活性物质。常吃荠菜对防治软骨病、麻疹、呼吸系统感染、前列腺炎、泌尿系感染等均有食疗效果。

荠菜入口苦涩，但回味甘美。古人也多有对荠菜的鲜活美妙的描述。《诗经》曰"谁谓荼苦，其甘如荠。"南宋大诗人陆游对荠菜情有独钟，曾吟诗称赞："残雪初消荠满园，糁羹珍美胜羔豚"。清代"扬州八怪"之一的郑板桥作画题诗云："三春荠菜饶有味，九熟樱桃最有名。"苏轼在给友人的信中写道："君若知其味，则陆八珍皆可鄙厌也。"

荠菜食性平，味甘，入心经、肝经、脾经，具有和脾、利水止血、明目降压、解毒等功效。《南宁市药物志》称：荠菜能"治乳糜尿"，笔者曾见到乳糜尿患者食用荠菜后，身体康复的病例。

荠菜和其他十字花科植物如卷心菜、芥菜疙瘩、萝卜、芥菜、花椰菜、榨菜等一样，含丰富的二硫酚硫酮，有抗癌作用，可以减少胃癌和呼吸道癌的发病率。

应用食疗方

（1）可用于肾结核，血尿病症的荠菜食谱：鲜荠菜半斤加水三碗，在瓦锅中煎煮至剩一碗汁时，打入一个鸡蛋煮熟，加盐少许，将菜蛋一起吃下。轻者每日一次、重症每日两次，疗程为一个月。

（2）拌荠菜松：将荠菜洗净，开水焯后过凉水捞出，切成细末，与豆腐干末、冬笋末、熟胡萝卜末搅匀，撒上芝麻屑，加入盐、白糖、鸡精、香油即成。可润肤护发，防病减肥。

荠菜可拌、可炒、可烩，还可做馅或做汤，均色泽诱人、味道鲜美，不愧是一味药食同源的美味佳蔬。

9. 消痈排脓、祛瘀止痛的败酱草

败酱草，因具有特殊的臭气——腐败的酱味而得名，春末采食嫩叶部分。败酱草食性微寒，味辛、苦，归胃经、大肠经与肝经。有清热解毒、消痈排脓、祛瘀止痛之功。中医文献有关其记载很多。《神农本草经》曰："主暴热，火疮，赤气，疥瘙，疽痔，马鞍，热气"。《名医别录》称："除痈肿，浮肿，结热，风痹，不足，产后疾痛"。《药性论》指出：败酱草"治毒风顽痹，主破多年瘀血，能化脓为水及产后诸病。止腹痛余疹、烦渴"。白花败酱草配蒲公英食用，可消肿排脓；配赤芍，可清热祛瘀，活血止痛；配金银花，可散风热，凉血解毒。

应用食疗方

（1）败酱鲫鱼：准备白花败酱草10克、鲫鱼250克、豆瓣酱25克。将鲫鱼洗净，在油锅中略煸，加适量料酒、葱、姜翻煎，然后加洗净切碎的白花败酱草、豆瓣酱、糖同煮开即成。有清热利湿、解毒的作用。

（2）败酱薏苡仁粥：将白花败酱草10克洗净切碎备用，再准备薏苡仁50克、粳米100克一同淘净，加水同煮熟烂，然后加白花败酱草同煮至粥状即成。分数次食，可用于肠痈脓已成者的食疗。

中医文献还记载以下情况忌食败酱草："久病胃虚脾弱，泄泻不食之症，一切虚寒下脱之疾，咸忌之"。

10. 清热补虚、养肝明目的枸杞芽

枸杞芽是枸杞的嫩芽，其食性凉，味甘、苦，入肝经与肾经。有清热补虚，养肝明目的功效。

应用食疗方

（1）枸杞芽炒鸡蛋：枸杞芽100克，鸡蛋2个。将鸡蛋和枸杞芽分别煸炒后合并翻炒，加适量调味品即可。

（2）枸杞芽猪肝汤：取枸杞芽50克，猪肝100克。将猪肝洗净后切薄片，加黄酒、葱、姜末、味精和盐拌匀，用少量油煸炒后，加入开水和枸杞芽同煮即成。可用于视力减退、夜盲症的食疗。

11. 清肺热消炎的鱼腥草

鱼腥草有强烈的鱼腥味，春秋季有嫩茎叶上市，全年可挖地下茎食用，又名"折耳根"，是云贵川等地食用的蔬菜，也是西餐的芳香类蔬菜之一。鱼腥草是民间草药，对防治肺部感染有效。当年，在抗击"非典"期间，云贵地区患病人数少，可能也与日常食用"折耳根"有关。近年鱼腥草作为特菜，得到人工栽培。鱼腥草有清肺顺气，利尿消肿之功，内服可防治胆结石，外用可治疗疥癣、湿疹、痔疮。

鱼腥草食性微寒，味辛，入肺经，有清热解毒，清肺利水之功。春季食用鱼腥草能够预防呼吸道感染，对金黄色葡萄球菌、甲型链球菌、流感杆菌，伤寒杆菌及结核杆菌等多种革兰氏阳性及阴性菌，均有抑制作用。鱼腥草能增强白细胞吞噬功能，提高免疫力，故有抗炎作用。其所含槲皮素及钾能增加肾脏血流量，有较强的利尿作用。

应用食疗方

（1）鱼腥草炖蛋：取鸡蛋1个，鲜鱼腥草6克。鸡蛋打碎，投入洗净切碎的鱼腥草中搅匀，加调料隔水蒸熟。可用于肺痈咳嗽带脓血、痰有腥臭者的食疗。对痔疮患者也有一定疗效。

（2）用于鼻窦炎的食谱：将新鲜鱼腥草捣烂绞汁，每日滴鼻3次，每次4~5滴。对慢性鼻窦炎或萎缩性鼻炎有效，且无副作用。

（3）用于红眼病的食谱：取鲜鱼腥草20克，加白糖约10克，开水泡或煎服。一般服2~3次，即可止痒消肿，连用数次即愈。

12. 利尿除湿的野苋菜

野苋菜春夏季采收，嫩叶茎部分可食。野苋菜食性微寒，味甘，归小肠与大肠两经，清热利窍，主治痢疾、大便不通，青盲翳障、目雾不明等。《滇南本草》记载野苋菜，"白者去肺中痰积，赤者破肠胃中血积。赤白同用，打肚腹毛发之积，消虫积，杀寸白虫，下气消胀。洗皮肤瘙痒、皮肤游走之风"。野苋菜用冷水清洗后可炒、炖、凉拌、熬汤。其嫩茎、嫩叶及穗皆可食用，特别是春夏两季植株肥大，是救荒植物之一。

应用食疗方

（1）野苋菜鲫鱼汤：500克鲫鱼一条，野苋菜300克，淮山药、扁豆、赤小豆、蜜枣等适量，共煮成汤。此汤和中补虚，除湿利水，补虚羸，温中下气。

（2）野苋菜炒蒜头：野苋菜250克，大蒜瓣5个。将野苋菜洗净，加适量素油煸炒后加盐，然后将大蒜瓣敲扁同炒，再加味精炒匀即可。此菜肴有清热解毒之功。

13. 降气止呕的旋覆花

旋覆花的可食部分中，含胡萝卜素、维生素C、黄酮苷及菊糖等。旋覆花性微温，味苦、辛、咸，归肺经与胃经，消痰行水，降气止呕。与中药配伍也可用于痰热咳嗽的治疗。

应用食疗方

（1）旋覆花姜枣汤：旋覆花15克、鲜姜25克、大枣7枚，同煎煮2次，每次15分钟，合并滤汁后加冰糖调味，即可饮用。用于神经性呕吐与呃逆的食疗。

（2）旋覆花炒蓬蒿：旋覆花10克、蓬蒿菜100克。将蓬蒿菜洗净、加油煸炒后加盐，再将旋覆花取的汁加入，同炒即成。用于肺热型支气管炎的食疗。

14. 降血压降血脂的夏枯草

夏枯草，入药用的是植物花穗，夏季采食嫩茎叶部分。夏枯草食性寒、味苦辛。因肺气郁结所致的瘰疬，服用夏枯草，配合疏肝解郁的药物，清热散结效果极佳。夏枯草清肝明目，清热散结。有降血压和抗菌作用，可治疗淋巴结核，甲状腺肿大，乳腺炎，高血压等疾病。夏枯草常用作凉茶或煲汤的配料，罐装凉茶中都含有夏枯草。

应用食疗方

夏枯草决明茶：准备夏枯草、决明子各50克，并将其70℃烘干后打成粗末，与适量绿茶末混匀，分装成每包5克的袋泡茶。每日2包，常饮有降血压和降血脂的作用。

15. 利水消肿的鸭跖草

鸭跖草，食性微寒，味甘淡，归肺经、胃经、小肠经。《日华子诸家本草》记载鸭跖草，"和赤小豆煮，下水气湿痹，利小便"，能够"去热毒，消痈疽。"

应用食疗方

（1）鸭跖草赤豆汤：取鸭跖草50克、赤小豆100克。先将鸭跖草煮后取汁，赤豆用文火煮烂，将鸭跖草汁加入同煮，加糖调味，食汤与赤小豆，可用于浮肿的食疗。

（2）三汁饮：鸭跖草50克、鲜芦根100克、荸荠100克。同煎煮2次，滤液加适量冰糖，制成500毫升饮料。用于热病口渴患者，对发烧患者有明显的降温作用。

（3）鸭跖草炖鲤鱼：鲜鸭跖草50克、500克的鲤鱼1条。先将鸭跖草洗净，铺于盆底，鲤鱼洗净后放于盘中，加盐、料酒、葱、姜，隔水清炖至熟，可用于慢性肾炎的食疗。

16. 敛肺、滋肾的五味子

五味子于秋季成熟时采摘，晒干或蒸后晒干备用。其食性温，味酸甘，入肺经与肾经。有收敛固涩，止汗止咳，宁心安神之功。适合长期从事脑力劳动，生活不规律的人食用。坚持每日用五味子30~50粒，与茶同饮，会收到意想不到的健康效果。

应用食疗方

五味子鸡汤：鸡肉250克洗净切块，加油煸炒，趁热加入料酒、葱、姜，炒匀后加水煮开，五味子15克煎煮取汁，加入汤中，至鸡肉烧至烂。可用于久咳虚喘，伤津口渴，自汗盗汗等证的食疗。

17. 清热利湿的酢浆草

酢浆草在爱尔兰被视为幸运草，是其国花。湖南把这种野菜叫作"酸酸草"，因为酢浆草的花开败后，会结出一个个类似小黄瓜一样的果实，味道奇酸而得名。酢浆草食性凉，味酸，归肝经、肺经与大肠经，有清热利湿，解毒消肿，活血止痛之功。

应用食疗方

（1）酢浆草冬瓜汤：酢浆草嫩叶50克、冬瓜250克。冬瓜去皮切片，酢浆草煎煮2次取汁备用，待冬瓜烧开时加入酢浆草汁，调味后略煮即可。此汤有解毒消肿之功，可用于小便不利、尿道刺痛的食疗。

（2）酢浆草丝瓜豆腐汤：酢浆草50克、丝瓜1根、豆腐100克。将酢浆草煎煮取汁，丝瓜去皮、切条，用油煸炒后加水与豆腐同煮沸，加入酢浆草汁，加盐、味精调味即成。该汤清热解毒、生津润燥。

18. 预防瘟疫，药食兼用的藿香

《本草纲目》称藿香"方茎有节，中虚，叶微似茄叶"，其嫩茎叶可凉拌、炒食、炸食，也可做粥。藿香食性微温，味辛，入胃经、肺经、脾经，可解暑化湿，行气和胃，止呕。藿香所含挥发油能促进胃液分泌，有助消化，并有解痉作用。对致病性的皮肤癣菌，也有抗菌作用。"藿香正气丸"是治疗肠胃型感冒的良药。

应用食疗方

（1）藿香绿豆汤：藿香30克，煎煮15分钟后取汁。绿豆250克，加水煮开后用文火煮烂，兑入藿香汁和糖，一起煮开即可。可清热化湿、解毒，为夏季祛暑饮料。

（2）藿香粥：鲜藿香叶50克、粳米100克，加糖同煮至稠。分次食用，有健脾化湿、开胃之功。用于食欲不振，呕吐腹泻，脘腹胀痛的食疗。

（3）凉拌藿香：藿香嫩叶250克，加精盐、味精、酱油、香油凉拌。可解表散邪，利湿除风，清热止渴，用于感冒患者的食疗。常人食用可润泽肌肤。

（4）藿香姜枣饮：藿香嫩叶25克清水洗净，姜5克切薄片，红枣5枚去核，锅中放适量清水，投入姜片、红枣，煮20分钟后放入藿香叶，煮10分钟后加入白糖即可饮用。适于脾胃虚弱、胸腔痞闷，食欲不佳患者的食疗。

知识小贴士

藿香为主料的名肴红花绿叶：选择较老的藿香叶、挂上鸡蛋淀粉糊后油炸，在藿香叶表面放玫瑰花酱，就是明代著名肴馔红花绿叶。抗击新型冠状病毒感染疫情期间，北京的烹饪大师又有所创造：将两片藿香叶之间放几粒松子，合在一起，然后挂鸡蛋淀粉糊后油炸，表面再点上玫瑰花酱。具有食疗功能的肴馔"抗疫红花绿叶"就诞生了。

第四章

草能食者为蔬，蔬者疏通壅滞也

古籍《尔雅》称："凡草可食者，通名为蔬"。杨桓《六书统》指出："蔬，从草从疏。疏，通也，通饮食也"。《说文解字》称："菜者，采草也"。先祖为了生存，采摘野果与野菜为食。神农尝百草，把自然界的植物分为可食的菜和不可食的草，有药效的称为草药。

一、蔬菜是生存型食物

《本草纲目》菜部前言曰："五菜为充，所以辅佐谷气，疏通壅滞也"。古代先贤已认识到蔬菜有"疏通壅滞"之功，指出"谨和五味，骨正筋柔，血气以流，凑理以密，如是则骨气以精，谨道如法，长有天命"。蔬菜是人类膳食中维生素、膳食纤维，矿物质、微量元素与生物活性物质的重要来源，在保证膳食平衡中发挥着不可替代的作用。

1. "三天不吃青，两眼冒金星"

南京有句民谚叫"三天不吃青，两眼冒金星"，描述了蔬菜食用量不足对健康的危害。据慕尼黑工业大学蔬菜研究所统计，欧美人均每日新鲜蔬菜消费量（不包括土豆）如下：英国 80 克，德国 83 克，荷兰 100 克，法国 120 克；推崇"地中海式饮食结构"的意大利与希腊两国蔬菜消费量最高，也仅分别达到 230 克与 270 克。美国的蔬菜消费量人均每日只有 102 ~ 103 克。

英语中的"素食主义（vegetarian）"一词并非来自"蔬菜（vegetable）"，而是来源于意思是"使人有朝气"的拉丁文单词 *vegetare*，其中隐含着蔬菜具有健康功能的含义。中医称"五谷为养，五果为助，五畜为益，五菜为充"，显示了对膳食平衡的理解。"五菜为充"绝非仅仅是为了填饱肚子，而是几千年养生保健实践的体验。正因为蔬菜有疏通肠道和全身经络，充实机体营养的功能，所以进食足量蔬菜，才能保证膳食平衡。

2. 先贤的教诲——"食不可无绿"

绿色蔬菜富含叶绿素，含镁的叶绿素与含铁的血红素在化学结构上极其类似，营养学家称之为"孪生兄弟"。叶绿素有消除感染与抗炎症的能力，对厌氧菌感染的治疗效果很好，被称为"天然长寿药"。叶绿素还能增强心脏功能，促进肠道微生物菌群繁殖，刺激红细胞生成，对防治贫血有益。叶绿素的食疗机制，可能与体内代谢过程中的氮交换有关。苜蓿是含叶绿素最丰富的蔬菜，可直接食用。绿色蔬菜也是钙元素的来源，如扁豆、豌豆苗、小白菜、油菜、雪里蕻、苋菜、茴香、芹菜叶等，每 100 克中钙含量均在 150 毫克以上。此外，紫苋菜还富含微量元素铁。蔬菜是除水果外，膳食中维生素 C 的唯一来源，也是胡萝卜素、维生素 B_1、维生素 B_2 的重要来源，绿色蔬菜还富含有"超级保健元素"称号的叶酸。接受日照充分的深绿色蔬菜是质量最佳，最有益健康的蔬菜，吃新鲜蔬菜有利于生物活性物质的吸收。中国民间素有"糠菜半年粮"之说，使得有些人误认为蔬菜是穷人的食物。

3. "五菜常为充，新鲜绿黄红"

绿色的柿子椒和绿叶蔬菜富含维生素 C，橙黄色的蔬菜富含胡萝卜素。深色蔬菜富含生物活性物质，抗氧化能力比较强。膳食纤维能增强胃肠蠕动，有利于肠道微生物菌群的繁殖。依据中医食疗理念，提倡食用新鲜蔬菜，把有食疗功能的蔬菜烹制成美味佳肴，将美食和保健融为一体。蔬菜还能给人赏心悦目的感受：如红色的番茄、黄色的柿子椒、白色的萝卜、绿色的芹菜、晶莹黑亮的木耳、紫色的茄子，形态各异，五彩缤纷，绚丽多彩。

4. 蔬菜富含生物活性物质

蔬菜中除了富含各种营养素，如维生素和膳食纤维，钙、镁、磷、钾等矿物质，铁、锌、硒等微量元素外。还含大量生物活性物质，包括各种抗氧化剂如花青素、类胡萝卜素、黄酮类、多酚类物质等。

蔬菜因颜色深浅不同，可食部位不同，营养成分也存在差异。蔬菜包括根菜类，鲜豆类，茄果类、瓜菜类、葱蒜类、嫩茎叶、花菜类、水生类、薯芋类和野生蔬菜。茎叶型蔬菜有油菜、韭菜、小白菜、菠菜等。块根类蔬菜有萝卜、胡萝卜、芋头、土豆、番薯等，维生素 C 含量都非常丰富。其中，胡萝卜和南瓜富含类胡萝卜素，土豆富含钾。块根类蔬菜还富含膳食纤维，将萝卜、胡萝卜切成薄片放置 1～2 天后，膳食纤维可增加约 3 倍，口感会变差。故要现切现吃，不宜切后贮存。果实类蔬菜基本都可以生吃。新鲜蔬菜生吃，可避免烹调过程中维生素的损失。

5. 食用足量蔬菜才能"无毒一身轻"

随着人民生活水平的提高，蔬菜消费量变动不大，但水果的消费量却上升很快。因为蔬菜是"生存性食物"，水果是"享受性食物"。水果能给人带来甜美愉悦的感受，但营养价值低于蔬菜，特别是膳食纤维含量少于蔬菜。每 100 克蔬菜平均维生素 C 含量为 20 毫克，而苹果、梨、桃、杏、香蕉、菠萝等水果中仅有几毫克。200 克番茄维生素 C 含量为 20 毫克，从 2 千克红富士苹果中才能获得同样数量的维生素 C。不难看出，仅仅依靠摄食水果，难以满足人体对维生素和矿物质的需求。

中国家庭烹饪非常注意选择有清热解毒，祛湿功能的食物，如冬瓜、丝瓜及鱼腥草等；吃凉菜时还要搭配生葱、生洋葱和大蒜。山东百姓每年春季都要吃名叫"小豆腐"的食物，即采集蒲公英、大蓟、小蓟、苦菜、荠菜等野菜，同豆腐混合烹制而成，防治"春瘟"。上述各种野菜，都是有清热解毒功能的中药。

2004 年，世界卫生组织（WHO）和联合国粮食及农业组织（FAO），在日本神户召开了有关蔬菜水果与健康关系的研讨会上指出：摄入蔬菜水果的品种多样化，对人类健康非常重要。提出保持健康的首要任务是"食物多样化"，这就离不开品种繁多的蔬菜。消化吸收功能正常的人，只要做到食物多样化，就不需要额外的膳食补充剂或保健品。

2006 年，美国国立卫生研究院（NIH）健康专家会议声明指出："维生素与微量元素保健类补剂，只对一部分疾病有预防作用。没有研究证明，可以通过服用含多种维生素与微量元素补剂能促进健康，过量摄入某些维生素和微量元素还会对健康造成危害。"

中国居民人均每日蔬菜摄入量达 400～500 克。对比之下，西方的膳食结构，特别是"洋快餐"中动物性食物过多，蔬菜摄入量严重不足。因此，引导全民族科学合理地进行食物消费，是提高中华民族健康素质的重要举措。

二、药食兼优的十字花科蔬菜

十字花科蔬菜都是"药食兼优"的食物，有重要的养生保健功能。我国有十字花科植物 400 多种，十字花科蔬菜也十分丰富。

1. 日常消费的十字花科蔬菜

在十字花科植物中的栽培蔬菜主要有两个属，一个是芸薹属，包括 100 种，我国主要栽培的有 15 种，如卷心菜、花椰菜、白菜、青菜、芥菜等。另一个是萝卜属，有 10 种左右，包括大青萝卜、红萝卜、心里美水萝卜等。

2. 十字花科蔬菜与"干扰素诱生剂"

十字花科蔬菜中含有干扰素诱生剂，其作用于体细胞的干扰素基因，可以诱生 α- 干扰素。干扰素是体内非特异性抗病毒物质，是抵抗病毒感染最重要的非特异性因子，在机体产生特异性免疫应答之前，就能表现出抗病毒的作用。干扰素能抵抗多种 RNA 和 DNA 病毒，并能够抑制细胞内病原体的繁殖，如胞内菌、原虫、立克次氏体等。干扰素诱生剂不耐高温，个别蔬菜也可以生食，更利于发挥保健作用。

中草药也含有干扰素诱生剂，能诱导 α- 干扰素的中药有党参、灵芝、香菇、白术、山药、茯苓等；能诱导 β- 干扰素的中药有黄芪、人参等；能够诱导 γ- 干扰素的有黄芩、黄连、生地、银花、蒲公英、紫花地丁、五味子、芍药等。

三、十字花科蔬菜的种类与健康功能

　　常见的十字花科蔬菜有独行菜、油菜、荠菜、大白菜、绿菜花、花椰菜、抱子甘蓝、甘蓝、豆瓣菜、诸葛菜、雪里蕻、小萝卜、萝卜、辣根、水田芥、紫菜薹、红菜薹、小白菜、菜心、芝麻菜、榨菜等。

1. 中国蔬菜之王——大白菜

　　大白菜，也叫结球白菜。李时珍称："菘性凌冬晚凋，四时常见，有松之操，故曰菘。今俗谓之白菜，其色青白也"。相传白菜原在仙园中种植，松阳真人向王母娘娘请求"只要天园菘，好让凡尘百姓都尝到这种美味，以绝病患"。遂得赐菘种，人间才有了白菜。公元5世纪，南齐朝文惠太子问属下说："菜食何味最胜？"答曰"春初早韭，秋末晚菘"，即春季的韭菜与秋季的大白菜。大白菜占全国蔬菜消费量1/4，冬季占到80%，所以送给大白菜一顶"中国蔬菜之王"的桂冠，是理所当然的。德国超市中也可看到白菜的身影，且价格不菲，一棵300~400克的大白菜售价1欧元，合人民币7~10元。

　　大白菜食性平，味甘，有补中消食、利尿通便、清肺热，止痰咳之功。《本草纲目拾遗》记载白菜，"甘温，无毒，利胃肠，除胸烦，解酒渴，利大小便，和中止嗽。"民间用大白菜根煎汤，来治疗感冒与冻疮。大白菜富含膳食纤维，能促进肠道蠕动，预防便秘。民间有"白菜吃半年，医生享清闲"的谚语。赞美大白菜的谚语俯首皆是：如"百菜不如白菜""鱼生火，肉生痰，白菜豆腐保平安"等。霜降后大白菜口味变得香甜，有"霜打雪压白菜甜"之说。青口白菜所含淀粉难溶于水，长时间储存后，在淀粉酶的作用下逐渐水解成麦芽糖，在麦芽酶作用下会转化成葡萄糖，这就是霜降后白菜变甜的缘故。白菜的烹饪方法很多，如炒白菜、豆腐熬白菜，白菜火锅等，另外白菜也可以作包子与饺子的馅料。其他的如腌白菜、酸白菜、泡菜等，既食用方便，又别有风味，是北方居民的当家菜。

2. 可防治胃病的卷心菜（洋白菜）

　　卷心菜即洋白菜，学名结球甘蓝，是十字花科植物甘蓝的茎叶，有普通甘蓝与紫甘蓝。卷心菜叶片大而肥厚，煮食甘美。食用卷心菜对骨骼发育，促进血液循环均有益。卷心菜含维生素U，浓汁可防治胃及十二指肠溃疡。卷心菜还可抑制致癌物质亚硝胺的合成，有人将抗癌作用较强的20种蔬菜进行排序，卷心菜名列第五。

卷心菜富含生物活性物质吲哚、萝卜硫素、异硫氰酸盐等，萝卜硫素的抗癌效力最强，其广泛存在于十字花科蔬菜中。约翰·霍普金斯大学的研究认为，萝卜硫素可能是天然抗癌物质中效力最强的成分。十字花科蔬菜还富含异硫氰酸盐，特别是芽甘蓝、花椰菜与芜菁中，其对乳腺癌、胃癌及肺癌都有抑制作用。十字花科植物均含吲哚和黄酮类化合物，可分解多环芳烃等致癌物质，降低胃癌与大肠癌的发病率。卷心菜还能抑制黄曲霉毒素的致癌作用，其还富含膳食纤维，也是钾元素的良好来源。

卷心菜"味甘、食性平，归脾经与胃经。有健胃醒脾、缓急止痛、强壮筋骨、清热解毒、滋补心肾之功"。《本草拾遗》则认为卷心菜"益心力，壮筋骨"。

日常饮食中的"番茄卷心菜汤"清爽可口，百吃不厌。德国人将洋白菜切成细丝，然后发酵做成酸菜。在吃烤猪肘等肉菜时，都要搭配圆白菜做的酸菜。

应用食疗方

（1）养胃止痛方：生薏苡仁100克，凉水泡半日，与陈皮20克共煮粥，待粥烂熟时，将切成丝的卷心菜200克加入粥内，文火煨10分钟，放温后加入蜂蜜即可。用于脾胃不和，气血瘀滞引起的胃脘疼痛的食疗。

（2）健胃消食方：牛肚一块（300克）洗净切丝，慢火炖烂。加入萝卜丝100克，卷心菜200克，调料适量，炖熟后食之。用于脾胃气虚，运化不良所致食欲不振，上腹饱胀，呃逆嗳气等。

卷心菜比大白菜的膳食纤维含量要多，纤维质地比较硬，消化功能差的人不宜多食。

3. 学名叫花椰菜的菜花和绿菜花

菜花，学名花椰菜，有致密的白色花序梗与尚未发育的"如花似玉"的花蕾。绿菜花又名西蓝花，食性平而味甘，有强肾壮骨、补脑填髓、健脾养胃、润喉清肺之功。绿菜花抗氧化能力较强，有清热解毒功能。

应用食疗方

（1）滋阴解毒方：取绿菜花 250 克，掰成小块洗净，白木耳 50 克先泡发好，菊花少量，冰糖少许，加水后用文火煲约半小时，然后拣出菊花，放凉后即可食用。

（2）补肾强身方：猪肾或羊肾一对，剖开后去掉筋膜，冷水泡半日。取黑木耳 100 克，凉水泡发；菜花 200 克掰成小块，洗净用开水焯过。猪肾或羊肾切成丁，与黑木耳爆炒，酌加姜、蒜末及盐，炒至八分熟时加入菜花，翻炒至熟即可。此食疗菜肴适于脾胃虚弱引起的腰膝酸软，以及因接受放化疗，引起的乏力倦怠等症。

（3）益气止咳方：取菜花 200 克、新鲜百合 100 克、杏仁 50 克、冬虫夏草 10 克一起煲汤。起锅时打入柴鸡蛋 2 个，加湿淀粉少量，酌加调料即可。用于肺气不足，肾不纳气引起的咳嗽气短，痰喘乏力，腰酸腿软等证的食疗。

4. 可消肿化瘀的油菜

油菜有个文雅的名字叫"芸薹"。油菜分冬油菜和春油菜。清代的食疗养生著作《随息居饮食谱》称："烹食可口，散血消肿，破结通肠。子可榨油，故名油菜。"油菜叶的颜色越深营养价值越高，油菜富含膳食纤维，可减少脂肪吸收，促进肠道蠕动，预防便秘。油菜还富含蛋白质和钙，是体弱与体虚者的食疗佳品。

油菜食性凉、味辛，归肝经、肺经、脾经。可消肿化瘀，解毒凉血，用于热毒疮疖、血热出血的食疗。相传唐代名医孙思邈头部长一肿物，疼得死去活来，忽然想起医书中有"芸薹治风游丹肿"的记载，于是取油菜叶捣烂外敷，肿痛停止，此病得愈。后人随之仿效，外用油菜治疗丹毒、乳痈、疮疖、无名肿毒等。吃油菜对上焦热盛引起的口腔溃疡，口角湿白，齿龈出血均有调养作用，对牙齿松动者亦有益。油菜籽可行滞血，用于难产之食疗。

应用食疗方

（1）宽肠通便方：油菜 100 克，水发香菇 50 克、洗净去根切小块，油烧至六成熟，放入葱姜炝锅，加适量瘦肉末煸炒后加入油菜及香菇，炒熟后放盐、味精，加少量香油即可出锅。可用于胃肠积热引起便秘的食疗。

（2）消肿散结方：取鲜嫩油菜200克洗净，开水焯熟后切段，水发海带100克切丝，开水煮熟后用芝麻酱、味精、盐、蒜泥一起凉拌食用即可。适用于气血瘀阻引起的疮疖肿痛，无名肿毒的食疗。

（3）凉血解毒方：取鲜藕片200克、鲜竹笋丝100克和瘦肉煲汤。快熟时加入切成段的嫩油菜200克，再用盐和味精调味。用于因血热毒火引起的口舌生疮，发热烦渴等证的食疗。

5."萝卜上市，郎中下乡"蕴含的哲理

清代名医黄宫锈在《本草求真·食物》中指出："食物入口，等于药之治病同为一理，合则于脏腑有益，而可祛病卫生。不合则于脏腑有损，而即增病促死。"萝卜学名"莱菔"。传说三国时曹操领兵南下，士兵多患瘟疫，危难之时百姓送来萝卜终得解脱。唐代女皇武则天品尝了洛阳萝卜菜后大为赞许，钦定为筵席首道菜肴，就是现在的洛阳燕菜或洛阳水席。民间将萝卜称为"看家菜"，素有家喻户晓的"冬令萝卜赛人参""冬吃萝卜夏吃姜，不劳医生开药方"的民谚。"上床萝卜下床姜""萝卜消食，姜能开胃"等俗语。难怪李时珍在《本草纲目》中，一口气为萝卜写了九个"可"字：萝卜根、叶"可生可熟，可菹可酱，可豉可醋，可糖可腊、可饭，乃蔬中之最有益者。"

萝卜食性凉，味甘辛，入肺经与胃经。有通气行气，宽胸舒膈，健胃消食，止咳化痰、除燥生津，解毒散瘀、利尿止渴的功效。萝卜"主吞酸，化积滞，解酒毒，散淤血"，能"宽胸膈，利大小便。熟食之，化痰消谷；生啖之，止渴宽中"。《四季本草》曰"凡人饮食过度，生嚼之便消"。《随息居饮食谱》认为萝卜能"治咳嗽失音，咽喉诸病"。《新修本草》载：萝卜"生捣汁服，主消渴"。《食医心鉴》也称萝卜可"治消渴口干"。红萝卜煎汁可发汗，还有预防胆结石的作用。白萝卜捣烂如泥，局部外敷可治腮腺炎。常饮鲜萝卜汁，有降血压的作用。萝卜汁加蜂蜜后内服，可降压降脂。萝卜种子名"莱菔子"，有祛痰下气，化积之功，是常用的中药材。

干扰素诱生剂的抗肿瘤、抗病毒作用被国际公认，有效成分为双链核糖核酸（dsRNA）。一个分子双链核糖核酸进入细胞后，可使细胞释放干扰素。人工

合成的双链核糖核酸在吞咽中极易降解，故无法临床应用。20 世纪 80 年代，国内科研机构先后在 10 种蔬菜中发现此物质。1996 年，我国科学家宣布，萝卜中含有能够预防肿瘤、抗病毒的生物活性物质干扰素诱生剂，萝卜中的双链核糖核酸对口腔中核糖核酸酶的耐受性很高，吞咽中不易降解，而且没有副作用。但萝卜煮熟后该成分就会被破坏，故只有生吃细嚼才能使之释放。这一发现，无可辩驳地证实了药食同源的真理。

知识小贴士

> 萝卜有"下气降逆"之功，故气血两虚之人吃萝卜后会感到乏力。烹饪萝卜时要搭配有补益功能的食品，如炖羊肉、猪肉、鸡肉时可加入萝卜滚刀块，既减少油腻，又帮助消化，有利膳食平衡。

6. 人人爱吃的雪里蕻

芥菜茎叶叫"雪里蕻"。《本草图经》中说："芥处处有之，有青芥似菘而有毛，味极辣；紫芥，茎叶纯紫可爱，作齑最美。"芥菜食性温，味辛，入肺、胃经。有宣肺豁痰，温中利气之功。芥菜生食或熟食，能治胸闷咳嗽，痰多色白之证。《食疗本草》说芥菜"主咳逆，下气，明目，去头面风"。中医还称芥菜"利膈开胃，通肺豁痰"。雪里蕻能利九窍，止咳嗽上气，除冷气，通肺豁痰，利膈开胃。痔疮肿痛可将芥叶捣烂做成饼，贴患处或让患者坐在饼上。芥菜有"清肝"之功，暑热秋燥期间，不时饮芥菜汤能清除内脏积热，预防脏燥或暑热病。长时间体力劳动后，筋骨肌肉酸痛肢体疲倦者，可煲芥菜汤饮用，解除疲劳的效果非常好。

雪里蕻适于腌渍，方法如下：将黄叶剔掉，用清水洗净后捞出。等水晾干后，每 50 千克雪里蕻加粗盐 5~6 千克，清水 7.5 升，然后立即入缸。务必在当天晚间倒一次缸，"倒缸"时要扬翻菜汤，让食盐完全溶解。然后隔天再"倒缸"一次，10 日后即可食用。腌雪里蕻的颜色浓绿、叶脆味香，切成半寸段，与虾米、肉末、香油、味精热炒，是深受老百姓喜爱的早餐小菜。

7. "春食其苗、夏食其心、秋食其茎、冬食其根"的大头菜

大头菜是根用芥菜，其肉质柔软致密，有特殊的辛味，生吃脆甜可口，烹炒蒸煮味道亦佳。腌制的大头菜四季均可食用。大头菜食性温，味辛、苦、甘，入胃经。有温脾胃，开胃消食，下气宽中，利湿解毒之功。大头菜"利水解热，下气宽中，功用同萝卜"。常食大头菜有温补作用，能轻身益气。大头菜还含有膳食纤维，具有通便作用。此外，其中所含的生物活性物质还可抑制大肠杆菌繁殖，对真菌及寄生虫也有抑制作用。

8. 有杀菌防腐作用的独行菜

独行菜，其味辛辣，有特殊的清香。常用作调味料，加在鱼、肉、菜、汤中，使菜肴味道辛辣而清香。腌菜则有杀菌防腐作用，可延长保鲜期。独行菜的皱叶品种，在西餐中作为沙拉或盘菜的装饰。嫩茎叶用开水略焯后，沥干水分，切段，然后加盐、味精、醋、香油、白糖凉拌，是口感清新的上等凉菜。将独行菜洗净切段，可与肉丝或香肠炒食。独行菜的种子是中药"葶苈子"。其味辛、苦，食性大寒。有泻肺除痰，止咳平喘，行水消肿的功能。

9. 生食有芝麻香的芝麻菜

芝麻菜别名芸芥。全株有浓烈的芝麻香味，种子含油较高。芝麻菜的叶子用于生食，是西餐混合蔬菜沙拉的原料。生食芝麻菜时，先闻到芝麻香味，细嚼会感到辣味。芝麻菜如果熟食，辣味就会变成苦味。芝麻菜的种子名叫"金堂葶苈"，可降肺气，祛肺火，对陈久性咳嗽有治疗作用。据记载，食用芝麻菜还可治疗尿频。

10. 水生蔬菜——豆瓣菜

豆瓣菜俗称西洋菜，为多年生水生蔬菜，以嫩茎叶食用。上海有近百年的豆瓣菜栽培史。豆瓣菜叶片呈卵圆形、深绿色，有清香味道。豆瓣菜富含维生素C，每百克含量可达 79～124 毫克。豆瓣菜风味独特，入口脆嫩爽口，略带苦味，可炒食或做沙拉。一般以煮汤为主，如"精肉豆瓣菜汤""凤爪豆瓣菜汤"，都是西餐常用的汤菜。

11. 吃生鱼片配用的绿芥末——山嵛菜

山嵛菜，是日式料理不可缺少的调味料。新鲜山嵛菜剥掉叶柄，茎磨碎后的糊就是绿芥末。是生鱼片、海鲜和寿司的高级调味料，有很强的杀菌作用。云南、四川、贵州等地有野生山嵛菜出产。山嵛菜的辛辣味来自其中所含异硫氰酸酯，可预防食物中毒，并有杀菌作用。

第五章

时令蔬菜对健康的贡献

　　一年中的春、夏、秋、冬四季，包含有 24 个节气，这一农耕文明的发现不仅与农事有关，还蕴含着深厚的传统文化与健康知识，指导着中国人民的日常生活。2022 年北京冬奥会开幕式上，"二十四节气"更是以中华文化象征符号的身份，出现在全球人民面前。

一、四季养生离不开时令蔬菜

1. 中国人"四时养生"的观念

　　农历将"四立"作为四季的开始，立春到立夏为春季；立夏到立秋为夏季；立秋到立冬为秋季；立冬到立春为冬季。每季三个月，全年划分为四个季节。《黄帝内经》中有"春生夏长，秋收冬藏"之说。所以，与之相对应的"春夏养阳，秋冬养阴"，成为四时调摄的宗旨。这是根据四季的阴阳消长、气机升降、五脏盛衰的时间和特点，制定的养生保健法则。春夏之时因自然界阳气升发，应注意保护体内阳气，不做损害阳气的事。秋冬之时万物敛藏，此时应顺自然界的收藏之势。春夏季阳盛于外而虚于内，秋冬季则阴盛于外而虚于内，故圣人从其根而培养之。民谚道"夏有真寒，冬有真火"，即夏天有阳虚内寒之泻泄，冬天也不乏阴虚内热之盗汗。春夏之季，由于阳气处于内，故要养阳；秋冬之时，因阴气藏于内，故要养阴。

2. 四季养生与蔬菜关系密切

　　古人对四季饮食养生是很有讲究的。各地民俗中，立春、立夏、立秋、立冬，总要吃些有节令特色的果品、食物和中药。立春要吃点豆芽（绿豆芽、黄豆芽、黑豆芽、蚕豆芽、豌豆芽）；立夏可吃点杏仁、苏子、芽草根；立秋可吃枸杞子、麦冬、生地；在立冬节气，可吃点人参、黄芪、大枣，对养胃和中有益。有民谚如下："立春五芽炒，立夏杏苏草，立秋杞冬地，立冬参芪枣。"

二、北京地区各个节气的时令蔬菜

北京地区适宜蔬菜生长的有 10 个节气，即从春季的清明到秋季的霜降。

1. 春季的时令蔬菜

清明节气，可食越冬菠菜、韭菜、小葱和芦笋等有代表性的时令蔬菜。此时用菠菜和韭菜包的饺子，透过饺子皮能看到翠绿的馅，名为"透骨青"。春季的蔬菜可大致分为四类：第一类是大棚的黄瓜、西葫芦及茄子、番茄和甜椒；第二类是叶菜和根茎类蔬菜，如莴笋、芹菜、菠菜、小油菜、芥蓝、乌塌菜、包心芥菜、荠菜、茼蒿、结球生菜、散叶生菜、白萝卜等；第三类是甘蓝类蔬菜，如圆白菜、绿菜花、花椰菜、苤蓝、羽衣甘蓝等；第四类是樱桃萝卜、小萝卜、生菜、小白菜、茼蒿、油麦菜等速生菜。

2. 夏季的时令蔬菜

夏至节气，大田生产的蔬菜有菜豆、豇豆、茄子、黄瓜、甜椒、辣椒、紫甘蓝、松花菜、苋菜、蕹菜（空心菜）、茴香、韭菜、小油菜、生菜等。大棚生长的蔬菜有番茄、樱桃番茄、茄子、甜椒、辣椒、黄瓜、冬瓜、南瓜、丝瓜、苦瓜、瓠瓜、西瓜、甜瓜、小油菜、白萝卜、芹菜、散叶生菜、香菜等。大暑节气有丝瓜、苦瓜、南瓜、瓠瓜、苋菜、空心菜、木耳菜、香菜、紫背天葵、番杏、木耳菜等。

3. 秋季的时令蔬菜

立秋节气，大棚蔬菜有：丝瓜、苦瓜、瓠瓜、苋菜、空心菜、木耳菜等。露天大田里的时令蔬菜有：丝瓜、苦瓜、瓠瓜、苋菜、蕹菜、落葵、马齿苋等；山区大棚里的时令蔬菜有：番茄、甜椒、辣椒、茄子、菠菜、落葵、蕹菜、苋菜等；露地生产的时令蔬菜有：菜豆、豇豆、黄瓜、冬瓜、茄子、丝瓜、苦瓜、瓠瓜、苋菜、空心菜、木耳菜、马齿苋、菠菜等。

寒露节气，露地黄瓜、架豆进入拉秧期，甘蓝、花椰菜、生菜生长旺盛。霜降节气适合露地萝卜与大白菜生长，大棚蔬菜有黄瓜、番茄、茄子、辣（甜）椒、莴笋、甘蓝、西蓝花、花椰菜、结球生菜、羽衣甘蓝、番杏和紫背天葵等；露地蔬菜有白菜、芹菜、莴笋、甘蓝、花椰菜、结球生菜、散叶生菜、菠菜、油麦菜、芥蓝、菜心、小白菜、乌塌菜、茼蒿、茴香、樱桃萝卜、小水萝卜、苋菜等。

三、茎叶类蔬菜的食疗功能

同一株芹菜，深绿色的芹菜叶要比淡绿色的茎含更多的维生素 A 和维生素 C。小白菜的菜叶也是比菜茎的营养价值更高。所以，针对蔬菜的不同部位，均应设法烹调食用，以获得其全面的营养。

1. 韭菜俗称"起阳草"

韭菜食性温，味辛、甘，入肝、胃、肾经。温中行气，健胃提神，益肾阳、暖腰膝，散瘀解毒，活血止血，调和脏腑。《名医别录》说，韭菜能"安五脏，除胃中热"。李时珍认为："韭之为菜，可生可熟，可菹可久，乃菜中最有益者也。"

春天夜雨后割下的韭菜，人称"春菜第一美食"。在早春，民间有食用韭黄的习俗——所谓"黄韭试春盘"。民间有"韭菜、黄瓜两头香"的谚语，《本草纲目》中说："春食则香，夏食则臭"。

韭菜富含粗纤维，膳食纤维含量比菠菜高 1~2 倍。韭菜食性温，宜补阳，可增强脾胃之气；还有润肺护肤，防治风寒感冒的功效。韭菜对葡萄球菌、痢疾杆菌、伤寒杆菌，绿脓杆菌等均有抑制作用。其辛香味来自所含的"丙烯酸硫醚"，其能防止肠道有害微生物菌群的繁殖。韭菜的叶、苔、花均能食用，冬季的韭菜称为"韭黄"，可做调味品。青韭也可做调味品，在猪肉白菜馅中掺些青韭，包饺子、做馄饨会有特殊风味。韭菜可烹制汤羹，如韭菜豆腐汤、韭菜豆腐猪血汤，韭菜同鸡、鸭血烹制的红白汤，韭菜鸡蛋汤，韭菜粉皮肉末汤等。

吃韭菜可促进性功能，民间称之为"起阳草"。食疗方韭黄炒虾肉用于男士性功能减退的食疗。鲜韭菜汁温汴水冲服，可治疗胃肠炎。吞食长段煮软的韭菜，可作为治疗误吞金属异物后的食疗方。"韭黄炒鸡蛋加醋"则用于胆道蛔虫的食疗，效果显著。烹饪方法如下：取韭菜 100 克、洗净后切两寸长段，鸡蛋 2 个打成糊，与韭菜段混合均匀，锅中植物油烧热，放入葱炝锅后，加入韭菜鸡蛋一起翻炒，加适量醋，炒熟后出锅食用即可。

在德国南部的巴伐利亚州，春天漫山遍野生长着一种野菜，叶子比韭菜要宽，但香气和味道与韭菜非常相似，中国留学生称为"野韭菜"，常采来做馅吃。对这种宽叶韭菜的研究发现，其富含各类芳香物质，谷氨酰胺和谷氨酸含量也很丰富。

2. 有"药芹"之称的芹菜

芹菜被称为"厨房里的药物"，有"药芹"之称。芹菜有水芹和旱芹之分，旱芹的食疗功能胜于水芹。水芹清香扑鼻，杜甫有"香芹碧涧羹"的赞美。芹菜炒、拌皆可，荤素皆宜，还可做馅、做粥。

芹菜性凉味甘、无毒，入肺、胃、肝经。有平肝清热、化痰下气、祛风利湿、降压明目、养精益气、健脾补血之功。芹菜煮粥，食之能去热利肠；芹菜捣汁服能解毒，用于高血压的食疗。《备急千金要方》食治篇说，芹菜"益气力，去伏热，治五种黄病"。

芹菜富含挥发油，芹子烯对中枢神经有安定作用，丁基苯酸是芹菜香气的来源。芹菜还含大量膳食纤维，能加强胃肠蠕动，促进排便。水芹菜"嫩茎捣汁服，可治高血压症"。芹菜中的钙、磷含量较高，有镇静作用，并可增强骨骼健康。

3. 明目通便的菠菜

菠菜又名波斯菜，在霜雪遍地的冬季备受人们喜爱，被誉为"红嘴绿鹦哥"。菠菜根红叶绿、鲜嫩异常。春季的菠菜可解毒，防春燥。菠菜具有抗衰老和增强生命活力的作用。菠菜膳食纤维含量低，质地滑嫩。每百克菠菜含 1.5 毫克左右的胡萝卜素，在绿色蔬菜中首屈一指。

菠菜富含叶酸，孕妇吃菠菜有利于胎儿大脑神经系统发育，预防"营养性巨红细胞型贫血"。常吃菠菜可维持正常视力和上皮细胞健康，防止夜盲症。哈佛大学的相关研究发现，每周食用 2~4 次菠菜，可降低视网膜退化的危险。菠菜是叶黄素的最佳来源之一，可防治眼底黄斑变性，延缓视网膜黄斑退行性变，预防视力减退。

菠菜食性凉，味甘，归肝经、胃经，大肠与小肠经。有养血止血，敛阴润燥，通利肠胃，健脾和中，解酒毒和热毒之功。唐朝的食疗医学家孟诜说菠菜"利五脏、通肠胃热、解酒毒"。《随息居饮食谱》称菠菜能"开胸膈，通肠胃，润燥活血，大便涩滞及患痔人宜食之"。中医认为，"凡老人便秘不通者，时服葵菜、菠菜、猪羊血，自然通利也"。

应用食疗方

取鲜菠菜根 100~200 克，鸡内金 15 克，水煎后每日服 3 次，对糖尿病有食疗作用。

知识小贴士

菠菜的缺点是富含草酸，其易与钙结合成不溶于水的草酸钙，有碍吸收。烹饪时用开水快焯（沸水）的办法处理菠菜，可将 80% 的草酸除去。另外菠菜食性冷滑，肠胃虚寒，腹泻患者不宜食。烹饪菠菜时佐以食性辛温的鲜姜丝或芥末，可保证食性平衡，且味道绝佳。

4. 新西兰菠菜——番杏

番杏别名新西兰菠菜，一般食用其嫩茎叶。番杏所含番杏素有抗菌作用，番杏有清热解毒，祛风消肿，凉血利尿之功。番杏全株入药，能治疗疮疖，解蛇毒。长期食用番杏还能防治直肠癌。番杏因其含单宁（鞣酸），故食用前要用热水焯一下，可配蒜蓉等调味品凉拌，也可炒食。此菜口感柔嫩，颜色翠绿，味道清香。

5. 有暖"元阳"之功的茴香

茴香别名小茴香，茴香的茎叶有特殊气味，嫩茎是绿叶蔬菜，食用茴香有暖"元阳"之功。古希腊名医希波克拉底认为茴香能促进泌乳，此功效至今仍受到肯定，古罗马人认为茴香能助消化，古希腊人认为茴香有减肥功能和利尿作用。欧洲十九世纪的医师，将茴香列为补身剂，健胃品，通经药及消胀气剂。《本草纲目》认为茴香"味辛，开胃下气，辟除口臭，止痛，止呕"。欧洲人还将茴香视为对眼睛有益处的草药。

应用食疗方

茴香一把、鲜姜三片、香油两勺、鸡蛋一个、米酒三勺、红糖一勺、水一碗、食盐酌量。将茴香洗净切断，鲜姜切丝，鸡蛋打成糊。油锅中山茶油加姜爆香后倒入蛋汁，微炒成小块后，放入茴香再炒，然后加水焖煮约三分钟，煮软后依序加酒、盐、红糖，煮十秒起锅，即成一道食性热补的食疗佳肴。

6. 结球茴香

结球茴香又称佛罗伦萨茴香，食用部分为其球茎。结球茴香有健胃，驱风去邪之功。球茎重量可达 250 ~ 1 000 克，脆嫩适口，略带甜味。可生食、切丝凉拌，也可素炒或与肉类一起炒食，也可做馅。结球茴香的清香味比小茴香略淡，在欧美是很受欢迎的蔬菜。结球茴香钾含量高，每 100 克结球茴香中含钾约 650 毫克。

7. 补血佳蔬——苋

《本草纲目》中记载"苋凡六种赤苋、白苋、人苋、紫苋、五色苋、马苋也。"苋食性凉，味甘，入肝经、大肠经、膀胱经。其有清热明目，清肝利胆，通利二便，解毒止痢，收敛消肿，抗炎止血之功。中国人民解放军总医院临床营养学研究发现，对存在微量元素缺乏的老年患者，日常食谱中搭配有紫苋菜的菜肴，可有效改善患者微量营养素的平衡。

苋以肥嫩者为良，嫩茎叶可炒食或煮食，味道鲜美，还可用于食疗。苋是细菜，苋加大蒜末同烹味道更好。

8."南方奇蔬"——空心菜

空心菜学名蕹菜，是大众化的蔬菜，因梗中心是空的故得此名。新鲜空心菜爽脆而滑，味道鲜美。空心菜生熟均宜，荤素皆美，可水焯后加调料凉拌食用，也有人用其制作泡菜。《南方草木状》称空心菜为"南方奇蔬"，其有三个特点：第一，与肉类同烹，可使肉味不变；第二，任何地方均可栽种；第三，此菜可应时上市，可补充淡季蔬菜供应不足。

空心菜"性微寒味甘，清热凉血，润肠通便，祛除口臭，消肿去腐"。还有清暑解热作用，可凉血利尿，治疗便秘。《陆川本草》说，空心菜能"治肠胃热，大便结"。空心菜富含木质素，可将巨噬细胞吞噬细菌的能力提高 2～3 倍。紫色空心菜能降血糖，糖尿病人宜选择食用。

鲜空心菜捣汁，大量灌服，可用于野生菌类中毒的抢救治疗。

9. 道家五荤之一，芳香健胃的香菜

香菜学名芫荽，有人说汉代张骞出使西域方得此种，故又名"胡荽"。《本草纲目》称香菜"辛温香窜，内通心脾，外达四肢。"香菜爽口开胃，做汤常用来调味。香菜中维生素 C 比普通蔬菜高得多，食用 100 克香菜叶就能满足人体对维生素 C 的日需要量。香菜芳香健胃，祛风解毒，可促进血液循环。中医古籍记载，"芫荽性温，味辛，功能解表，透发麻疹"。

香菜有排除体内汞、铅、铝等重金属的功能。日本科学家发现，香菜有螯合体内重金属、促进其排出体外的作用。香菜叶与肉类同烹，可掩盖肉的不良味道。欧式香肠中要放入香菜。在英国，把香菜籽磨成粉调入婚礼用酒中，开创了用香菜籽调鸡尾酒的先例。

香菜有活血调经，开窍润肺，利水消肿之功。香菜的食疗方剂很多，现简单介绍如下：干香菜用水煎服，可用于产后无乳；新鲜香菜煎汤，每日洗脸可用于去除黑痣。

知识小贴士

　　香菜的保存方法：将其装入保鲜袋，放入一小块白萝卜或胡
萝卜，扎紧后放入冰箱冷藏。

10. 有抗癌功能的蔬菜——芦笋

　　芦笋分绿芦笋和白芦笋两种，营养价值高于一般蔬菜，被称为"蔬菜之王"。绿芦笋是高档蔬菜，颜色碧绿鲜嫩，口味甘甜香郁。绿芦笋中富含各种膳食纤维、总酚和总黄酮，多酚类的抗氧化活性也显著高于白尖芦笋。

　　芦笋"性味甘寒无毒，清热气，利小便"。食用芦笋可促进肾功能，增加尿液排泄，还可消除疲劳，降低血压，改善心血管功能。欧洲认为芦笋是有抗癌作用的食品，高级餐厅的蔬菜色拉中常配芦笋，价格昂贵。欧洲市场上大多是软化栽培的白尖芦笋。

　　芦笋有调节机体代谢，提高免疫功能的作用。芦笋中含有微量元素硒和游离态的天门冬酰胺，能抑制癌细胞生长，芦笋提取物可以改变体内淋巴细胞亚群的比例，提高免疫细胞活性，故被称为"生物反应调节剂"和"细胞正常生长的卫士"。芦笋提取物可抑制拓扑异构酶活性，使癌细胞中的 DNA 双链断裂，对正常细胞却没有毒副作用。芦笋含有多种甾体皂甙物质，对膀胱癌、肺癌，皮肤癌均有食疗效果。

11. 清脆爽口的生菜

　　生菜是叶用莴苣的俗称，属菊科莴苣属，是欧美各国消费的大宗蔬菜。生菜分结球生菜、散叶生菜和直立生菜三种。古希腊和古罗马人最早食用生菜，生菜每百克食用部分的水分含量高达 94%～96%，故生食清脆爽口。生菜含的莴苣素，有清热消炎作用。生菜所含热量低，在崇尚形体苗条的当今，倍受年轻人的喜爱。生菜可刺激消化，增进食欲。有驱寒与利尿作用。带苦味的莴苣素，还具有催眠与镇痛作用。

　　洗净的生菜叶置于冷盘里，配以色彩鲜艳的其他蔬菜和肉类、海鲜，可做成色、香、味俱佳的西餐蔬菜色拉。在用肉类或家禽烹制的浓汤里放入生菜，待沸滚后迅即出锅，是色彩鲜艳的上等汤菜。

介绍一款高级肴馔——鳝粒生菜包

取鲜嫩生菜150克，鳝鱼肉250克，水发香菇25克，冬笋25克，胡萝卜25克，青豆10克，蒜2瓣，生姜3克，葱3克。植物油、黄酒、盐、白糖、蚝油、胡椒粉、香油、味精等适量。生菜洗干净，用冷开水冲后，沥干装盆。鳝背肉切成细粒；香菇、胡萝卜以及在淡盐水中煮熟的笋，都切成小丁，青豆于沸水中余熟后待用；炒锅内加植物油50克，烧熟后降温至6成热，加入蒜末、姜末与葱末及鳝粒，爆炒至肉质稍硬，随即加入香菇丁炒匀，烹黄酒后加入笋丁、胡萝卜丁及盐、糖、蚝油；再加少许清水，旺火煮沸后，文火焖煮3分钟；倒入青豆，用水淀粉勾薄芡，淋上香油起锅装盆，撒胡椒粉后上桌。同时上生菜盆，进餐时取一片生菜叶，舀上少许三丁鳝粒，包卷后进食。

12. "客来不用茶和酒，紫背天葵酌满情"

紫背天葵，是食用嫩茎叶的蔬菜品种。紫背天葵是特菜家族的成员，由于叶片表面油绿，背面呈紫色，故称紫背天葵，其能清热解毒，润燥止咳。紫背天葵的嫩茎叶质地柔软嫩滑，风味特殊，可凉拌、清炒或做汤，做涮火锅的配菜也不错。紫背天葵中除了一般蔬菜所含营养物质外，还富含黄酮类及铁、锰、锌等微量元素，铁含量与苋菜类似。紫背天葵用开水冲泡，其色紫红，味微酸，清香可口，若加少许白糖，其味更佳。能消暑除热，有助消化，健胃解酒。郭沫若先生赞之曰"客来不用茶和酒，紫背天葵酌满情"。

13. 健康蔬菜——羽衣甘蓝

羽衣甘蓝，其蛋白质含量较高，维生素C含量在蔬菜中尤为突出，是大白菜的3～5倍，钾和微量元素铁的含量也很高。羽衣甘蓝中的有机酸以柠檬酸为主，有利于矿物质的吸收。羽衣甘蓝的抗氧化作用较强，食用后可降低血液中胆固醇和甘油三酯水平，是有食疗功能的蔬菜。

羽衣甘蓝适宜凉拌、炒食、做汤，还可以涮火锅。由于烹调后颜色能够保持鲜绿，故欧美多用其配制蔬菜色拉。羽衣甘蓝食用时，可以先用开水焯熟，然后放入蒜蓉、盐、味精、香油，凉拌均匀即可。

14. 行肝气、养脾胃的茼蒿

茼蒿有蒿之清气，菊之甘香，花形似菊，故有"菊花菜"之美称。李时珍称茼蒿"甘、辛、平、无毒"，入脾经与胃经，能够"安心气，养脾胃，消痰饮，利肠胃"。《得配本草》称："茼蒿利肠胃，通血脉，除膈中臭气"，并称茼蒿有消除"口臭"之功。《滇南本草》记载茼蒿，"行肝气，止疝气疼，治偏坠气疼，利小便"。民间以鲜茼蒿煮水代茶饮，可治咳嗽痰浓。茼蒿捣汁冲开水慢饮，可用于高血压的食疗。菊科的鲜茼蒿与菊花脑的嫩苗一起煎汤饮用，对纠正烦热头晕、睡眠不宁有效。茼蒿含挥发性精油及胆碱，有开胃健脾，降压补脑之功。食用茼蒿对肺热咳痰、脾胃不和、记忆力减退有益。

15. 补脾健胃的蒿子秆

蒿子秆（小叶茼蒿）。有蒿子的清气和菊之甘味，是药食兼用的蔬菜。蒿子秆食性平，味甘，微苦，入脾胃二经，有补脾健胃之功。其富含类胡萝卜素，挥发性精油及胆碱，可降压补脑。常食蒿子秆，对咳嗽痰多、脾胃不和、记忆力减退、习惯性便秘等均有食疗作用。

蒿子秆的食疗方介绍如下。

蒿子秆经常同各种荤菜搭配，用来做汤羹类菜肴，如蒿子秆肉丸汤等。

蒿子秆儿炒肉丝：蒿子秆250克，猪通脊肉100克，枸杞子5克，糟酒15毫升，淀粉15克，花生油15毫升，盐4克。蒿子秆洗净除叶，切成5厘米长的段，猪通脊肉切成5厘米长的细丝；调入糟酒、蛋清、水淀粉和盐3克，混匀后腌10分钟；枸杞子用温水泡发（约20分钟），蒿子秆开水焯30秒，捞出沥干；炒锅中油用中火烧至七成热时，将猪肉丝翻炒至熟，放入蒿子秆和枸杞子，加入余下的盐（约1克），拌炒均匀即可。

16. 被誉为"千金菜"的莴笋

莴笋俗称青笋、生笋，古时名为"千金菜"。莴笋分叶用莴笋和茎用莴笋两类。莴笋食性冷，味苦，能利五脏，通经脉，开胸肺，利气，坚筋骨，白齿牙，明眼目，通乳汁，利小便。小便不通，将莴笋捣烂，敷肚脐上即愈。

莴笋茎叶脆嫩鲜，主要食用肥大脆嫩的茎部，可生拌、煮炒。生拌莴笋味道清香，脆嫩如黄瓜。北方人将莴笋嫩叶洗净，蘸酱吃也别有风味。

17. 俗名"木耳菜"的落葵

落葵以幼苗或叶片供食，是夏季的绿叶蔬菜之一。《尔雅》中，就有关于落葵的记载。《本草纲目》记载落葵，"利大小肠"。可用于胸膈烦热、大便秘结、血热鼻出血、便血、痢疾的食疗。

18. 富含菊粉的蔬菜菊苣

菊粉是可溶性膳食纤维，能改善肠道微生物菌群。菊苣富含菊粉，其口感脆嫩，味道微苦带甜，适宜鲜食，在蔬菜中有独特的地位。菊苣既开胃，也解荤腻，还有清肝利胆之功，只用于鲜食。洗净后叶片蘸酱生食，或切成细丝拌沙拉，属于高档蔬菜。菊苣包括软化菊苣与结球菊苣，法国、荷兰、意大利、比利时、德国等国栽培甚广，是欧洲著名的色拉用叶菜。

菊苣叶与芽球均略有苦味，由于其含马栗树皮素、野莴苣甙、山莴苣素等苦味物质。夏季食用菊苣不仅对心脏保健有益，还有开胃健脾，清肝利胆之功。

19. 木本类蔬菜香椿叶

香椿叶以其香气浓郁而得名，《本草纲目》中"椿木皮细肌实而赤，嫩叶香甘可茹"，并称椿叶无毒，有消风祛毒之功。香椿叶能开胃通肠，促进食欲。山东陵县产的"神头香椿"质量上乘，是著名的贡品。

香椿有多种吃法，常用的做法如下。

（1）香椿炒鸡蛋：将香椿洗净，开水焯后切碎，把鸡蛋磕开倒入香椿里，加盐、香油等佐料，拌打均匀后，置热油锅里炒熟即可。

（2）油炸"香椿鱼ʀ"：把香椿洗净，放到面糊（加鸡蛋更好）里滚沾后，在热油锅里炸，形状似鱼，故称为香椿鱼ʀ。

（3）腌香椿：将香椿洗净，晾晒去水汽，加盐揉搓放到罐里，加盖腌3~5天，即可食用。

（4）香椿蒜汁：开水焯后的香椿和蒜瓣一起捣碎成稀糊状，加盐、香油、酱油与凉开水，浇拌面条佐餐。

四、瓜果类蔬菜的食疗功能

果实类蔬菜有番茄、豆角、柿子椒、黄瓜、丝瓜、南瓜和茄子等。除豆角、南瓜、丝瓜外都可以生吃，这样可避免烹调过程中维生素被破坏。番茄中含番茄红素，豆角、扁豆、豌豆、毛豆蛋白质含量高，氨基酸含量多于谷物，钙、磷、铁与维生素 B_1 的含量也比其他蔬菜高。南瓜含丰富的胡萝卜素，辣椒则富含维生素 C。

1. "君子菜"苦瓜的降糖功能

苦瓜别名凉瓜、癞瓜。因含苦瓜素而具有特殊的苦味，可刺激胃液分泌，提高食欲，促进消化。苦瓜与其他食材同烹时会保持自身的苦味，具有"不传己苦于他物"的属性，故烹饪界称苦瓜为"君子菜"。

苦瓜食性寒、味苦，入心经、肝经、脾经，可清热解毒，明目祛暑，疏肝降火。李时珍称其"除邪热、解劳乏、清心明目、益气壮阳"。元代的植物学著作《日用本草》称苦瓜"宽中下气，利大肠，消水胀，治肿毒"。苦瓜所含活性蛋白质，能有效提高人体免疫力。由于苦味能够入心经，故食用苦瓜可泄降心火，并对胃动力的恢复有明显效果。用新鲜苦瓜煎水代茶饮，能消热止渴。

苦瓜能调节血糖水平，是糖尿病患者的理想食品。苦瓜中的萜类、甾体类、肽类等生物活性成分都有降血糖的作用，印度用苦瓜治疗糖尿病历史悠久。

科学家从苦瓜中还提取出奎宁精，其有利于皮肤新生和创口愈合。经常食用苦瓜或外用擦面，可加强巨噬细胞的吞噬能力，增强皮肤活力。苦瓜原汁和苦瓜提取液可显著增强白细胞的吞噬能力，苦瓜在特异性和非特异性免疫功能方面，都有调节作用。苦瓜是天然广谱抗菌食品，适合于眼部感染，泌尿系感染或有疖肿的患者食用。

应用食疗方

（1）苦瓜粥：粳米60克洗净、洗净切好的苦瓜100克，一同煮粥，粥好后加入冰糖100克即成。用于中暑烦渴、痢疾的食疗。

（2）苦瓜、荠菜瘦肉汤：鲜苦瓜250克切成丁，荠菜50克洗净切碎，瘦猪肉125克切薄片；将肉片用料酒、精盐调味，加水煮沸5分钟后入苦瓜、荠菜即成此汤。每日1次，连续进食5~7天，有清肝明目之功。

2. 被称为"固体饮料"的黄瓜

黄瓜食性凉，味甘，入肺、胃、大肠经，可清热解毒，利水消肿，止渴生津。《本草求真》说，黄瓜"气味甘寒，能清热利水"。《滇南本草》称："解痉癖热毒，清烦渴"。黄瓜脆嫩多汁，含水量约96%~98%，是少有的高含水量蔬菜，号称"固体饮料"。黄瓜含的"丙醇二酸"能有效抑制糖类物质转化为脂肪，是理想的减肥食品。黄瓜中所含的葡萄糖苷、果糖、甘露醇、木糖等不参与体内糖代谢，是糖尿病患者的优良食品。民间用黄瓜皮煮水饮，用于湿热黄疸、肝病水肿，小便不利患者的食疗。用黄瓜涂搽皮肤可止痒，治疗日光性皮炎。鲜嫩的黄瓜或黄瓜汁外擦皮肤，可以舒展面部皱纹。每天用黄瓜汁擦一次脸，有助于皮肤洁白润滑，难怪黄瓜也被称为"厨房里的美容剂"。

黄瓜肉质脆，人们用它当水果吃。在炎热的夏天，吃根新鲜黄瓜会使人顿感舒适，神清气爽。黄瓜切成条放入蜂蜜中，食之可克服便秘。

3. 减肥佳品——冬瓜

冬瓜食性凉、味甘，入肺经、大肠经、小肠经与膀胱经。有利水消痰，清热解毒之功。冬瓜能利小便，止渴除烦、祛湿解热毒。冬瓜含钾高，适于高血压与肾炎浮肿病人食用。古人云：冬瓜"煮食练五脏……欲得体瘦轻健者，则可长食之"。冬瓜能将食物中的淀粉和糖转化为能量。需要减轻体内中间代谢负担，利尿的食疗膳中应用冬瓜较多。

应用食疗方

（1）冬瓜鲤鱼汤：用冬瓜1 000克、鲤鱼1条，白水煮汤食，是治疗慢性肾水肿的食疗方。

（2）冬瓜粥：新鲜连皮冬瓜 100 克、粳米 100 克、水 1 升。将冬瓜洗净切块、粳米洗净后加入水中，一同煮粥，汤稠为度，每天上下午随意取食。用于水肿胀满、小便不利、慢性肾炎水肿的食疗。

4. 咳嗽气喘食瓠瓜

瓠瓜食性平，味甘，微苦，入肺经。瓠瓜含糖、氨基酸、玉蜀嘌呤等物质。对肺阴不足，慢性支气管炎引起的咳嗽有食疗作用。

应用食疗方

（1）蜜糖瓠瓜：瓠瓜 1 个洗净，切下瓜柄（留作盖用），除去瓜瓤，冰糖、蜂蜜各 50 克装入瓜内，将瓜柄盖好，在锅中蒸熟，趁热食瓜肉。每晚睡前食用，连食 1~3 周，对支气管哮喘、慢性支气管炎有食疗作用。

（2）瓠瓜饮：瓠瓜 500 克洗净切碎、煮烂后取汁，另取生姜汁 50 克。将瓠瓜汁内加适量糖，加入生姜汁搅匀，每次 1 匙，开水温服。用于寒性哮喘的食疗。

5. "通经络行血脉"的丝瓜

丝瓜食性凉，味甘，入肝经与胃经。有清热解暑，活血通络，除烦止咳，利尿消肿之功。丝瓜捣汁内服，有凉血解毒的作用，对热风引起的痱子有良好疗效。丝瓜络入药有清热解暑，活血通络，利尿消肿的功效。用于外感暑湿，小便短赤，风湿痹痛，肺热咳嗽等。研究发现，丝瓜提取物泻根醇酸有很强的抗过敏作用。

应用食疗方

（1）丝瓜粥：丝瓜 500 克去皮、洗净切小块。粳米 100 克，加水适量烧开，待粥将熟时加入丝瓜，另加虾米 15 克，盐、葱、姜末少量，熬成粥后，调入味精即成。新鲜丝瓜味道非常鲜美，并有生津除烦，化痰止咳的作用。

（2）油焖丝瓜：丝瓜 250 克，去皮洗净切段。用开水焯透，捞出用冷水浸泡晾凉。锅内放油烧熟，葱姜炝锅，投入丝瓜稍煸炒，放酱油和稍多的水，大火烧开后小火焖煮，直至丝瓜熟烂。加白糖，再焖 2~3 分钟，汤汁稠浓时即得。可凉血止血，用于齿龈出血等的食疗。

（3）丝瓜蜂蜜饮：丝瓜绞榨取汁，加适量蜂蜜搅匀（丝瓜汁与蜂蜜的比例为10：1），此饮品具有清热止咳、化痰的效用，适用于小儿百日咳，肺热咳嗽的食疗。

6. "最佳美容食品"——西葫芦

西葫芦多为长圆形，颜色有深绿、黄白或绿白。西葫芦肉嫩无异味，可切片凉拌或蘸酱生食，也可清炒或作火锅的涮菜。香蕉西葫芦外形似香蕉，果皮为黄色，以食用嫩果为主。其肉质细嫩，味微甜清香，适于生食，可炒食或作馅，其嫩茎梢也可做菜食用。西葫芦食性温，味甘，无毒。含有瓜氨酸、腺嘌呤、天门冬氨酸、葫芦巴碱等物质，能促进胰岛素分泌，预防糖尿病。此外，西葫芦还能清除致癌物（亚硝胺），能帮助肝、肾功能弱的患者增强细胞再生能力。

西葫芦易储存，食法有拌、炝、炒、扒、烧、炖、焖、做汤、制馅等，是广泛食用的蔬菜，特别是"香蕉西葫芦"被誉为女性的"美容佳品"。

7. 食疗功能广泛的西红柿

番茄俗称西红柿，有清热生津，健胃消食之功。西红柿可生吃、炒菜、榨汁、做酱，味道酸甜，汁液丰郁爽口，是世界上消费量居首位的蔬菜。西红柿是理想的低热量果品，有很好的减肥作用。番茄红素是一种抗氧化剂，具有利尿功能，并有预防前列腺疾患的作用。在新疆，由于日照时间长，那里产的西红柿中番茄红素的含量就特别高。

西红柿中的维生素C的含量是苹果的2.5倍，同时还含有柠檬酸、苹果酸等，可使维生素C保持稳定。西红柿还含抗衰老的谷胱甘肽。西红柿食性微寒，味甘酸，入脾、胃、肝经。用于热病伤津引起的胃热口渴，食欲不振，暑热内盛的食疗。西红柿碱可降低组胺所导致的毛细血管通透性升高，有抗过敏作用，对防治牙龈出血，口腔溃疡也有好处。西红柿汁与西瓜汁混合饮用，对预防中暑与退烧有食疗作用。番茄红素能抑制前列腺增生，能降低前列腺癌特异性抗原（PSA）。研究发现，多吃西红柿及西红柿酱和饮用西红柿汁，能降低患乳腺癌的危险。

知识小贴士

西红柿酱与西红柿沙司

西红柿酱是将新鲜西红柿经洗涤、去皮、去籽、磨酱、装罐后，制成的酱状调味品色泽红艳，质地细腻。新疆产的西红柿酱富含番茄红素，世界闻名。

西红柿沙司是在西红柿酱中加入糖、食盐、冰醋酸和多种香辛料制成的调味酱。两者配料与风味皆不同。上海的沙司口味酸甜，滋味鲜美。大连的西红柿沙司酸、辣、甜、香、鲜五味柔和，以香味突出。

8. 无国界的蔬菜——辣椒

中国种植的辣椒约 10 余个类型，以四川朝天椒与重庆石柱椒味道最辣。川菜常用的调味品俗称"三椒"，即辣椒、花椒、胡椒。

辣椒被称为"世界菜"，因为没有哪种蔬菜像辣椒一样不受国界限制。无论君主或国家首脑、官员还是平民布衣的餐桌上都能见到它，既是阳春白雪又是下里巴人，太空食品中就配备有辣酱调料。

辣椒是五味中辛味的代表，其食性温，入脾经与胃经。可温中散寒、健脾开胃，祛风湿，消食积。《食疗宜忌》一书称：辣椒"温中下气，散寒除湿，开郁祛痰，消食，杀虫解毒"。吃辣椒可改善消化功能，预防流感，促进血液微循环，缓解手足发凉的症状。辣椒素能刺激胃肠蠕动，促进消化液分泌，抑制肠道内异常菌群发酵，消除肠道内的积气。地处气候潮湿地区的居民有吃辣椒的习俗，对预防风寒湿痹有好处。东南亚和印度等吃辣椒多的地方，癌症病人比较少，辣椒素等抗氧化物质有阻止致癌物的作用。辣椒还可以减肥，四川、云贵、湖广居民体形苗条，就是因为离不开辣椒。因为吃辣椒能加速人体的能量代谢，减少脂肪储存。辣椒外敷可治疗多种疾病，辣椒研粉用酒或醋调和，局部外涂可治疗关节炎、肌肉风湿寒痛。朝天椒加生姜，用白酒泡后局部外擦可治斑秃。

但需要注意的是：阴虚火旺，燥热多汗者不宜进食辣椒。

> 彩色甜椒：包括红、橙、黄、绿、褐、紫、白等颜色，嫩
> 果均为绿色。白、紫、绿、黄为成熟果的颜色，紫椒则皮紫肉不
> 紫。彩色大椒有较高的含糖量和维生素C，可溶性糖含量更高，
> 口感更佳，适于生食。用于拌色拉或配菜，是值得推广的水果类
> 蔬菜。

9.“治寒热、温疾、五脏劳”的茄子

茄子为茄科植物，含钙、磷、铁等多种营养成分。茄子的海绵状组织吸收油脂能力很强，可吸附食物中的脂肪。生食茄子或将茄子蒸熟后食用，可抑制脂肪的吸收。油焖茄子不可取，因用大量油煎炸，茄子会吸附大量脂肪。

茄子所含碱性成分可加强齿龈，故民间用茄子粉刷牙健齿。紫茄子皮主要成分是花青素类多酚，抗氧化能力很强，能清除自由基，所以茄子应连皮食用。茄子有“活血化瘀、消肿止痛、祛风通络、清热止血”之功。《本草纲目》称茄子“寒，甘，无毒”，有“散血止痛、消肿宽肠”之效。茄子熟食对温热毒邪所致的发热恶寒有食疗作用。鲜茄子水煎后去渣取汁、加蜂蜜调匀，治疗老年咳嗽效果极佳。茄蒂焙焦研末用黄酒送服，是可用于疝气疼痛的食疗方。茄子捣烂外敷，能用于疮痛红肿。出现跌打损伤与扭伤时，外贴生茄片或在患处涂茄汁，都有镇痛与消炎效果。

五、豆荚类蔬菜的食疗功能

中国百姓秉承“可一日无肉，不可一日无豆”的理念，坚持“粗茶淡饭、青菜豆腐保平安”的膳食原则。大米中缺乏赖氨酸，而豆类所含赖氨酸丰富，吃豆饭与豆粥就比吃大米饭营养价值更高。民间将玉米面和黄豆面混合，做成杂合面食用。黄豆赖氨酸、色氨酸含量高，混合食用提高了营养价值。这就是“五谷宜为养，失豆则不良”的科学诠释。

豆荚类蔬菜，有扁豆、四季豆、豌豆、毛豆、荷兰豆、豇豆、刀豆、蚕豆

等。豆荚类蔬菜蛋白质含量高，赖氨酸含量接近动物蛋白质，钙、磷、铁和维生素 B_1 含量也比其他蔬菜高。

1. 健脾补肾的豇豆

豇豆嫩荚是夏季蔬菜，其食性平，味甘，有健脾补肾，调整脾胃，治疗小便频数之功。捣烂外用，可消肿解毒。生豇豆细嚼咽下，或捣碎用温开水泡服，可治疗食积腹胀。带壳的干豇豆水煎后吃豆喝汤，可用于糖尿病（消渴症）的食疗。豇豆煮熟后加盐空腹食之，则可补肾气。

2. 味道鲜美的毛豆

大豆成熟初期呈青色，称为"毛豆"。盛夏时饮用冰爽的啤酒，品尝煮熟的毛豆，有沁人心脾的感觉。毛豆是在大豆尚嫩的时候采摘下来的，富含维生素 A、B、C，是大豆望尘莫及的。毛豆中的微量元素铁含量丰富，易吸收，对缺铁性贫血有食疗作用。毛豆食性平，味甘，有补虚消热，利便除湿，健脾宽中之功。

3. 健脾利湿、人见人爱的蚕豆

蚕豆又名佛豆、胡豆、罗汉豆，春末夏初大量上市。鲜蚕豆食性平，味甘，健脾利湿，适用于肾性水肿的食疗。新鲜蚕豆捣烂外用，能治疗湿疹。鲜蚕豆蛋白质和氨基酸含量仅次于毛豆，核黄素含量在豆荚类蔬菜中独占鳌头。常吃新鲜蚕豆，有利于防治口腔炎症，还有助于智力发育。

食用蚕豆对震颤性麻痹（帕金森氏综合征）有食疗作用，该病是由于大脑中枢神经锥体外系统中，缺乏神经化学递质多巴胺而发生的慢性疾病。症状为：肌肉僵硬、活动困难、四肢抖动等。左旋多巴（L-DOPA）是治疗震颤性麻痹的有效药物，其在新鲜蚕豆中非常丰富，以游离态或 β- 糖苷形式存在的 L-DOPA 很高。故蚕豆是有利于帕金森氏综合征患者的食物。

知识小贴士

有些人食用蚕豆后会诱发急性溶血性贫血，临床称为"蚕豆病"。一般食后两小时至两天内突然发作，轻者头昏，心慌乏力，口渴气短。重者恶心呕吐，腹泻、酱油色尿，血压降低，出现酸中毒，甚至发生肾功能衰竭。此病以 1~4 岁患儿居多，还有因乳母进食蚕豆后喂奶，殃及婴儿的病例。原因是患者遗传基因异常所致。

4. 有美容作用的豌豆

豌豆别名青豆，鲜豌豆富含叶酸，是营养丰富的蔬菜。《本草纲目》云："其苗柔弱宛宛，故得豌名"。豌豆苗细嫩柔软，作汤味道鲜美。干豌豆磨的粉，白而细腻，可制糕饼、细粉丝、凉粉等。著名的宫廷小吃"豌豆黄"，就是以豌豆粉为主料。豌豆食性平，味甘，有和中下气，通乳消胀，利小便、解疮毒之功。青豌豆煮熟食，或将嫩豆苗捣烂榨汁，每服半小杯，一日 2 次，可用于糖尿病的食疗。豌豆能"解毒利水"，煎汤服能利小便，豌豆还有美容作用，其所含类胡萝卜素、维生素 C 及 B 族维生素，可润泽皮肤与毛发，使皮肤细腻光滑。

5. 颜色碧绿，香脆可口的荷兰豆（食荚豌豆）

荷兰豆嫩荚质脆清香，营养价值很高。荷兰豆食性平、味甘，有和中下气、利小便、解疮毒之功。并且能益脾和胃，生津止渴，除呃逆，解渴通乳。荷兰豆与糯米、红枣一起煮粥食用，有补益脾胃，助暖祛寒，生津补虚，强肌壮体的功效。荷兰豆含"植物凝集素"等生物活性物质，对增强人体新陈代谢有重要作用。

应用食疗方

（1）酿荷兰豆

原料：荷兰豆 12 根、猪夹心肉 100 克、胡萝卜 50 克、水发香菇 50 克、虾仁 50 克、葱花 2 克、姜末 2 克、料酒 5 克、白糖 5 克、精盐 3 克、味精 1 克、香油 10 克、湿淀粉 3 克。

烹制方法：将荷兰豆洗净，撕去筋，挖去豆粒，揩干水分待用。猪肉剁成茸。水发香菇切细粒，胡萝卜去皮切成细粒，加料酒、白糖、精盐、味精、葱花、姜末，拌成肉馅。把肉馅用筷子塞入荷兰豆内，置碟中。上笼用旺火蒸约6分钟，至熟时取出。原汁倒入锅内烧开，调味后用湿淀粉勾薄芡，将香油浇在酿荷兰豆上即得。

（2）荷兰豆炒甘笋

荷兰豆85克，豆芽菜约500克，金针菜、云耳各适量，甘笋数片，姜2片，蒜头1粒，油2汤匙。芡汁料：生抽、生粉各1茶匙，盐1/4茶匙，糖1/2茶匙，水3汤匙。

烹制方法：荷兰豆撕去蒂和筋，豆芽菜去除根部，金针菜、云耳浸软，洗净，蒜头去衣剁成蒜蓉。将荷兰豆略炒后取出。烧热油两汤匙，爆香姜片、蒜蓉，加入豆芽菜、少许金针菜、与泡发好的木耳同炒，至豆芽菜稍变软，加甘笋拌匀，放入芡汁，荷兰豆回锅后炒匀上碟。

6. 祛暑化湿，健脾和中的扁豆

扁豆是大众化的蔬菜。扁豆食性平、味甘，有祛暑化湿，健脾和中之功。取白扁豆50克、炒熟后研末，每次吃12克，温开水送服，可用于肠胃炎的食疗。

白扁豆50~100克，水煎后分2次服，可以治小便不利。

注意：鲜扁豆中含有毒的凝集素和溶血素，高温烹饪才能破坏。因此，鲜扁豆必须烹制熟透后才能食用。

7. 温中益胃，下气止呃的刀豆

鲜刀豆也是常见的蔬菜之一，刀豆食性温，味甘、有温中下气、益肾补元之功。李时珍称谓刀豆："嫩时煮食，酱食，蜜煎皆佳。老则收子，子大如拇指头，淡红色。同猪肉、鸡肉煮食尤美。"刀豆含尿素酶、血球凝集素、刀豆氨酸等，刀豆中的血球凝集素含有多种球蛋白，对肿瘤细胞有抑制作用。

（1）刀豆生姜治呃逆法：30克带壳老刀豆与3片生姜加水煎煮，去渣后加红糖，1日内分2次服可治虚寒呃逆。刀豆取老而绽开者，每次10~15克，研碎后开水送服，治气滞、呃逆。

（2）治疗肾虚腰痛，下元虚冷的刀豆粥：选用刀豆15克，捣碎（或炒后研末亦可），取南粳米50克，生姜2片，放入砂锅内，加水400毫升，煮为稀粥。每日早晚餐温热服食。本粥为民间食疗方，有温中益胃，下气止呃的功效。刀豆气味甘平，与米为粥，既可温中下气，又可益脾胃，对虚寒性胃痛、呃逆、呕吐有很好的疗效。刀豆有益肾补元作用，若此粥多服、久食可益腰肾，是不可多得的食疗药粥。

（3）辣椒刀豆：是百姓常吃的蔬菜，剁椒最好现拌，刀豆切成薄片，用盐拌匀，再把剁椒拌进去，充分搅拌好，密封后发酵。仅一个下午就会变得有点儿微酸，通宵后全部变酸。剁椒的酸辣与脆刀豆的口感相映成趣，非常开胃。

8. 菜豆中的极品——油豆

油豆角是我国东北地区特有的优质菜豆品种，其嫩荚肉质厚，粗纤维少，味道鲜美。油豆是菜豆中的极品，其无筋无柴，不易老化。油豆荚肥肉厚，营养丰富，品质极佳。油豆有快熟、易烂的特点，口感油润。

由于豆类蔬菜多吃后容易胀气，故有气滞便秘者不宜多吃。

六、古老而新兴的芽类蔬菜

芽类蔬菜是用谷类、豆类的种子发芽加工而成。中国传统豆芽菜的生产技术早年传到新加坡、泰国、日本等国，海湾战争以后，又开发出花样繁多的大规模工业化生产的芽类食品，如苜蓿芽、荞麦芽、麦芽、紫苏芽等，这些都是新型的高档蔬菜。现在市场上能看到小包装出售的萝卜芽、豌豆芽、香椿芽等不同品种。

1. 芽类蔬菜营养丰富，是保健佳品

谷物、豆类等种子发芽处理后，其化学成分有所改变，营养价值得到了提高，还增加了药理作用，形成了独特的风味。如荞麦芽、苜蓿芽等还具有抗疲劳

的功效。研究发现，食用芽类，对身体具有较好的抗疲劳作用，因为芽类蔬菜中富含天门冬氨酸。研究证实，将天门冬氨酸给长跑运动员注射后，会惊奇地发现运动员体内蓄积的乳酸大大减少，疲劳现象可推迟 2 小时发生。稻谷发芽后，维生素 B_1、维生素 B_2、氨基酸、有机酸和可溶性糖等成分明显提高，与干的种子相比，各类氨基酸含量均有提高，蛋白质溶解度也有所提高。菲律宾与日本营养学家利用发芽的糙米与豇豆，或用发芽的玉米与豇豆，制成一种用于婴儿断奶的食品。新加坡等国把发芽大豆焙炒、粉碎后作为基料，再把发芽的大麦、薏米等物料焙烤粉碎，添加到基料中，制成代咖啡饮料。

2. 能够缓解癫痫病的黄豆芽

明代陈嶷所著《豆芽赋》称："冰肌玉质，子不入于污泥，根不资于扶植，金芽寸长，珠蕤双粒，匪绿匪青，不丹不赤；白龙之须，黄蚕之蛰。"发好的豆芽菜与黄豆、绿豆相比，营养价值显著提高：干豆粒中不含维生素 C，但每 100 克黄豆芽中维生素 C 含量达 8 毫克以上；胡萝卜素、维生素 B_2 含量也增加了 2~3 倍。食用黄豆芽可补充癫痫患者大脑中所缺乏的硝基磷酸酶，故此，它具有一定食疗作用。民间将黄豆芽用作食疗的验方亦不少，如取黄豆芽、鲜猪血各 250 克，共煮食之，对大便干结难解有显著疗效。在中餐烹饪方面，如果要烹制"素汤"，那黄豆芽是不能缺席的食材。

3. 绿豆芽是中国的蔬菜大使

《本草纲目》称绿豆芽可"解酒毒热毒，利三焦"。清代《随息居饮食谱》称绿豆芽"生研绞汗服，解一切草木金石诸药，牛马肉毒，或急火煎汤冷饮亦可"。绿豆芽有祛痰火、除湿热功能，凡痰火湿热，面泛油光，胸闷口苦，头昏便秘，足肿汗黄，血压或血脂偏高，嗜烟酒肥腻者，常吃绿豆芽就能清肠胃、解热毒、祛湿热。绿豆芽富含维生素 C。

欧洲中餐馆使用量最大的新鲜蔬菜是绿豆芽，高科技的芽菜机生产出来的绿豆芽，个个身强体壮，一改原来纤细修长的体态，个头与黄豆芽差不多。翻开欧洲的中餐馆的菜单，必能见到长长一列以绿豆芽和各种菜料搭配、烹饪而成的菜肴：如绿豆芽炒鸡丁，绿豆芽炒猪肉，绿豆芽炒大虾等。绿豆芽清爽的口感，微甜中带点苦味的感觉与欧洲种植的大叶生菜口味接近，这也让欧洲人对此情有独钟。

七、有保健功能的块根类蔬菜

中餐的蔬菜中，有一大类蔬菜属于块根类植物，这些蔬菜也具有很好的保健功能。

1. "安五脏、令人健食"的胡萝卜

在荷兰，用胡萝卜、洋葱、马铃薯烹烩的菜被尊为国菜。胡萝卜是肉质根类蔬菜，为佳蔬良药。胡萝卜素在体内可转化为维生素 A，有保护视力和促进儿童生长发育之功。胡萝卜有补中健食，养胃益脾，增强机体免疫力之功。《本草纲目》称胡萝卜"下气补中，利胸膈肠胃，安五脏，令人健食"，食之"有益无损"。胡萝卜素经小肠吸收后转变成维生素 A，故是维生素 A 原。胡萝卜所含胡萝卜素、木质素、黄碱素，这些都具有抗癌、强心、抗炎和抗过敏作用。胡萝卜素是视网膜中视紫红质的主要成分，食用胡萝卜还可补充视紫红质，消除长时间看手机对视网膜造成的伤害。

民间常用胡萝卜配制食疗方剂：如胡萝卜与猪肝同炒，胡萝卜蒸熟后当饭吃，均可治疗夜盲症与角膜干燥症；胡萝卜煮熟蘸蜂蜜食用，则可治便秘。

2. 有"素食第一品"之誉的竹笋

竹笋可分冬笋、春笋和夏初的笋鞭，春笋与冬笋味道最佳，无论凉拌、煎炒、熬汤，均鲜嫩。竹笋所含白色的含氮物质有特殊清香，能开胃，促消化。冬笋肉质鲜嫩，洁白如玉，清香纯正，是山珍佳肴。冬笋也具有"味甘性寒，利九窍、通血脉、化痰涎，消食胀"之功。

竹笋食性寒，味甘，无毒。有滋阴凉血、清热化痰、解渴除烦、利尿通便、养肝明目之功。竹笋入胃经与大肠经。《随息居饮食谱》载，其可"舒郁，降浊升清，开膈"。竹笋富含膳食纤维，可以降血脂，预防便秘，食用竹笋对面部痤

疮也有一定疗效。竹笋低糖、低脂,所含植物纤维可吸附大量油脂,故可以减肥,也能减少与高脂血症有关的疾病发生。竹笋滋阴益血,化痰消食,利便明目。用冬笋和粳米烧粥,食之可助小儿麻疹早愈。竹笋含草酸多,用开水焯一下可去除草酸。烹制竹笋时,笋尖部宜顺切,笋下部宜横切,鲜竹笋存放时不要剥去外壳。

3. 名叫"诸葛菜"的蔓菁

古籍记载,"蔓菁南北皆有……四时常有,春食苗,夏食心(亦谓之薹子),秋食茎,冬食根"。并称蔓菁在"诸菜之中,有益无损,与世有功。采撷之余,收子为油,燃灯甚明"。三国时期西蜀对曹军作战,几出祁山都因军粮接济困难而失败。实行屯垦后,军民广种蔓菁,为战争出了大力,故至今西南地区还称蔓菁为"诸葛菜"。

唐朝诗人刘禹锡在《嘉话录》中指出蔓菁有几大特点:"诸葛亮所止,令兵士独种蔓菁者,取其才出甲生啖,一也;叶舒可煮食,二也;久居则随以滋长,三也;弃不令惜,四也;回则易寻而采之,五也;冬有根可劚食,六也。比诸蔬属,其利不亦博乎?"

蔓菁菜根叶兼用,盐腌后有芳香味。生吃脆甜可口,炒煮味道亦佳。中医称蔓菁利五脏,轻身益气,令人肥健。可下气治嗽,止消渴,明目,利小便。

蔓菁子(水淘过)500克,黄精1000克和匀,九蒸九晒后研为末,空腹每服100克,米汤送下有补肝明目之功。

患有急性黄疸或大便秘结不通者,将蔓菁子捣为末,加水绞汁服,服后鼻中出黄水及泻下即愈;治疗男子阴囊肿痛,可用蔓菁根捣烂敷之;治鼻中出血,可用生蔓菁捣汁饮之。

4. 久服轻身耐老的牛蒡

牛蒡是野生菊科植物,生命力顽强。牛蒡种子名大力子,就是中药牛蒡子,据说牛特别喜欢吃牛蒡的根叶。牛蒡根和子均可入药,能"散风除热解毒"。《本草纲目》称,牛蒡可"通十二经脉,洗五脏恶气",而且"久服轻身耐老"。《中药大辞典》认为牛蒡:一可促进生长发育;二能抑制肿瘤生长;三可抗菌和抗真菌。

唐末时期，日本从中国引进牛蒡，后来其成为日本的家常蔬菜。牛蒡食性寒，味辛、苦，有疏散风热，解毒透疹，利咽散肿之功。其根叶用盐捣敷或熬膏涂贴患处，能治疗肿毒。牛蒡有降血糖作用，能抑制尿蛋白排泄，有抗菌、抗病毒作用。每天食用牛蒡无任何副作用，日本草药师视其为助消化剂和解肝毒剂。牛蒡根富含菊糖、棕榈酸与膳食纤维，对男性更是有强身健体，壮阳强精之功。

八、能保健、抗癌的花类蔬菜

我国各地的花类蔬菜很多，如菜花、黄花菜、南瓜花等，食用蔬菜要考虑到蔬菜的各个部位——即"根、茎、叶、花、果"，蔬菜的不同部位食疗功能也存在差异。

1. "穷人医生"和抗癌之"花"

菜花之所以在欧洲有"穷人医生"的美名，可追溯至18世纪中叶。在当时的欧洲，穷人患肺病的很多，民间流行一种名为"布哈尔夫糖浆"的药液——将新鲜菜花榨出汁，然后加适量蜂蜜，煎煮配制而成。服用布哈尔夫糖浆，对治疗儿童肺部疾患和咳嗽的效果甚好，加上价格便宜，制作简便，在当时非常受欢迎，故流传至今。

菜花在防癌抗癌方面也独树一帜。胃癌患者血清硒水平明显下降，胃液中维生素C浓度也低于正常人。食用菜花后不但补充了硒和维生素C，也提供了丰富的硫苷，这些生物活性物质能遏制肿瘤生长。乳腺癌患者与体内雌激素水平有关，菜花中的含氮化合物吲哚能降低雌激素水平。科研人员将类似花菜中吲哚的物质注入志愿者体内，一周后发现体内无活性的雌激素浓度增加了50%，可诱发乳腺癌的活性雌激素水平则显著降低。

菜花是晚春和秋季的主要细菜品种，因容易消化，故适于病人食用。加工花菜时要先掰成小花瓣，花托鲜嫩者也可食用。花菜不耐烧煮，宜急火快炒。如先用水焯后断生，炒菜时见熟即调味出锅，才能保持清香脆嫩的口感。

2. 亦食亦药的"解忧草"——黄花菜

黄花菜最早见于《诗经·风佰兮》——"焉得谖草，言树之背"，而"漫道农家无宝玉，遍地黄花皆真金"则是古人对黄花菜的真切赞美。黄花菜又名金针菜，植株称为"萱草"或"忘忧草""解忧草"。百姓说"人们看到金针花，不管有多大的忧愁也会烟消云散"。干黄花菜系将其花蕾干制而成。

黄花菜对神经衰弱、高血压、动脉硬、慢性肾炎、水肿等均有食疗作用。老年人经常吃些黄花菜，既能健胃补脾，又能润肠通便，还可养血安神。黄花菜体条肥厚，色泽金黄，香味浓郁，与木耳齐名，被称为"席上珍品"。黄花菜对胎儿发育甚为有益，所以是孕妇必备食品。孙中山先生曾用黄花菜、黑木耳、豆腐、豆芽，烹调成四物汤，此肴馔既能补血养血，也是素食中物美价廉的珍馐美味。

黄花菜食性平，味甘，有养血、平肝、镇静安神之功，叶、根、茎、花均可入药。《本草图经》称黄花菜"今人多采其嫩苗及花跗做菹，利胸膈甚佳"。利胸膈就是气顺了，把抑郁的病根去掉了，自然解忧也。春节前腊月初一的应季食品萱草面，就是佘黄花菜浇面。寓意腊月离过年不远了，劳作了一年，一切忧愁都该忘掉。《本草纲目》还记载黄花菜"甘，凉，无毒、解烦热，利胸膈，安五脏，煮食治小便赤涩"。李时珍指出："鹿食九种解毒之草，萱草乃其中之一"。

民间常以黄花菜加白糖煎水饮，用于小便赤涩的食疗；用黄花菜加藕节煎汤饮，用于衄血与咯血的食疗。对痛风病人而言，鲜黄花菜中含天然秋水仙碱，早晚取鲜黄花菜两朵，在开水中焯后服用，可以有一定的预防痛风发作的作用，但不可多服。需要特别注意的是：新鲜黄花菜绝不能直接食用，其所含秋水仙碱有毒性，必须将其蒸熟或用热水焯后，在清水浸泡2小时，晾干才能食用。日常烹调菜肴用的干黄花菜，需要预先泡发。

九、有神奇保健功能的魔芋

魔芋古称"蒟蒻"，是天南星科草本植物，生长在山区或丘陵地区，药用或食用其地下块茎。

1. 宝贵的天然保健食品

魔芋块茎因含生物苷而有毒，故不能生食。《神农本草经》，将蒻头（魔芋）收载，并列为药物。此后，历代药典中都有魔芋的记载。魔芋随佛教传入日本一千多年，是日本寺庙和皇室的高级素食，到江户时代才成为平民百姓的食品。20世纪70年代以来，日本将魔芋定位为"维持身体健康的必需食品"，魔芋制品消费量不断上升，平均每天每人食用达600克，占日本健康食品销售额的1/4。

用魔芋精粉制作的魔芋豆腐与魔芋蹄筋口感细腻，爽滑可口。可使"减肥者不用忍饥挨饿，即能够减轻体重"。川菜馆常将这两道菜作为筵席和火锅的上等菜肴，用作佐酒的素食菜品。

2. 魔芋奇妙的食疗功能

《本草纲目》称魔芋"食性辛，寒，有毒"。还有记录如下："有人患疫病，百物不忌。见邻家修蒟蒻，求食之美，遂多食而疫病痊愈。又有病腮痈者数人，多食之，亦皆愈。"魔芋对疫病与腮腺炎有食疗作用。魔芋有解毒消肿，行瘀散结之功。常食魔芋可减肥，并可消除面部雀斑。《开宝本草》中记载魔芋，"主痈肿风毒，磨敷肿上，捣碎，以灰汁煮成饼，五味调食，主消渴"，所谓"消渴"就是现代的糖尿病。

葡甘露聚糖是魔芋最主要的生物活性成分，占干重的50%～60%。天然大分子可溶性膳食纤维葡甘露聚糖与水调和后，体积能够膨胀80～100倍，故饱腹性很强。其强吸水性可增加粪便体积，促进排便，防治便秘。葡甘露聚糖溶解后成为胶体，能阻止重金属、毒性物质与肠道接触，有效降低肠道内有毒物质浓度，并大大减少致病菌感染的机会。

魔芋可醒酒解酒，饮酒前吃些魔芋粉，能在胃肠道内壁形成保护膜，防止酒精吸收，不易发生宿醉。将魔芋片蘸醋涂擦，或魔芋煮熟捣烂后外敷，可治疗丹毒，炎症肿痛。将生魔芋切片，摩擦患处可治脚癣。

3. 魔芋豆腐用于"红眼病"的食疗

每千克鲜魔芋可制作4千克魔芋豆腐，这是一道著名的川菜。

红眼病是流行性急性结膜炎的俗称，中医称"天行赤眼暴翳"。该病的病原体为细菌与病毒，包括金黄葡萄球菌、肺炎双球菌、链球菌、流行性感冒杆菌与腺病毒等。有相关研究证实，食用魔芋豆腐对"红眼病"有较好的治疗效果，疗效快，而且没有副作用。

4. 魔芋的"生态益生元"功能

魔芋自古就有"去肠砂"之美名，其能润肠通便，且"通而不泻"。魔芋葡甘露聚糖水解后，可被肠道中微生物菌群利用，刺激乳酸杆菌和双歧杆菌生长，抑制条件致病菌与病原菌繁殖。魔芋葡甘露聚糖被菌群摄取后，代谢能够产生乙酸、丙酸、丁酸等短链脂肪酸，从而降低肠道 pH 值，代谢产生的气体还能促进排便，是一种优质的益生元。这种特性，对皮肤保养也有作用，能预防和治疗痤疮。

5. 魔芋能调节脂代谢，有效减肥

华西医科大学研究发现，坚持吃一个半月的魔芋，可使高血脂患者的甘油三酯和胆固醇水平显著下降，高密度脂蛋白增加。葡甘露聚糖几乎不含热量，是特有的束水凝胶膳食纤维。其在胃内膨胀后充盈，伴随饱腹感的增强，能有效减少食物摄入，自然减肥。其强溶胀性和吸水性，可减缓食物在胃肠道通过的速度。单糖吸收率下降导致脂肪酸合成随之下降。魔芋凝胶进入肠道后，形成孔径大小不等的半透膜，附着于小肠壁阻碍营养素吸收，故能减少能量的摄入。细菌和魔芋多糖的混合物能减少胰岛素抵抗，抑制大肠对胆固醇代谢产物胆汁酸的重吸收。

6. 魔芋的抗糖尿病活性与防癌功能

糖尿病是代谢性疾病，患者胰岛素分泌功能下降，对胰岛素的敏感性也会下降，导致餐后血糖水平升高。魔芋葡甘露聚糖形成的凝胶能增加食糜的黏性，延长食糜在胃滞留时间，并在小肠壁形成保护膜，减缓食物吸收，有效控制餐后血糖水平。

魔芋葡甘露聚糖能大量吸水，稀释肠道致癌物质的浓度，加快致癌物排出体外。并能增加肠道厌氧菌的繁殖，降低感染有害细菌与毒素的机会。还能干扰癌细胞的代谢，降低大肠癌的发病率。中医将魔芋用于多种癌症的食疗，《中草药手册》介绍：魔芋配其他中药用于淋巴肉瘤，甲状腺癌的辅助治疗。魔芋与鸭跖草、枸杞根同煎，可用于鼻咽癌的辅助治疗。

第六章

抗疫防病的蔬菜"四大金刚"

大蒜、大葱、洋葱与生姜都有很强的杀菌能力，是抗疫防病蔬菜中的"四大金刚"。大葱、大蒜、洋葱中都富含天然植物抗菌素如大蒜素等。洋葱还是世界上唯一含前列腺素 A 的蔬菜，有扩张血管，降低血压、血液黏稠的作用。诸多民谚都反映了生姜的保健功效，如"四季吃生姜，百病一扫光"等。

汶川抗震救灾时，中国人民解放军总医院的野战医院在震中开展抢救，条件非常艰苦。但由于配备了足量的大蒜、大葱、洋葱、生姜，以及绿豆等抗疫物资，注意饮食与防护，部队不仅保持了战斗力，而且无一人感染疫病。

一、大蒜是"地里长出来的青霉素"

大蒜古名"葫"，又称葫蒜，相传是汉代张骞出使西域带回来的。大蒜不仅是佐餐佳品，也是滋补强壮剂，有广泛的防病功效，是值得推荐的健身佳蔬。2009 年春季，甲型 H1N1 流感暴发，美国医学界推荐的 9 种抗流感食物中，大蒜是首推的"消毒蔬菜"。

1. 食用大蒜的历史与健康功效

药理学研究证明，大蒜有清热解毒、杀菌消炎之功，能预防和治疗高血压、抗动脉粥样硬化，提高免疫力和防癌抗癌的作用。大蒜有杀菌功能，可防治肠炎与痢疾。大蒜可消除体内瘀血，难怪群众称"大蒜有百益"。古罗马人用大蒜提取物治疗伤风感冒与麻疹，古印度人还通过食用大蒜来提高智力水平。

大蒜分紫皮与白皮两种。紫皮蒜质脆味浓，品质较好。大蒜柔嫩的叶子叫蒜苗，可培育成青蒜或蒜黄。大蒜的花茎叫蒜苔，是耐储存的健康蔬菜。春季的葱和蒜是一年中营养最丰富的时候，口感最嫩，也最香最好吃。此时食用大葱大蒜，可预防春季常见的呼吸道感染疾病。

大蒜富含微量元素硒，有抗癌作用。在大蒜产地山东苍山县，居民胃癌发病率极低，仅为胃癌高发区栖霞县的十二分之一。究其原因，就是居民习惯用大蒜佐餐，大蒜能有效抑制致癌物质亚硝胺的形成。美国北卡罗来纳大学的专家认为："对经常食用大蒜的群体，似乎有强烈而又持续的保护作用"。常吃大蒜可将患胃癌的风险减少 50%，患结肠癌的风险降低三分之二。

古代中医典籍中，用大蒜治疗呼吸系统感染、寄生虫感染、腹泻，精神抑郁等疾病的记载。用大蒜与其他草药组成配方，可治疗疲劳、失眠及头痛。三国名医华佗用大蒜治疗蛔虫病；唐宋时官差信使出远门必带大蒜，以祛病消灾强身之用。中医文献中详细记载了大蒜的功用："大蒜捣汁饮，治吐血心痛，煮汁饮治角弓反张，捣膏敷脐能达下焦，消水，利大小便。贴足心能引热下行。"并称"携之旅途，则炎风瘴雨不能加"。食用大蒜，还能够预防冬春季呼吸道传染病和夏秋季肠道传染病。

2. 大蒜是预防疫病的家常菜

湖南与广东等地的菜肴蒜泥苋，烹制方法很简单：将蒜瓣剥去皮捣烂如泥，盛入碟内备用；然后将炒好的鲜嫩苋菜盛入另一碟内，开餐时两个碟子同时上桌，夹上一筷子苋菜、蘸点蒜泥吃，味美可口。五月，气候炎热潮湿，是传染病高发期，此时吃"蒜泥苋"有杀菌防病之功。此外，"腊八蒜"则是北方民间著名的时令保健食品。

大蒜食性温、气味辛，入脾经、胃经、肺经，可暖胃行滞、解毒消炎，有杀虫之功。可治疗饮食积滞，脘腹冷痛。《本草求真》曰：大蒜"其气熏烈，能通五脏，达诸窍，去寒湿，辟邪恶，消痈肿。化症积肉食，此其功也"。大蒜伴随人类文明的发展，留下一个又一个战胜各种瘟疫的历史记录。每当瘟疫流行，民间便食用大蒜杀菌解毒。第一次世界大战中，英军用大蒜汁挽救了数十万伤员的生命。第二次世界大战前夕，英国采购和储备了数百吨大蒜，发放到前线卫生所，就地取汁用于伤员创口消毒，大大降低了感染率。

大蒜是天然广谱抗菌药物，有强大的抑制致病菌和真菌的效果。所含大蒜素又名植物抑菌素，大蒜素及其降解产物是广谱的生态抗生素。对痢疾杆菌、白喉杆菌、结核杆菌、大肠杆菌、伤寒杆菌、副伤寒杆菌、炭疽杆菌、脑膜炎双球菌、肺炎球菌、链球菌及霍乱弧菌等，都有杀灭作用。2010 年，甘肃舟曲发生特大泥石流灾害后，甘肃省卫生厅给每位灾民发了 500 克大蒜，三天以后，肠道传染病的发病率从 66% 下降到了 6%。

3. 大蒜的其他健康作用

奥地利塞伯斯多夫研究中心的一项研究发现，大蒜能减轻放射性物质对人体的损害。食用大蒜还能增强免疫功能，使神经系统代谢保持正常，防治神经痛。20 世纪 70 年代，医学工作者发现，每餐吃几瓣大蒜有助于降低胆固醇，预防动脉硬化。抽烟喝酒者吃蒜，能使黏稠的血液得到稀释。

大蒜素还能够提高血清胰岛素含量，实现降糖作用。大蒜素主要是通过促进胰岛 β 细胞增殖，使得内源性胰岛素分泌增多，发挥降血糖的作用。大蒜、大蒜的乙醇提取物、大蒜素、蒜氨酸和大蒜油等，均有保护肝脏的功能，蒜氨酸能有效逆转动脉粥样硬化。大蒜提取物有抑制血小板聚集、抑制血栓形成、降低血脂、降低血糖，抗心律失常和防止动脉血管硬化的功效。大蒜中的含硫化合物如甾醇、麦角甾醇、胡萝卜苷、芹菜素、木犀草素和槲皮素，以及硫代亚磺酸酯等都能抑制肿瘤细胞生长。

知识小贴士

大蒜对胃黏膜有刺激，故不宜空腹吃生蒜。吃生蒜后会出现口腔异味，嚼些茶叶即能缓解。大蒜食性温，味辛，耗散气血，气血亏虚者要慎用大蒜。温能助火，故肺胃有火，五心烦热者也不可食大蒜，以防生热助火。大蒜"久食伤肝损眼"，患肝炎和眼疾之人不宜吃。还要注意，蒜不能与蜂蜜同食，因为两者的口感不同，一起吃后可能会对肠胃产生刺激，引起腹痛、腹泻等症。

4. 几款用大蒜制作的食疗佳品

糖醋蒜：有健脾开胃，化积利咽之功。制法如下：老陈醋加糖熬开后晾凉，鲜蒜剥皮后晾 1～2 天后放入醋内，将容器封口，阴凉处放 10～15 天后即可食用。鼻咽癌患者接受放疗后常会发生咽干、食欲差等症状，食用糖醋蒜可刺激唾液分泌，缓解口干，增加食欲。

腊八蒜：在农历腊月初八制作，分以下四步，即选蒜、选醋、准备罐子、调味腌制。最好选用紫皮蒜，将蒜瓣掰开、剥皮洗净，注意选择颗粒大小均一的蒜瓣。腌制腊八蒜要选择大口有盖的玻璃或陶瓷罐，将容器洗净、控干后备用。蒜瓣放入量为罐体高度三分之一左右，然后倒入山西老陈醋至罐口附近，然后密封储存。为了使腊八蒜鲜香可口，腌制时可加入适量糖或蜂蜜。

绿茶蒜：有清热解毒，利水消肿之功。用于治疗瘟病毒邪、咽喉肿痛。将绿茶 3～4 克，加水 400 毫升烧开，加糖后放凉，大蒜 4～5 瓣捣成泥后兑入，混匀后频频下咽，分几次喝完。

鸡蛋蒜泥：可温胃祛寒，理气降逆。有除胃寒腹冷，解厌食呕逆之功。取 4 个鸡蛋煮熟去皮，加入花椒、大料、桂皮、干姜，文火煮 1 小时后捣碎放凉。大蒜 6～8 瓣加盐捣烂成泥，与鸡蛋混匀当菜吃。每次吃一个鸡蛋即可。大蒜有效成分易挥发，捣成泥后容易氧化，故应现做现吃。

> **知识小贴士**
>
> 北方在腊八节有用醋泡大蒜的习俗，即制作腊八蒜。泡蒜后所得之醋名为腊八醋，在大年初一吃素饺子用，取一年素素净净之意。腊八醋味道醇正，久放不坏。腊八蒜的蒜瓣从根部逐渐发蓝后转绿，与醋相融，口味变得温和。低温环境可打破大蒜的休眠，激活蒜酶、促进含硫绿色素产生。

二、大葱食疗功能卓著

大葱是常见的食物及调味料。有抗菌、解毒、去腥的功效。大葱食性属温，有祛风寒、健脾胃及杀菌之功。能够祛痰，利肺通阳，排汗解表，镇痛疗伤，快速止血。大葱是药食两用蔬菜，其气味浓烈，因含硫化物而有解毒杀菌功能，葱白是药用部分。

1. 有发汗解表，温中散寒之功

葱白食性温，味辛，归肺经与胃经。有发汗解表之功，可用于风寒感冒轻症的食疗。古语曰"春用葱，夏用芥"。春天，葱有特别浓郁的香气。大葱所含挥发油的主要成分是葱辣素与蒜辣素，被称为"植物杀菌素"，有较强的灭菌能力。在呼吸道传染病流行时吃些生葱，或用葱根须熬水喝，可有效预防感冒。鼻塞不通时，鼻孔中插入葱段可迅速改善。呼吸道传染病流行时，将葱白切成片夹在口罩中，戴上后有预防疫病的效果。古代中医典籍《肘后备急方》中的"葱豉汤"，就用于治疗风寒感冒。

2. 大葱的抗癌抗真菌作用

大葱中含蒜素，切葱时，人会眼睛辣得流泪，都是它的存在，但其却可抑制癌细胞增殖。食用大葱可使大脑灵活，兴奋神经系统，预防老年痴呆。大葱所含挥发性辣素对痢疾杆菌、葡萄球菌及真菌都有抑制作用。大葱挥发性成分有一定的抗真菌作用，大葱中的葱醌类成分有利尿和止血功效。

大葱可降脂减肥，壮阳补阴。有研究证实，其醇提物能降低实验动物肥胖大鼠的体重，减少体内脂肪含量，具有减肥作用。

3. 大葱浑身均可入药

大葱的叶、茎、花、籽、根及葱汁均可入药。葱白有发汗通阳，解毒之功；葱根可治风寒头痛，喉疮和冻伤；葱籽有温肾养目之功，能治阳痿、目眩；将大葱全株捣烂取汁服用，有散瘀解毒和驱虫作用。大葱能健胃，并能激活血液微循环。大葱还可补脑益智，被称为脑力劳动者的"绿色补品"。

知识小贴士

购买大葱时要挑葱白粗长的葱，民间素有"饿不死的僧，冻不死的葱"之说。冬贮大葱不可来回搬动，因"大葱怕动不怕冻"。意思就是：大葱虽已冰冻，但细胞壁并未损伤。如果频繁搬动，机械挤压，细胞间坚硬的冰粒就会刺破细胞壁，细胞内液溢出后就会造成腐烂。

三、洋葱是可蔬可药的食疗佳品

洋葱肉嫩、色白如玉，称为"玉葱"，是集营养、保健和医疗功能于一身的蔬菜，被誉为"蔬菜皇后"。

1. 洋葱耐贮藏，为航海探险者必备

洋葱最耐贮藏，是航海、探险、采矿者理想的保健蔬菜，也是居家必备，淡季常备蔬菜。洋葱有白色、红色、黄色三种，其中红皮葱头的外皮呈紫红色，肉白色略紫，味道香甜。古埃及人早就开始吃洋葱，法国人说："洋葱给现代佳肴带来色彩的魅力。没有洋葱，最美味的食品也味同嚼蜡，欢乐的宴席充满压抑。"瑞士首都伯尔尼，每年11月的第4个星期一是"葱头节"，食品店与饭馆会出售各种用洋葱烹制的食品。人们喜爱洋葱，祈求幸福，把洋葱当成神的化身。德国人也常说"一日不食洋葱，全天情绪不佳。"

2. 洋葱抑菌能力强，可防治感冒

中医认为洋葱食性温，味辛，可温通解表，发散风寒，燥湿解毒。用于外感风寒，身痛无汗，胃痹纳呆，食积胀满等的食疗。洋葱中的含硫化合物抑菌活性最强，多肽类成分对灰葡萄孢菌和尖孢镰刀菌等霉菌有抑制作用。洋葱中的含硫化合物能够调节脂肪代谢。洋葱还有抗氧化、抗肿瘤、降血糖、降血脂、抑菌等作用。

洋葱特殊的气味能兴奋神经，治疗伤风感冒。将洋葱对半切开，置于头部两侧，距离太阳穴30厘米处，吸入气味后可使感冒症状减轻。鼻塞或流鼻涕时，可将洋葱切一小块塞入鼻孔，10分钟后呼吸即可恢复畅通。洋葱无论熟食或生

食，对胃肠疾患都有良好疗效。洋葱同时也是尼古丁中毒的解毒剂。

3. 洋葱可预防骨质疏松，有美容功效

洋葱富含有机含硫化合物，能清除体内废物，使肌肤洁净，减少老年斑，延迟皮肤老化。洋葱中含有能缓解骨质丢失的化合物能显著抑制骨骼矿物质的流失，治疗骨质疏松症。用洋葱饲喂实验大鼠，发现能增加大鼠骨密度。洋葱中含硫化合物非常丰富，有利于净化血液，扩张毛细血管，润泽皮肤，有消除皮肤疤痕、防治脱发与皮肤溃疡的作用。用洋葱头清洁头皮，能使脱发处长出头发。英国发现，可用洋葱治疗伤口发炎，对老年顽固性皮肤溃疡颇有疗效。

洋葱也含蒜素及硫化硒，能抑制致癌物质亚硝胺的合成。食用洋葱还能促进体内巨噬细胞的活性，提高免疫力。洋葱所含槲皮素是天然抗癌物质，富含的谷胱甘肽也在防癌抗癌中发挥作用。

4. 洋葱是唯一含前列腺素 A 的蔬菜

美国南北战争时期，华盛顿任命的北军总司令培兰特曾向陆军部告急："没有洋葱，我无法调动军队。"于是次日就发去了三列车的洋葱，拯救了遭受痢疾之苦的军队，使战场形势迅速转变。现在，美国洋葱产量居世界首位。洋葱含前列腺素 A，能激活血溶纤维蛋白的活性成分。前列腺素是有很强生物活性的激素类化合物，前列腺素 A 能扩张血管、降低血液黏度，减少外周血管压力，增加冠状动脉血流量，促进微循环。洋葱所含的二烯丙基硫化物就具有降血脂，预防血管硬化之功。所含槲皮素，有利尿消肿作用。因此，中医认为洋葱有"燥湿解毒"之功。

应用食疗方

解表散寒方：取水 500 毫升，加入 100 克洋葱丝，50 克生姜丝，红糖少量，文火烧开 5 分钟，趁热频频饮之。用于外感风寒引起的头痛鼻塞，恶寒发热，无汗等症状。

醒脾健胃方：瘦肉丝 100 克，加姜丝煸熟，然后将洋葱片 100 克，萝卜丝 50 克，盐及调料加入，大火翻炒后起锅。用于脾胃虚寒，运化不足引起的食欲不振，脘腹冷痛，厌食。

燥湿解毒方：高粱米及生薏苡仁各100克，凉水泡4小时后文火煮粥，米烂后加入100克南瓜丁，100克洋葱丁，煮熟食用。用于脾虚湿困，痰多胸闷等证的食疗。

知识小贴士

洋葱应洗后再切，切开后不可放置过久，也不可用盐腌渍，以防营养流失。进食洋葱后，会在口腔留下令人不快的气味，吃生洋葱气味更大，饭后用茶水含漱即可消除。

四、"男子不可百日无姜"

姜也称生姜，《神农本草经》称"干姜味辛温。主胸满咳逆上气，温中止血，出汗，逐风，湿痹，肠澼，下利。生者尤良，久服去臭气，通神明。"生姜食性温，味甘辛，有活血祛寒，除湿发汗之功，还能健胃止呕，温胃止吐，杀菌镇痛。食用生姜能舒张毛细血管，增强血液循环，帮助消化。生姜是助阳之品，民间素有"男子不可百日无姜"的说法。

1. 生姜是温阳防病之品

生姜的"姜"繁体字是"薑"，取自边疆一词中"疆"字右半边，加上草字头而成，蕴含有"疆御百邪"之意。两千多年前，孔子就有四季不离姜的饮食习惯，见《论语》乡党篇"不撤姜食，不多食"。为养生防病，孔子坚持饭后嚼姜数片。朱熹称："姜能通神明，去秽恶，故不撤"。百姓中流传有诸多民谚：如"家备小姜，小病不慌""夏季常吃姜，益寿保安康""冬吃萝卜夏吃姜，不劳医生开药方""早吃三片姜，胜过人参汤"等，反映了生姜的养生保健功效。

2. 生姜"通而不守"，干姜"守而不通"

中医认为鲜生姜"通而不守"，可用于"风寒邪热、伤寒头痛、鼻塞、咳逆止气、止呕、祛痰下气"的食疗；干姜"守而不通"，适于"寒冷腹痛、胀满、风邪、皮肤间结气"的食疗。生姜含挥发性姜油酮和姜油酚，所含姜辣素和挥发油能促进血液循环，有疏通经络，活血散寒之功。南北朝时，名医陶弘景所著《本草经集注》记载了干姜的制法——"凡作干姜法，水淹三日毕，去皮置中六日，更去皮，然后晒干，置瓮缸中，谓之酿也。"

3. 生姜能"疆域百邪"，食疗功能丰富

吃生姜能使心跳加快，血流加速，血管扩张。促使汗毛孔张开，排出汗液，将毒素排出体外。此外，一些研究还发现吃生姜后，能使人思路开阔，有助于激发创造性。

挥发性油脂、姜辣素、二苯基庚烷类化合物、黄酮类化合物及生姜多糖是生姜具有止吐、抗氧化、杀菌、抗癌等功效的五大类物质。生姜是解表散寒的良药。生姜同样含有植物抗菌素，其杀菌作用不亚于葱蒜。生姜还含挥发油，其有活血、祛寒、除湿、发汗之功。同时还有利胆、健胃止呕、辟腥臭、消水肿的作用。

生姜与蜂蜜合用，对慢性肝炎患者康复有益。用生姜与红糖一起熬制的姜汤可活血、驱寒，防治感冒。生姜是预防风寒感冒的食疗良药，所以居家过日子应常备生姜。生姜具有特殊的辣味和香味，自古以来生姜同葱、蒜一样，是烹调菜肴不可或缺的香辛料。

《本草纲目》说姜"可蔬，可和，可果，可药"。生姜食性温，味辛，有解表散寒，温胃解毒之功。民间用生姜食疗或作药引源远流长，验方颇多。

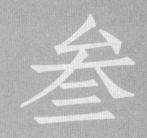

叁

膳食纤维、谷物与薯类，
发酵食品与茶

第一章

膳食纤维与肠道微生态

中餐膳食纤维平均日摄入量，与美国国家癌症研究所（National Cancer Institute）的推荐值相近。由于植物性食物中富含膳食纤维，在保护肠道微生态环境方面发挥重要作用。近些年随着膳食结构"西化"，国人膳食纤维的摄入量下降，造成肠道微生物菌群失调，心脑血管病与大肠癌，乳腺癌的发病率大幅度上升。

一、膳食纤维营养功能的研究探索

在很长一段时间内，膳食纤维被认为是没有营养价值的成分。由于人类体内缺乏消化膳食纤维的酶系统，其既不能被胃肠道消化，又不能为机体提供能量。所以，长期被营养学界忽视。

1. 膳食纤维及其分类

膳食纤维可分为可溶性和不溶性膳食纤维两类，前者包括果胶、魔芋（主要成分葡甘聚糖）、琼脂、菊粉和植物分泌的树胶等。后者包括纤维素，半纤维素，以及木质素等。

膳食纤维虽然不能消化吸收，但可增加饱腹感，却不会提高血糖水平。富含可溶性膳食纤维的食物可用于糖尿病患者的食疗，如魔芋和低聚糖。蔬菜水果中的果胶可用作增稠剂、色拉调料以及冰激凌和果酱的制作等。过去，从传统营养学的角度看，对不溶性膳食纤维如纤维素、木质素等的认识还停留在无用的食物残渣，只能改善便秘、增加粪便排出，没有其他营养价值等。所以，很长一段历史时期，膳食纤维的功能没有得到重视。

2. 人类必需的第七大营养素

膳食纤维主要来源是谷类、蔬菜和水果，如小麦麸、全麦粉、糙米，杂粮、蔬菜、水果。随着膳食结构的"西化"，民众习惯于吃精米白面，膳食纤维摄入量在不断减少。

第二次世界大战期间，一位在非洲工作的英国医生在对土著居民开展流行病学调查时，发现欧美白人与非洲原住民的疾病谱存在很大差异。流行欧美的肥胖、缺血性心脏病、动脉硬化、糖尿病、大肠癌、便秘等，在非洲几乎不存在。研究发现，疾病发病率的差异并非环境和遗传因素所致，而是饮食和生活习惯不同，造成脂肪和膳食纤维摄入量差异巨大。20 世纪 70 年代，美国医学界的有识之士发出疑问：为什么在民生富裕、医疗条件优越、医疗技术先进的美国，癌症及心脏病的发病率却比发展中国家高出许多呢？可能是因为发展中国家的居民食用大量蔬菜、水果、谷类等植物性食物，他们抵御癌症和心脏病的能力比较强。相反，将肉类当主食，把牛奶当水喝，蔬菜只作为点缀的美国居民，由于严重缺乏膳食纤维与植物营养素，出现肥胖病泛滥。美国疾病控制与预防中心（CDC）指出：超过 70.9% 的美国居民体重严重超标，肥胖对健康的危害不久将超过烟草，成为美国的首位死因。

1971 年，英国医生巴基德曾指出："膳食纤维缺乏会使患大肠癌的风险增高。因为膳食纤维不足，大便数量和排便次数都会减少。粪便在肠道的移动速度迟缓，致癌物与肠黏膜接触的时间延长，从而增加了大肠癌发病的风险"。高脂肪低膳食纤维的西方快餐，严重影响肠道微生物菌群繁殖，造成粪便毒素无法降解，成为诱发大肠癌的原因。膳食纤维是"可促发酵的物质"，其在维持肠道健康中的作用不可忽视。联合国粮食及农业组织（FAO）发布的文件，美国、加拿大、日本等国颁布的膳食指导大纲，以及我国印发的营养指南等权威文件，均公认膳食纤维是人类必需的"第七营养素"。

3. 膳食纤维缺乏与人类疾病

20 世纪，美国居民从蔬菜水果中摄入的膳食纤维下降了 20%，从谷物中摄取的膳食纤维下降了50%，造成大肠憩室病的患病率明显增加——该病是因肠壁上形成囊状物或带状物所致。但非洲土著人中却从未见该病发生，然而一旦非洲居民膳食纤维摄取量与美国居民类似时，大肠憩室病的发病率就会上升至与美国相仿。非洲农民食物中膳食纤维含量是美国膳食的2~3倍，平均每人每日膳食纤维摄入量为25~30克，美国仅为10~15克。流行病学调查报告指出：膳食纤维摄入量高的非洲农民很少发生阑尾炎、结肠憩室病和肠道息肉，也很少有大肠癌发生。

伴随高脂肪、低膳食纤维的美式快餐泛滥，患习惯性便秘的人越来越多。*Science* 杂志曾发表文章指出：妇女乳腺癌与子宫内膜癌的发病率与便秘直接有关。便秘发生后，肠道内的"梭状芽孢杆菌"等微生物菌群大量增殖，其代谢产物的化学结构与雌激素相似，故具有和雌激素相似的生理效应，人体吸收后就会攻击乳腺和子宫内膜，从而诱发癌症。便秘发生后，还会阻止体内雌激素与牛磺酸、甘氨酸的结合，无法将雌激素排出体外。所以说便秘是"万病之源"，确实一点也不为过。

丹麦哥本哈根市的居民结肠癌的发病率比芬兰库奥皮奥地区高了约3倍，国际癌症研究机构调查了这两个地区居民的膳食结构，发现哥本哈根市的居民大量食用肉类和啤酒，肉类摄入量比芬兰居民高50%。库奥皮奥地区的居民从谷物中摄入大量膳食纤维，而哥本哈根市居民膳食纤维摄入量甚低，导致粪便中含有大量厌氧菌，有害菌群将胆汁酸和脂肪酸转化为致癌物质。研究还发现，芬兰农民粪便中乳酸菌的排出量，明显高于哥本哈根居民。

膳食纤维是不能被消化吸收的非淀粉多糖，其在胃肠道发酵后吸水膨胀，成为高黏度的凝胶，从而抑制进食量。膳食纤维摄入量充足，能延缓胆固醇与甘油三酯的吸收，降低血清和肝脏中胆固醇水平，从而预防肥胖与高血压。摄入膳食纤维，能束缚肠道微生物菌群代谢产生的胆酸、鹅胆酸和次生胆汁酸等有害物质。肠道内的有益菌群还能代谢产生短链脂肪酸，从而抑制腐生菌的繁殖，减少致癌物质产生。膳食纤维能结合有毒物质，参与阴离子交换和肠道微生物菌群的发酵，故有"大肠清道夫"之称。膳食纤维还能清除肠道内的外源性毒素：亚硝酸盐，重金属汞、镉、铅等。

多吃粗粮，谷物中的膳食纤维就能发挥抗击炎症的作用，从而降低患心血管病的风险。糙米比精米热量低，由于富含膳食纤维，摄入后能改变肠道微生物菌群的构成，改善体内脂肪和葡萄糖代谢。2022年《美国医学会杂志》（*JAMA*）发表论文指出："较之于蔬菜水果，谷物中膳食纤维的健康作用更加明显"。

有关研究团队立足前瞻性研究，对固定人群长达12年的随访数据分析发现：65岁以上的老年人每天只要多摄入5克来自谷物的膳食纤维，就可以使患心血管病的风险下降14%，同时血液中许多炎症标志物的水平也会下降。该团队抽取参与心血管健康研究（CHS）项目的4 125名老年人（平均年龄为72.6岁，40%为男性），收集他们日常食物调查问卷，临床医疗记录，空腹抽取血液样本的测定结果等。通过对膳食纤维摄入量，炎症指标，心血管病患病风险的综合分析发现：当老年人膳食纤维每日摄入量为16.3克（来自谷物、水果、蔬菜的每日膳食纤维含量分别为4.2克，5.2克，6.9克），在11.9年的随访期间，对8种血液炎症标志物的测定发现，只有来自谷物的膳食纤维能够缓解炎症反应。

二、从抗生素时代转变为微生态时代

《国际食品法典委员会抗生素专委会》指出：抗生素时代已经过去了，21世纪已经转变为微生态时代。

1. 什么是微生物

常见的病毒、细菌、真菌等都属于微生物。它们和人类息息相关，互相依存，每个人都是微生物的"载体"，也是细菌的"生存容器"。人体在和微生物菌群共生，长期进化的过程中，相互间形成了生态平衡系统。从某种意义上说，人体就是人类细胞和各种微生物的集合体。

微生物广泛存在于自然界中，遍布人体每一个角落，人体携带的正常菌群数量约100万亿个，是体细胞数量的10倍。一个人全身细菌的平均重量约1.5千克，与肝脏重量相当。肠道、口腔、皮肤与阴道是人体"四大微生物菌群库"。肠道内的细菌种类繁多，数量巨大。胃肠道的微生物约占人体细菌总量的95%，粪便（湿重）中的细菌占据了粪便重量的1/3，每克粪便中的细菌数目竟然高达1 000亿个。

2. 充满微生物菌群的消化道

正如《消化道历险记》一书所提到的：人类和蚯蚓很类似，食物从管子的一端进入，通过管子时被消化，然后废弃物从另一端排出。不同的是，人类消化道已大大进化了，可在胃里消化食物，通过小肠绒毛吸收营养，大肠则为微生物提供栖息之地。摄取的食物进入胃脏，在三个小时的机械搅拌中，经受胃酸和消化酶的洗礼。初步消化的食物缓缓进入小肠。小肠是有弹性的通道，成人的小肠长度一般约3~5米，但个体差异较大，直径约2.5厘米。小肠内的食物浸泡在胰腺和肝脏分泌的生物酶中。小肠内壁覆盖着像手指一样的"小肠绒毛"突起，负责吸收营养物质，并输送其进入血液。小肠中的微生物菌群相对稀疏，每汤匙内容物中约有5 000万个细菌。消化道的最后一站大肠（结肠）平均长度1.5米、直径约10厘米，大肠内壁有一层起保护作用的黏液。食物残渣在大肠中，会遇到如饥似渴的微生物菌群（数量是小肠内容物的1万倍）。由植物多糖组成的膳食纤维，就是肠道微生物菌群的食物。其进入消化道后，24~72小时内就被消化完毕，然后随粪便排出体外。正常大便中原籍菌群约90%，大肠杆菌与大肠球菌各占一半，外籍过路菌群（类大肠杆菌、产气杆菌、变形杆菌、绿脓杆菌、肺炎杆菌等）在10%以下。芽孢杆菌与酵母菌虽然也被称为常住菌，但其仅占肠道微生物菌群总数的10%以下。

小肠、结肠、直肠中都富含微生物，一同构成了肠道微生态环境，其中结肠是微生物菌群最密集的部位，居住着超过1 000种微生物，每克结肠内容物约含10^{11}~10^{21}个微生物。这些微生物主要分为以下三类：有益菌、有害菌和潜在致病菌（条件致病菌），三者之间存在相互竞争和拮抗的关系，构成了最重要的人体微生态系统。

有益菌是指对身体健康发挥有益作用的细菌或真菌，如乳酸菌、双歧杆菌等。有益菌群有重要的生理功能，能发挥生物屏障、化学屏障与免疫屏障作用。如双歧杆菌能合成B族维生素和叶酸，乳酸菌可提高肠道细胞的活性，并参与食物消化，提高免疫力。

潜在致病菌又称条件致病菌，虽属肠道正常菌群，但在特定条件下可以致病，如某些种类的大肠杆菌等。凡能引起感染的微生物，都被称为病原微生物或病原体，包括朊病毒、真菌、细菌、螺旋体、支原体、立克次体、衣原体、病毒等，这些都被称为有害微生物。病原微生物中细菌和病毒的危害最大，病原体侵入人体后，不断生长繁殖、释放毒性物质，干扰和破坏正常生理功能，诱发各种病理变化。病原微生物是疾病的发病原因，如名为产气荚膜梭状芽孢杆菌的有害菌，能促进大肠内的食物残渣腐败，产生毒性物质，诱发肿瘤。

肠道正常微生物菌群有营养免疫及生物拮抗功能，学术界将肠道双歧杆菌与大肠杆菌的比值（B/E 值），作为评价肠道健康的指标，并将数字 10 作为 B/E 值的临界标准。即双歧杆菌数至少应为大肠杆菌数的 10 倍，如低于此数值，则被认为肠道微生物菌群失调。

3. 肠道微生物菌群如何与生俱来

母体子宫内的胎儿在无菌的羊水中生长，这种与世隔绝的状态随着婴儿出生而结束。顺产的婴儿在通过产道时，能获得妈妈体内的微生物菌群，从而开始建立自己的微生态环境。随着与外界广泛接触，母乳喂养的婴儿还可以通过吸吮母乳获取母体的微生物，这些细菌会在孩子肠道内繁衍出特有的生态微生物菌群。

母乳富含各种营养物质，也含有 700 多种微生物。微生物的多样性能帮助婴儿顺利地消化母乳，促进婴儿免疫系统发育。母乳所含碳水化合物也非常奇特，相当部分是有生物活性的低聚糖。人乳比哺乳动物乳汁中的低聚糖含量要高 10~100 倍，低聚糖有益生元样作用，可促进婴儿肠道微生物菌群增殖，营造出有益菌群占优势的、健康的微生态环境，这是任何配方奶都无法做到的。婴儿大便中的微生物组成与母乳基本一致，说明通过母乳喂养可有效影响婴儿肠道微生态环境。母乳中含有许多抗体与免疫活性细胞，对婴幼儿健康也非常重要。所以尽量减少剖腹产，坚持母乳喂养，对保障新生儿的健康极其重要。

许多农村地区，都有母亲将食物在嘴中嚼烂后，哺喂孩子的习惯。这就是古人所谓的"哺"，也是孩子接受母体微生物菌群的途径之一。在断奶和吃固体辅食后，婴幼儿肠道生态菌群的多样性得到提升，三岁时肠道微生物菌群已和母体很接近了。此后再经过不断完善，形成具有孩子自身特点的微生态环境。最终每个孩子肠道内微生物菌群就会像指纹一样，独一无二。

4. 肠道微生物菌群多样性

为了解肠道微生态是否正常，科学家曾对非洲仍处于原始状态的"狩猎—采集的民族"——哈扎部落开展流行病学调查，发现其饮食习惯及肠道微生物菌群都与原始人类接近。他们的食物来自野生动物的肉、野生浆果、猴面包树的果实、植物种子、以及蜂蜜和植物块茎等。平均每人每日摄入膳食纤维达100~150克，所以哈扎部落的人肠道的微生物菌群更加多样化。由于保持着与1万年前古人类相似的生活方式，哈扎部落的人肠道内定植了丰富多样的微生物菌群。调查也发现，居住在西非布基纳法索农村，以及孟加拉国贫困地区的儿童，肠道微生物菌群也与欧美儿童有巨大差异。微生物多样性对人类健康非常重要，如果在生命早期与细菌、病毒的接触减少，就会导致免疫系统发育异常，容易患过敏性疾病。伴随美式快餐的泛滥，人类肠道微生物菌群的多样性也受到了严重损害。

5. 益生菌与益生元

益生菌是活的微生物，摄入益生菌后能为宿主健康提供帮助，最常见的就是乳酸杆菌和双歧杆菌。益生菌能增强肠黏膜的屏障功能，刺激黏膜抗体产生，提高上皮系统完整性，改善宿主的健康状况。

近10年来，肠道菌群与健康的关系被广泛研究，果蔬的益生元作用也被揭示。益生元是能被肠道益生菌食用的膳食纤维。是调节人体微生态和胃肠道稳态的重要功能因子，也是很多慢性病预防和治疗的手段之一。益生元能被肠道微生物菌群利用，却不能被人体消化吸收。摄入后可影响免疫调节功能，产生拮抗病原体的分子，甚至对某些物质进行靶向代谢，被称为"益生元效应"。益生元对机体糖代谢的调节，也是通过调控肠道微生物菌群实现的。

植物益生元是常见的益生元，包括低聚果糖、菊粉、低聚异麦芽糖、人参多糖、木聚糖、抗性糊精、柑橘纤维和果聚糖等。植物益生元是食物的天然成分，其可选择性地刺激肠道内有益菌繁殖，抑制有害菌群增殖。低聚果糖能特异性地刺激双歧杆菌增殖，使肠道内环境变为酸性，从而抑制致病菌繁殖，同时还能促进肠道蠕动，加速排便。菊粉是可溶性膳食纤维的代表，其对血糖代谢有调控作用，菊粉的摄入量与空腹胰岛素水平正相关，故可降低空腹血糖水平。

人体在消化过程中，食物残渣不断到达大肠，细菌对益生元的竞争非常激烈。微生物对益生元的利用能力，决定了肠道微生物的发酵状况，这也会直接影响机体的健康。

6. 肠道微生物菌群的"可塑性"

肠道微生物菌群最了不起的特点，就是能迅速适应饮食结构的变化。肠道内微生物菌群繁殖速度极快，每 30 ~ 40 分钟，数量就能增加 1 倍。在肠道内以经常吃的食物类型为生的细菌数量能迅速增殖，而靠不常吃的食物为生的微生物则被边缘化，最终沦为依靠肠道黏液为生。适应上述变化的能力就是可塑性，人类祖先依靠狩猎或采集植物为食，在不同饮食结构的转换过程中，肠道微生物能迅速适应食物的变化。正是由于拥有这种能力，人类才能确保随着季节的变化而健康生存。相反，在以汉堡和炸薯条为主的快餐食物中成长起来的年轻人，肠道微生物菌群的生存状态令人堪忧。长此以往，会造成肠道微生态环境的改变。

7. 抗生素滥用造成肠道微生态紊乱

1928 年，弗莱明发现的青霉素被誉为"细菌的克星"。但临床应用发现，抗生素在杀死致病菌的同时，也会杀死一些有益微生物，伤害共生菌，造成微生物菌群失调。任何一种抗生素的滥用，犹如一次大扫荡，会让体内的生态微生物菌群发生变化，致病菌有机可乘，同时也会导致细菌产生耐药性。

目前，全球约 50% 的抗生素被滥用，仅中国住院患者抗生素使用率高达 80%，加上全球养殖业抗生素的大量使用，粪便排泄物对环境的严重污染。这种现象若不能遏制，一旦出现微生物菌群的耐药一族，那将会使人类面临一场重大的灾难。

8. 肠道微生态环境与健康息息相关

十几年来，对人体微生物组学开展的相关研究发现，微生物是决定人体是否健康的重要指标。人类在为微生物菌群提供栖息之地的同时，也与微生物菌群互利共赢。"共生"是指两个以上物种之间，密切和长期地相互受益。微生物菌群在人类肠道发酵时，代谢产生的活性物质给人体很大的帮助。另一方面，不断到达大肠的食物残渣富含人体无法吸收的膳食纤维，这正是肠道微生物菌群繁殖所需要的。绝大多数微生物对人体无害，甚至是有益的。人体内正常微生物菌群能够发挥物质代谢、生物屏障、免疫调节和宿主防御等生理功能。这不仅帮助人体从食物中吸收营养，还可以合成某些氨基酸，有机酸，维生素等，并能通过代谢，破坏某些体内的毒素。在不断变化的自然界中，人体肠道的微生态使人体内实现"自稳定平衡调节机制"。

三、人类"第二基因组"

人类有"血脉基因"与"菌脉基因"。在 1990 年，美国能源部和医学研究中心（NIH）投资开展了人类基因组计划。该研究关注的是人类的"血脉基因"。1999 年，中国科学院遗传所人类基因组中心，向 NIH 国际人类基因组计划（HGP）递交申请，承担了该计划中总测序量任务的 1%（约 3 000 万对碱基）。2003 年 4 月，虽然人类基因组计划完成，但却打了不少折扣。因为当时只能对基因组中的常染色质测序，而该区域占人类基因总数的 92%。其余 8% 被称为"异染色质（指在细胞周期中具有固缩特性的染色体）"的区域是由高度重复、结构紧密的 DNA 块组成，当时还不能解析这个区域。而现在难以被读取的碱基对，被名叫"端粒到端粒联盟（T2T）"的机构最终完全解析了。

1. 人类的"血脉基因"与"菌脉基因"

2022 年 4 月的 *Science* 杂志，以"填平鸿沟"为题报道了人类基因组测序的进展，并刊载了关于新的测序技术细节的六篇论文，宣布人类基因组测序计划最终完成。回顾历史，从讨论人类基因组测序到今天，过去了近 40 年。伴随"生命密码"的破译，人类对自身的认识愈发深入，但此时大量研究却指向了一个长期被忽视的领域——人类肠道微生物菌群。研究发现，在人体内存在大量共生的生态微生物菌群，大部分寄生在肠道中，细菌总数超过 100 万亿，是人类全身体细胞数的 10 倍。

每一种细菌都有自己的遗传密码："基因组"。如同体细胞的基因组一样，细菌的"基因组"也是独一无二的，没有任何两个人的肠道微生物菌群模式相同，肠道微生物基因组就如同人体的指纹。其所含基因数高达 300 万，是人体基因总数的 100 多倍。如此海量的基因，使得微生物菌群能适应多变的外界环境，并且在生物进化历程中，与人体形成了密不可分的互惠共生关系，所以被称为"人类第二基因组"。

2021 年 1 月 18 日，德国基尔大学研究团队在 *Nature Genetics* 杂志发表论文，首次报告了人体基因组遗传会影响肠道微生物菌群的组成。更为神奇的是，调控相关基因就能调控肠道微生物菌群的组成。荷兰格罗宁根大学医学中心的研究人员对 1.8 万名志愿者全基因组关联分析发现，遗传因素也在影响肠道微生物菌群。通过对 1.8 万名志愿者基因测序，首次准确估算了宿主遗传因素对肠道微生物的影响。

2. 肠道微生物菌群携带的病毒

2021 年，世界上著名的基因组测序研究中心在 *Cell* 杂志发表研究论文，通过挖掘全球范围内 28 060 个人类肠道宏基因组，2 898 个培养的人类肠道细菌基因组，建立了包含有约 142 809 种噬菌体的肠道噬菌体数据库（GPD），其中约一半以上是从未发现过的新型病毒。该项研究建立了迄今为止最大、最全面的人类肠道噬菌体数据库，为了解病毒在肠道微生物组学中的作用铺平了道路。

四、肠道微生物研究进展与展望

目前常见疾病治疗的新理念，都围绕调整肠道微生物菌群展开。微生态是细菌和人类几万年和平共处的结果，如果把细菌杀光，人类也就无法生存了。经典的微生物分离培养方法已有 100 多年的历史，超过 1 000 种胃肠道细菌已被成功分离培养。

1. 肠道微生物菌群能够影响大脑

2021 年 1 月 6 日，*Nature* 杂志发表了美国哈佛医学院的研究。发现特定的星形胶质细胞亚群可根据肠道微生物发出的调节信号，在大脑中产生保护性抗炎功能。该细胞在抗击中枢神经系统炎症中，能够发挥重要作用。揭示了肠道微生物菌群与大脑之间的联系，为利用肠道微生物治疗中枢神经炎症带来新的希望。

中国科学家研究发现，肠道微生物菌群紊乱与重度抑郁症存在联系。2020 年 12 月 2 日 *Science Advances* 杂志发表文章指出：在重度抑郁症患者和健康人群的粪便样品中，发现了 47 种细菌，50 种粪便代谢产物，3 种不同的噬菌体（病毒）。发现重度抑郁症患者粪便中拟杆菌属的细菌较多，存在肠道微生物紊乱。

2020 年 11 月 10 日，瑞士日内瓦大学的研究人员在《阿尔茨海默病杂志》（*JAD*）发表文章，指出肠道微生物菌群失衡与大脑中淀粉样斑块形成存在相关性。在患者血液中发现肠道细菌产生的某些蛋白质，可以改变免疫系统和神经系统间的相互作用，诱发疾病。

2. 肠道微生物菌群与衰老之间的关系

肠道生态微生物菌群的正常代谢可产生短链脂肪酸——丁酸，在肠道的丁酸盐能刺激产生激素。人类在衰老进程中，肠道菌群代谢产生的丁酸盐数量随年龄的增长而减少。2021 年 2 月 18 日，美国西雅图市系统生物学研究所报道，对三个独立队列的 9 000 多名 18~101 岁人群的肠道微生物组、表型，以及临床数据分析发现：这些人群从成年中后期开始，肠道微生物菌群就与人类共有的核心细菌属丰度的稳步下降相对应。这一肠道微生物组的特征与衰老轨迹相关，但这是衰老的原因还是衰老的后果，就不得而知了。

3. 肠道微生物菌群与肿瘤的关系

肠道微生物菌群还与免疫细胞动力学有关。2020 年 11 月 25 日，*Nature* 杂志发表了微生物菌群与免疫系统关系的新发现：血液中不同类型的免疫细胞的浓度，能随着肠道微生物菌株的改变而变化，说明肠道微生物菌群参与了免疫系统调节。该项研究分析了从 2 000 多名患者身上收集的、历时 10 多年的观察数据，揭示了肠道菌群与免疫细胞动力学之间的联系。2021 年 1 月 6 日，研究人员在 *Cancer Discovery* 杂志发表论文，发现与结肠炎和结肠癌发病有关的致病菌——产肠毒素脆弱拟杆菌，其可在乳腺和肠道内定植，从而诱导乳腺上皮细胞增生，促进乳腺癌的发生，是诱发乳腺癌潜在的危险因素。

4. 肠道粪便菌群移植的临床应用

南京医科大学附属逸夫医院微生态治疗中心，在肠道粪菌群移植与洗涤菌移植领域开展了深入研究，取得重大突破。"粪便菌群移植"就是将健康人粪便中的菌群移植到病人大肠中，让其占据有害细菌的生存空间，重建微生态环境。从 2012—2014 年，他们发明的洗涤菌移植技术——去除粪便中的白三烯、皮质酮等能引起发炎发烧的有毒物质，粪便经过洗涤后细菌数目可以量化，提高了分离效率和安全性。这种方法成功治愈了患血小板减少，腹泻、频繁感冒、生命岌岌可危的 5 岁的"玻璃男孩"。

历经十多年的临床研究，南京医科大学附属逸夫医院微生态治疗中心发现肠道菌群移植给艰难梭菌感染、伪膜性肠炎、肿瘤治疗中的顽固性腹泻、克罗恩病、溃疡性结肠炎等疾病的治疗带来了一个可能方向。目前该医院是全球使用粪便菌群移植，治疗病人数量最多的医疗单位之一。

第二章

"得谷者昌，失谷者亡"

谷物是人类膳食的重要组成部分，提供碳水化合物、蛋白质、矿物质、B 族维生素与微量元素，也是膳食纤维的重要来源。发展中国家的居民约 2/3 的能量与蛋白质都来自谷物。在发达国家，谷物也提供了 1/4 的能量。19 世纪 70 年代前，由于磨粉技术落后，无法将谷物麸皮和胚芽从胚乳中分离出来，故精制大米白面很少。伴随滚筒碾粉机的发明，加工的米面越来越精细，粗粮消费量急剧下降，导致居民心脑血管病、糖尿病、肠道疾病发病率不断上升。20 世纪 70 年代科学家发现，摄入粗粮可降低心脑血管病、糖尿病和结肠癌的发病率。吃粗粮和糙米可使血糖生成指数（GI）下降，碳水化合物的消化速度减慢，易产生饱腹感，能更好地预防 2 型糖尿病。如今，糙米、粗粮与全谷物食品，正越来越多地得到营养学家和消费者的青睐。

一、主食稻米与小麦

人类与谷物密不可分。古代先贤告诫后人"得谷者昌，失谷者亡"，"食五谷治百病"。强调坚持食用谷物，可以实现"未病养生""欲病治萌""已病调养"以及"瘥后调摄，防其复发"的临床食疗效果。

冬小麦、水稻、粟、豆类，是 3～12 世纪，中原的主要农作物。小麦传入中国后，直到唐代，才与粟、豆地位相当，粟和豆类除了用作粮食外，还是家畜的精饲料。西汉后养马业逐渐发展，唐宋时达到高峰。故粟类在麦作兴起后也并未衰落，而豆类则退出了主食行列，作为重要的副食延续至今。回顾农耕文明的发展史，可以发现自然生态食物链越短，就越能利用有限的土地供养更多的居民，产出的粮食能养活更多的人口。

1. 稻米种植的历史

稻米是全球一半以上人口的主粮，淀粉占其组成的 80% 以上，稻米淀粉比玉米、小麦的淀粉多样性更丰富。全球稻米品种发现已超过 2 000 种。稻米淀粉无味、颗粒小、均匀细腻，具有低敏感性、可消化性、淀粉糊冻融的稳定性、耐酸性，直链与支链淀粉的比例范围比较宽等特性。谷物中稻米淀粉颗粒最小，直径在 2 ~ 7 微米之间。稻米的淀粉含直链淀粉 35% 以下，非糯稻米含直链淀粉 12.2% ~ 28.6%，糯米直链淀粉含量 1.0% ~ 2.3%。直链淀粉含量是评价稻米功能特性的重要指标之一。

2. 小麦引入中国成为主粮

现代小麦是古代白小麦属和山羊草属野生种群杂交后，自然选择产生的。汉朝中期之前，国内种植的基本是冬小麦，在先民培育下，小麦不断适应生存环境，出现了不同品种，种植地域也逐渐扩大。最终，小麦成为仅次于水稻的第二大口粮作物。小麦的耐储藏性好，只要保管得当，在 4 ~ 5 年内可保持良好品质。

3. 稻米与小麦的食疗功能

进入 21 世纪后，人类开始面临三大健康挑战：第一，要降低营养不良和传染性疾病发病率；第二，要控制慢性非传染性疾病；第三，美式快餐替代传统食品，使得发展中国家传统的低脂肪饮食发生改变，肥胖群体快速增长。伴随"五病综合征"（肥胖、高血压、高血脂、2 型糖尿病、心脑血管病）的泛滥，2010—2020 年，全球居民死亡率上升了 15%。心血管病和癌症占慢性疾病的 69%，其中 80% 死亡人口来自中低收入国家。

谷物麸皮中的可发酵碳水化合物（抗性淀粉）能够预防结肠癌，其可通过改变肠道微生物菌群产生保护效应。糙米抗性淀粉的含量比精米高 30%，流行病学的相关调查发现，全谷物食品（全麦面包）的摄入量与多种癌症发病率成反比。糙米中富含花青素、原花青素、谷维素、维生素 E 等，食用后有预防心脑血管疾病、糖尿病和肥胖的功效。在欧洲市场上，生态小麦麸是优秀的膳食纤维添加剂。用全谷类饲料喂养的家猪，其粪便中短链脂肪酸含量显著高于精米喂养的猪。因为全谷物饲料富含抗性淀粉，不会被消化系统降解，而是成为了肠道益生菌的食物，在肠道发酵生成有益健康的短链脂肪酸。

二、粥饭乃世间第一补人之物

李时珍明确指出"古方有用药物，粟、粱米作粥，治病甚多"，皆依据"此五谷治病之理也"。用谷类与其他食物和药物搭配，烹制出的热粥是食疗的重要组成部分。热粥可促进气血运行，增强抵抗力，预防感冒。食热粥还能助长药力，服用后可以散寒养胃，温补培元。

粥在古代被称为"糜"，烹制方法简单，易消化，有滋补之功。由于五谷、肉、菜、果、花等皆可入粥，故我国喝粥养生的历史非常悠久。《周书》记载"黄帝始烹谷为粥"。《黄帝内经》称："浆粥入胃，泄注止，则虚者活；身汗得后利，则实者活"。《伤寒杂病论》中提到，最常用的"药"就是粳米。中医强调"糜粥调养"，这对康复期的病人的确有积极作用。

1. 食疗粥原料众多，功效多样

宋代《寿亲养老新书》中列出粥方 40 余种，是后世粥谱的范本。明代《饮馔服食笺》一书收录粥品近 40 种，《本草纲目》介绍的粥方有 50 余种。清代黄云鹄所著《粥谱》一书，共收载 247 种粥品，将粥分为谷类、蔬菜类、植物类、花卉类、药物类、动物类等，并介绍了每种粥方的食疗功能。

李时珍将用于食疗的药膳粥品归纳为以下七类。

（1）可调和胃肠的御米粥，薏苡仁粥等。

（2）有补益作用的猪肾粥、鹿肾粥、羊肝粥等。

（3）能清热祛火的绿豆粥、菱实粉粥、芹菜粥等。

（4）可利尿祛湿的赤小豆粥、薏苡仁粥等。

（5）可解表利眠的葱豉粥、酸枣仁粥等。

（6）能温里散寒的菜粥、生姜粥、花椒粥、薤白粥等。

（7）可以宁心安神的竹叶汤粥。

《本草纲目》中的粥方只注明食疗功效，并无剂量与煎服方法，其意在强调粥的食物属性。通过食粥可达到"寓补益调治功效于日常饮食调养之中"的效果。粥类食品主副食兼顾，荤素咸甜相宜，干稀一体。自古粥疗就是食疗的重要组成部分。清代养生大家曹廷栋指出："老年有竟日食粥，不计顿，饥即食，亦能体强健，享大寿"。用大米熬粥，对五脏的保养比较均衡；糯米由于有黏性，补气作用更强；小米粥则有健脾养胃，安神助眠之功，适合老人、孩子与产妇。烹粥时可搭配红薯、玉米、燕麦，绿豆、红豆，肉类与蔬菜等。

春天喝粥以养肝、护肝为主，如芹菜粥、菠菜粥、荠菜粥等；夏天暑热重，可选绿豆粥，山楂冰糖粥等，长夏湿气较重，宜选薏米粥；秋季则宜养收，故可选用莲藕粥、胡萝卜粥、芝麻蜂蜜粥等；冬天要藏，故最宜食用羊肉粥。喝粥也要因人制宜，体壮之人不能盲目食用滋补粥，体弱之人也不要去吃食性大补的粥。

2.《老老恒言》一书的养生思想

清代老年养生专著《老老恒言》一书，强调了四个方面的养生要点：顺应自然变化，起居寝食求之，养生以适为度，各随禀气所宜。养生方法包括顺应天时，起居有常；调理饮食，固护脾胃；日常穿衣，以适为度；运动养生，动静结合；未病先防，防风宜慎五个方面。在此书中，特别强调要防范外界风邪之害。

此书论及的养生理念有"和情志、养心神，节饮食、调脾胃，慎起居、适寒暖"六个方面。特别提倡食粥，认为"煮粥之方甚多"，强调"煮粥用新米，香甘快胃"，粥品烹饪一定要"凿之必精，淅之必净，煮之必烂"。该书收录的百首粥方，有93种是以粳米为主，其他则选用糯米、青粱米与秫米等。中医认为粳米"补气健脾，除烦渴，止泻痢"，主治"心烦口渴"与"泻下痢疾"。由于老年人消化机能减弱，故合理运用粥品，就可以达到强身健体的目的。

3."粥谱说"中各式粥品的养生功能

《老老恒言》一书中以"择米、择水、火候、食候"四个要素,介绍了粥的烹饪方法。探讨了食粥在抗老延年,病后康复,慢性病患者食疗食治方面的作用。依据临床疗效,将粥方分为"解表类、清热类、润下类"等共十五类。探讨了"药粥与养生的关系",归纳了粥品的临床应用范围,内容极其丰富。

《粥谱》中有引自《本草纲目》的粥八款,即姜粥、松仁粥、百合粥、栗粥、枸杞子粥、菱粥、菠菜粥、芥菜粥。引自《食医心鉴》的粥六款,杏仁粥、小麦粥、鸡汁粥、鸭汁粥、韭叶粥、猪肚粥。引自《太平圣惠方》的粥四款,莲肉粥、松叶粥、酸枣仁粥、滑石粥。引自《奉亲养老书》的粥四款,竹叶粥、牛蒡根粥、磁石粥、苋菜粥。引自《食疗本草》的粥三款,花椒粥、柿饼粥、竹沥粥。引自《千金翼方》的粥三款,牛乳粥、白石英粥、韭子粥。引自《肘后方》的粥三款,车前子粥、大麻仁粥、常山粥。中医认为栗子粥能"补肾气,益腰脚";枸杞子粥能"补精血,益肾气";百合粥能"润肺调中";松仁粥则有"润心肺,调大肠"之功;菠菜粥能"和中润燥"。总之,各类粥品均能润肠顺气,适于老年人养生保健。

《粥谱》中收录粥品的养生保健功能体现在以下三个方面:

第一,食材中约1/4有养阴与滋阴之功。食粥后有助养静,所谓"养静所以养阴",符合"养静为摄生首务"的观点。作者进一步将养阴归纳为滋阴,清热,养心,除烦四个方面。

第二,超过1/3的粥品能调理脾胃,改善泄泻症状。指出"病中食粥"对"患泄泻者尤验"。《粥谱》中所采用的食材,以归脾经与归胃经者居首,体现了"老年更以调理脾胃为切要"的理念。

第三,运用"粥养"调理,对治疗肾、肺、肝、心等脏器的病症均能有所效果。反复强调膳食应熟烂与温热,以淡食为宜。特别提到要空腹食粥,这也是饮食养生的重要原则。

坚持吃粥有如下好处:第一,能滋补羸弱,增强体力;第二,能滋养身体,延长寿命;第三,粥容易消化,使得上下通利;第四,吃粥能调和五脏,消除风寒;第五,食粥能补充水分,使得面容丰满。难怪陆游在《食粥》诗中写道:"世人个个学长年,不悟长年在目前。我得宛丘平易法,只将食粥致神仙。"

知识小贴士

清代养生学家曹慈山先生撰写的《粥疗歌》，描述了各种粥品的食疗功能。

若要不失眠，熬粥加白莲；降压治头晕，胡萝卜粥灵。

欲要皮肤好，粥里添红枣；保肝功能好，枸杞煮粥妙。

气虚体质弱，煮粥加山药；口渴加烦躁，酌加猕猴桃。

增加血小板，红衣花生要；防治脚气病，米糠煮粥饮。

心虚气不足，桂圆入粥煮；头昏伴多汗，粥中加薏米。

治疗口臭症，荔枝粥除根；便秘补中气，藕粥更相宜。

清热退表症，粥里加芦根；夏令防中暑，荷叶同米煮。

肠胃不和症，核桃米粥炖；若想双目明，粥中加旱芹。

要熬出高质量的粥，烹饪方法很有讲究。首先要根据灶火，估计米粥熬制成熟需要的时间。计算出所需的米量与加水量，以及烹煮过程中水分的蒸发量，保证熬好的粥稀稠合适。取清洗干净的米放入砂锅后，加足量水，用大火煮开，滚沸10分钟后，即改中火煮6～10分钟。此时米粒都沉降到砂锅底部，要用长勺子，隔一会儿推一下锅底，把薄层凝结物推开。等粥的黏稠度合适时，改小火焖煮一分钟即可出锅。做烙饼时饼表面会出现"铛花"，这是碳水化合物受热发生的美拉德反应。在砂锅的锅底，米粒发生的美拉德反应看不到，但却为粥诱人的香气做出了贡献。

三、谷子养育了中华民族

谷类食物的杂粮包括小米、玉米、高粱、莜麦、荞麦、大麦、青稞、糜子、黍子、薏米、鸡爪谷等。豆类食物包括大豆、绿豆、红小豆、芸豆、蚕豆、豌豆、豇豆、扁豆、刀豆、御豆等。在农耕文明漫长的历史进程中，中华民族通过艰苦的农业劳动，不断栽培与驯化自然界的植物，培育了许多名优品种。明代名医王文禄指出："人以谷气为主，是以得谷者昌，绝谷者亡"。明代名医张景岳称："益气味之正者，谷食之属是也，所以养人之正气"。饮食五味可以化生为精气，充养脏腑。食物有寒、热、温、凉四性，以及酸、苦、甘、辛、咸五味，也有升、降、浮、沉等作用。结合食物的性味特点，调节阴阳平衡，就可以达到防治疾病，保障身体健康的目的。

1. 名列"五谷"之首的小米

在古代，小米为"五谷"之首，五谷包括禾、稷，菽、麦、稻，其中禾指的就是小米。小米有糯性和粳性两类。著名的小米品种有山西沁州黄、山东章丘龙山小米、金乡的金米、河北的桃花米等。在抗日战争时期，中国人民靠"小米加步枪"，打败了日本侵略者。所以说谷子养育了中华民族，毫不为过。

2. 小米是养生保健的佳品

小米中含有 10% 的蛋白质，必需氨基酸种类合理，较大米、面粉、玉米更优。小米含脂肪 2%～4%，不饱和脂肪酸占 85%。小米的维生素 A、维生素 B_1 的含量均高于其他谷类，而且富含维生素 E。小米中的矿物质镁，微量元素铁、锌、铜含量都超过大米，还富含微量元素硒。小米的膳食纤维含量是大米的 2～3 倍，其蛋白质富含亮氨酸、色氨酸和蛋氨酸。小米与大豆、赤小豆，绿豆等混合烹煮，通过氨基酸互补，可使营养价值得到进一步提高，故小米自古就是孕妇、儿童和老年人的补益食品。中医认为小米食性凉，味甘，入脾经、胃经与肾经，有健胃除湿，和胃安眠之功。小米专补肾阴亏损，能养先天之本，肾；又能养后天之本，脾胃。李时珍也指出："稷，脾之谷也，皮病宜食之"。

3. 米油滋阴强身，补肾填精

熬好的小米粥表面有层米油，其可滋阴强身，专补肾阴亏损。中医认为：米油"能实毛窍，最肥人，滋阴长力，补液填精，滋阴之功胜于熟地"。北方妇女坐月子时，习惯吃小米粥与黑芝麻，以补益元气，下奶水。小米是体弱者进补的上品，国学大师季羡林先生去世时 98 岁，其饮食之道就是每天喝小米绿豆粥。小米大补元气，绿豆解毒清火，两者搭配妙不可言。

四、健脾胃、化积食的大麦

青藏高原是大麦的发祥地，大麦细分有几十个品种。裸大麦其稃壳和籽粒是分离的，青稞就是大麦的一种，栽培历史非常悠久。

1. 大麦的营养特点与保健功能

大麦蛋白质含量较小麦、大米、玉米略高，能量却比较低。大麦富含可溶性膳食纤维β-葡聚糖，可降低血液胆固醇水平，促进大肠蠕动，防治便秘。中东地区居民心脏病发病率低，与食用大麦制品有关。焦大麦芽和炒大麦芽都有开胃化食之功，焦三仙（焦大麦、焦山楂、焦神曲）是中医食疗名方，可治饱闷腹胀，积食不化。饮用大麦茶还可清除体内热邪。

青藏地区居民糖尿病发病率很低，与食用青稞有关，黑色青稞中富含微量元素硒。中医认为青稞食性微寒，味甘咸，平凉滑腻，益气补中，实五脏，厚肠胃。久食青稞可宽胸下气，壮筋益力，消积化食，令人滑肌肤。

青稞是青藏居民的主粮，青稞面可制作饼与馍，口感筋柔香美。大麦的粗粉粒（大麦糁子）可烹制粥与饭，大麦片可做麦片粥，或掺入糯米粉做成麦片糕。均匀整齐的大麦粒发芽时间相当一致，由于蛋白质含量适中，所以是酿造啤酒的上等原料。含生物酶丰富的大麦芽粉可做面包改良剂，用大麦也可生产酵素、酵母、麦精等。藏族同胞将青稞籽粒炒熟后磨成粉，制成糌粑食用；或将青稞春去皮制成小吃甜醅；还可以将青稞发酵，酿制青稞酒。

2. 大麦芽也是食疗佳品

制作大麦芽的方法如下：将大麦粒用水浸泡3~4小时，捞出后放在滤水的容器内，盖湿毛巾于表面，每日淋清水2~3次，胚芽长至0.3厘米长时，取出晒干即可。大麦芽富含消化酶和维生素，在淀粉酶作用下，部分淀粉转化为可溶性糖，提高了消化度与适口性。中医认为大麦芽食性甘平，消食健胃、回乳消胀。食大麦米汁有涌乳之功，食大麦芽则会收乳，故断奶时可用之。乳腺增生患者，可用大麦芽50克，山楂、五味子各15克，清水煎服，常服有效。

3. 推荐两款用大麦烹制的食疗膳方

《饮膳正要》一书称："大麦主消渴，除热，益气调中，为五谷长"。《本草拾遗》称大麦能"调止中泄，令人肥健"。《调燮类编》则认为："大麦性平凉，助胃气，为面胜小麦，而无燥热"。

（1）北京传统小吃大麦米粥

原料（可制十碗）：取大麦米 400 克，豇豆 100 克，红糖适量。将大麦米与豇豆淘洗干净，放入砂锅中，加入凉水 5 千克。旺火烧开后撇去浮沫，改微火熬煮 60 分钟。熬煮时不断用勺搅动底部，以防粘锅煳底。待熬到大麦米开花，豇豆熟烂，粥变黏稠即得。吃时可酌量放点红糖，此粥质地滑腻，口感润沙，香气浓醇。

（2）王羲之夜读的补品鸡肉糁

"糁"就是肉粥。相传书法家王羲之夜读时，夫人常做糁以进食。鸡肉糁最为鲜美。制法如下：取洗净的老母鸡 1 只，大麦仁 750 克，面粉 500 克，做好的鸡蛋皮 50 克，醋 150 克，香油 25 克，葱姜末各 50 克，肉桂、胡椒粉、大料、精盐备用。将老母鸡放入大砂锅内，加水 5 升，调味料肉桂、大料等装入布袋，然后放在锅内，旺火煮沸后，改小火炖两个小时。待肉烂脱骨，把鸡和布袋捞出，剔下鸡肉撕成碎丝，鸡蛋皮切成丝备用。另起一锅，加水 5 升，放入大麦仁后，用旺火煮沸，再改用小火炖 1 个小时，至麦仁熟烂。放葱姜末、精盐，将少许面粉调成糊，细流下锅，待粥汤再开时，撒上胡椒粉即得。食用时把鸡丝、蛋皮丝放在碗内，盛入麦仁粥，撒上葱姜末，淋上香油和醋即得。鸡肉糁可用作早点或夜宵。

知识小贴士

大麦茶是用炒熟的大麦粒碾成麦碴，再熬制成大麦茶。大麦茶汤色呈黑褐色，有类似咖啡的焦香。大麦茶有健脾消食，发汗利尿，消暑解渴之功。在日本，大麦茶饮料的销量在夏季居各种饮料之首。

五、预防糖尿病的莜麦

莜麦抗旱能力强，河套地区的农村流传有"只要浇上水，就能吃一嘴"的谚语。

1. 莜麦的营养价值高

莜麦蛋白质含量高于其他常见谷物，营养价值比大米、小麦粉、玉米、高粱、大麦、小米都高。莜麦粉脂肪含量是大米与小麦粉的数倍，故能量比较高。内蒙古地区流传的民谣有："四十里的莜面，三十里的白面糕，二十里的玉米窝窝饿断腰"，指吃了莜麦面做的食品能够耐饥。有些地区，莜麦面汤是产妇的必备食品。由于莜麦蛋白质中缺少麦胶蛋白和麦谷蛋白，故用莜麦面洗不出面筋，也不能制成松软的面包和馒头。莜麦磨面加工时不出糠麸，所以没有损耗，经济实惠。河套地区农家素有"莜面家常饭，拿来白面也不换"的谚语。

2. 莜面"猫耳朵"与意大利贝壳通心粉

莜面"猫耳朵"就是把莜麦面和得软软的，搓成拇指般粗的条，再揪成蚕豆大小的块，用拇指与食指捏着一转，就做成了形状像猫耳朵一样的莜面"猫耳朵"。在沸水中煮熟后，捞起来配上佐料，味道鲜美。将胡萝卜丝、嫩菠菜、蛋皮丝，与猫耳朵一起翻炒，加白糖、精盐、酱油、醋、油辣子、香油即成。用大火一炒，莜面卷里吸存着汤汁，有趣的是，猫耳朵的形状与当今意大利贝壳形通心粉极为相似，据说该通心粉就是马可·波罗把中国学的捏猫耳朵技术，带回国仿制的。

3. 对糖尿病发挥食疗功能的"莜面卷"

我们医院老年干部病房有不少慢性糖尿病患者，在交流中发现，有些患者坚持食用莜麦，取得了良好的临床食疗效果。一位60多岁的老患者出院病情稳定以后，每周两次去莜麦面馆就餐，每次买两屉莜面卷，当场堂食吃掉一屉、然后打包带一屉回家、第二天食用，平均每周要吃掉四屉莜麦面卷，坚持了几个月，发现他原来的糖尿病症状有所好转。

六、荞麦是健康的卫士

荞麦一般是在气候寒冷、土壤贫瘠的地方生长。荞麦适应性强，生长期仅60～90天，故有"头伏萝卜，二伏菜，三伏种荞麦"的农谚。荞麦分甜荞、苦荞、翘荞等品种：甜荞即普通荞麦，苦荞口味略苦，翘荞种植量很少。荞麦的幼苗和花叶中含生物活性物质芦丁，荞麦皮棕黑黝亮，气味芳香，松软清凉，可做枕头瓤，有醒脑明目之功。

1. 荞麦粉的营养特点

荞麦粉富含禾谷类缺乏的赖氨酸（是籼米的2.7倍，小麦粉的2.8倍，小米的3.2倍）。荞麦还富含黄酮类，芦丁、槲皮素等生物活性物质。芦丁可降低血管通透性，促进胰岛素分泌，是防治高血压的良药。以荞麦为主食的地区，居民高血压发病率都比较低。苦荞的食疗功能更胜一筹，因其中的荞麦糖醇可以调节胰岛素活性，有降糖作用。古人称荞麦："味甘，平、寒，无毒。实肠胃，益气力"。荞麦有开胃宽肠，下气消食之功。临床研究证实，苦荞有降血脂、降血糖、降血压，减肥等功效。

1989—1990年，北京协和医院内分泌科对山西、北京、辽宁三地居民，开展了糖尿病流行病学调查。被调查的44 747人中，山西山区农民糖尿病及糖耐量异常者仅为0.02%～0.24%，而北京居民为2.35%～2.96%，辽宁的工人为2.93%～3.62%。不难看出，山区农民与城市居民差异巨大。通过调查发现，山西农民的主食是荞麦与莜麦，平均热量摄入仅是城市居民的72.8%。推测城市的生活方式（包括饮食结构），可能是造成城市居民出现胰岛素抵抗及糖耐量异常的原因之一。

2. 形形色色的荞麦制品

荞麦可烹荞麦饭，荞麦粉可做烙饼、煎饼、面条、饺子、凉粉、蒸卷、糕点等。荞麦凉拌面是朝鲜族名吃，北方的荞面饸饹是深受大众欢迎的食品。

下面介绍北方面食的"三绝"之一：荞面饸饹。

荞面饸饹与兰州拉面、山西刀削面齐名，是西北地区的传统面食。一千多年前，古人就在牛角上钻 6~7 个小孔，孔径如粗麻线，面糊通过牛角落入沸水中，煮成饸饹。《齐民要术》将这种面条叫"河漏"，捞出浇上卤后称为"臛浇"。饸饹是把和好的荞麦面，放入专用饸饹床榨槽内，轧制而成。饸饹"漏进"锅中，锅内的水被先人称为"河"，故名"河漏"。煮熟后，添入老汤和味美的羊肉，加入葱花、辣椒油及八角、茴香、胡椒、花椒、肉桂、枸杞等佐料调味。荞面饸饹香而不腻，暖胃去寒，滋阴壮阳。《本草纲目》曰："荞麦南北皆有……，或做汤饼，谓之河漏，以供常食，滑细如粉"。清朝时曾有专人普查全国风味小吃，将"河漏"上报朝廷，康熙皇帝命御膳房烹之，食后赞不绝口，但因"河漏"的谐音与治理河道不协调，故挥笔改为"饸饹"。陕西韩城的羊肉饸饹、山西忻州的生蒸羊肉荞面饸饹、陕西蓝田的荞面饸饹等，都是地方风味食品。

知识小贴士

> 每年正月初四，朝鲜族同胞有吃冷面的风俗。制作冷面时，要按比例将荞麦粉、面粉、淀粉掺和均匀，用专用器具压成细面条。再用精牛肉或鸡肉熬汤，待汤冷却后，撇除浮油备用。面条下锅煮熟后盛于大碗内，加入香油、胡椒面、辣椒面等调味料，然后浇上熬好、晾凉的肉汤，配以泡菜、辣椒、牛肉片、鸡蛋丝，以及切成瓣的熟鸡蛋、苹果片或梨片等，即得"朝鲜冷面"，食之爽口开胃。

3. 荞麦面——经典面食在日本

《2021 世界卫生统计报告》显示：2019 年日本妇女平均寿命达 86.9 岁，男性达 81.5 岁；是世界上平均寿命最长的国家。

相关调查发现日本人合理的饮食结构是其得以长寿的重要因素。日本长野县男性寿命最长。长野县是荞麦产地，荞麦面是当地美食。

荞麦面、拉面、乌冬面是日本三大面食，荞麦面是传统经典面食，在普通餐馆或高级餐厅都能见到。无论是表面摆有酥脆天麸罗的热腾腾荞麦面，还是蘸酱油吃的竹篓荞麦面，味道都令人难忘。日本的荞麦面条是加入适量荞麦面后，加水揉成淡茶色面团，擀平后再切成面条。荞麦面有降血脂之功，日本居民的长寿与食用荞麦面可能有一定关系。17世纪在江户时代日本才出现荞麦面，最早见于长野，该地至今仍是荞麦主产地，种植荞麦往往是"海拔高、温差大之处"，故味道香甜。和乌冬面相比，荞麦面的面条细，富含维生素 B_1 和氨基酸，是有益健康的首选面食。荞麦面中荞麦粉与小麦粉的比例是可调的，常见的二八荞麦面，就是 20% 小麦粉与 80% 荞麦粉组成。添加小麦粉能增加黏合度，使面条的口感更劲道。新上市的荞麦制作的"新荞麦面"，味道更为香甜。

吃荞麦面是日本新年的习俗，据说会带来好运。关东和关西地区荞麦面的汤头不同，前者用柴鱼炖制，汤汁浓厚，颜色与味道比较重；后者以昆布烹制，汤色澄彻，口味清淡。所谓山药荞麦面是在热腾腾的荞麦汤面上，放一层山药泥。白色的山药泥口感浓稠，同荞麦面交织出的滋味非常诱人。如果将一颗生鸡蛋黄放在山药泥表面，就成了月见山药荞麦面。

如今，随着我国经济的不断发展，人民生活水平不断提高，居民也开始关注健康膳食，我国的荞麦消费量也在不断增加。

4. 荞麦面的食疗功能

动脉硬化和糖尿病是国民的常见病，是多种因素作用的结果，如脂蛋白代谢异常，胰岛素抵抗等。荞麦有"降气宽肠，消磨积滞"之功，有广泛的食疗作用。荞麦富含具有抗氧化作用的黄酮类物质：芸香苷、槲皮素、黄烷醇等。黄酮类物质可纠正糖代谢紊乱，增加外周组织对胰岛素的敏感，改善机体糖代谢。研究发现，荞麦可以降低血清甘油三酯与胆固醇水平，食用荞麦可防治高血压与糖尿病。荞麦富含芦丁等黄酮类物质，能降低毛细血管通透性，改善脂质代谢，对防治动脉硬化有益。荞麦富含的芸香苷可降低毛细血管的脆性，对防治高血压、脑溢血，糖尿病引起的视网膜出血，出血性紫癜等都有益处。

5. 荞麦面外用治疗常见病

荞麦面有抗菌消炎作用，有"消炎粮食"的美称。将荞麦面与茶、葱、黄油、盐等混合后外用，有"活血止痛、解毒消肿"的作用。

外敷荞麦面治皮肤肿痛：将荞麦面用盐水搅成稀糊，涂擦于体表肿痛部位。

等荞麦面干燥脱落后，再重复进行一次，直至肿痛消失。适用于炎症性肿胀与局部疼痛。

七、粗杂粮的健康功能

吃杂粮可预防慢性非传染性疾病，谷类中有补脾胃、和中功效的较多：如粳米、粟米、大麦等均可补脾胃之气。粳米入脾经、胃经、肺经，有补益脾胃，培土和中，分清泌浊之效。小米"和胃温中"，味甘咸，可健脾和胃，清热除湿，解渴安眠，适用于阴虚内热、脾胃虚弱者的食疗。小米粥还可健脾胃，镇静安眠，产妇食用小米粥可促进乳汁分泌。

1. 精加工的谷类食品不利于健康

粗粮就是天然形态的复合碳水化合物。小麦和稻米经过精加工，口感得到很大提升，但许多营养成分，如矿物质、维生素、微量元素和膳食纤维丢失得非常严重。精制食品缺乏膳食纤维，会导致粪便在大肠停留时间过长，微生物菌群异常发酵，产生有毒物质，刺激肠道造成灼热和胀气。膳食纤维缺乏会导致肝脏解毒功能下降，增加患大肠癌的风险。

过量摄入精制碳水化合物，会导致胰岛素抵抗。美国的研究调查发现，食用高糖与低膳食纤维食品的女性，糖尿病的发病率是正常人的两倍。统计还发现，20 世纪末，仅 10% 的美国居民每天能吃到深绿色蔬菜，有三种蔬菜摄入量占一半以上：第一是土豆；第二是芥蓝——这是营养密度最低的蔬菜；第三是罐装西红柿或西红柿酱，一般在吃披萨或意大利面时才会加入。毫无疑问，这进一步影响了膳食纤维的摄入量。精加工食物中含氧化变性的脂肪和胆固醇，在香肠、火腿肠、奶酪、油炸方便面及罐头肉中含量较高，会引起动脉损伤。

2. 如何保证主食生物来源多样化

古人云"杂食者美食也；广食者营养也"。粗粮与杂粮吃得太少，造成主食生物来源多样性被破坏，不利于营养均衡和健康。强调适量进食粗杂粮的目的就是保证主食来源多样化。目前，不同地区与不同社会阶层的饮食差距很大，贫困地区的主食几乎全是粗杂粮，对城市居民而言，为避免营养过剩，搭配杂粮是首选的科学配餐方法。不同杂粮营养特点不同，如燕麦富含蛋白质，小米富含色氨酸与胡萝卜素，红薯富含可溶性膳食纤维，荞麦富含芦丁。杂粮中的膳食纤维能促进肠道微生物菌群繁殖，通肠化气，使粪便尽快排出体外，预防便秘。但杂粮也存在某些缺陷，如高粱含单宁，豆类蛋白质缺乏含硫氨基酸，如果用玉米代替大米，营养构成也不合理。总而言之，只有保证主食多样化，才能保持膳食平衡。

3. 食用杂粮能遏制糖尿病发生

人体依靠内环境自稳定平衡调节机制，维持生命活动的稳定，保持健康。在战争和饥荒年代，很少有人得糖尿病，为了生存，人体要尽可能吸收营养，这就是所谓"节约基因"。体内的"节约基因"决定了人类是"吃苦的命"，一旦生活条件优裕，就会出现营养过剩，特别是运动量下降——伴随家用轿车的普及，2型糖尿病也随之普及。

不吃主食的理念也是不正确的。可以用粗杂粮部分代替精米白面，有助于2型糖尿病患者控制血糖。进食粗杂粮，餐后血糖水平的变化远小于进食精米白面。糖尿病膳食指导纷纷建议选择谷薯类、杂豆类食品，如燕麦、荞麦、大麦、红米、黑米、赤小豆、扁豆等。改变饮食结构就可以缓解餐后高血糖，抑制血糖水平的波动，降低空腹血糖水平，纠正胰岛素抵抗，最终起到预防2型糖尿病发生的作用。

第三章

薯类食物

薯类包括茄科的马铃薯，旋花科的番薯，大戟科的木薯，薯蓣科的山药，天南星科的芋头等。世界上栽培最广，产量最高的就是马铃薯、番薯和木薯。薯和芋由于淀粉含量高，口感好，既可当粮食又可作为蔬菜食用。

一、根茎类主食番薯

番薯又称红薯或白薯，番薯耐旱、耐瘠、耐碱、抗风雹灾害，高产稳产，加之甘甜可口，被视为抗灾救命的粮食。

1. 番薯类食物的特点

生红薯淀粉粒外包裹着坚韧的细胞膜，所以生吃红薯，淀粉消化吸收率很低。红薯煮熟后细胞膜破裂，淀粉酶能将淀粉水解，不仅甘甜如饴，消化吸收率也比较高。紫薯的紫色源于花青素，其富含钾和微量元素铜、锌、硒。紫薯淀粉糊化温度较高，膨胀度和溶解度较低，甜味较淡。红薯有红瓤与白瓤之分，红瓤富含胡萝卜素与可溶性膳食纤维，能促进肠道微生物菌群繁殖，并减少胆固醇的吸收。

红薯吃多了会感到烧心、泛酸水、肚胀出虚恭。这是因为红薯富含直链淀粉和可溶性膳食纤维，淀粉在胃里转化为酸性物质的缘故。红薯残渣在大肠被微生物菌群食用，发酵产生二氧化碳，故会肚胀和出虚恭。红薯最好与米、面搭配着一起吃，每次食用量在 100~200 克左右。红薯嫩茎与嫩叶都可食用，海南岛居民经常食用红薯叶，它也是餐馆的标配菜肴。将红薯叶被列为高营养蔬菜，称为"蔬菜皇后"。红薯叶的吃法是选取鲜嫩叶尖用开水烫熟后，配以香油、酱油、醋、辣椒油、姜汁凉拌。或用大蒜清炒，味道清香甘甜，别有风味。

2. 番薯的营养价值与食疗功能

番薯"补中、和血、暖胃、肥五脏。"煮时加生姜一片，调中作用与姜枣同功。红花煮食，可理脾血，使不外泄。番薯还能够"凉血活血，宽肠胃，通便秘，去宿瘀脏毒，舒筋络，止血热渴，产妇最宜。和鲫鱼、鳢鱼食，调中补虚。"《随息居饮食谱》称："番薯煮食补脾胃，益气力，御风寒，益颜色。凡渡海坐船者，不论生熟，食少许即安。"红薯叶亦可入药，性味与红薯相似。

番薯食性平，味甘，可入脾经与肾经，有健脾益气之功。故能"补虚乏，益气力，健脾胃，强肾阴"，其"功同山药，久食益人，为长寿之食"。古人称番薯"白皮白肉者，益肺生津。"

切红薯时，刀口处会渗出一些白色的液体，其中所含的"紫茉莉苷"有缓下之功，可预防便秘。红薯所含黏液蛋白质是多糖和蛋白质的复合物，属胶原和多糖类物质，能保护呼吸道，消化道和关节腔，发挥润滑与消炎作用。常食番薯能防止肝脏和肾脏结缔组织萎缩，还抑制肌肤老化，延缓衰老。日本东京大学曾对130种食物抑制胆固醇作用的研究发现，红薯抑制胆固醇吸收的能力，是其他研究中涉及的食物的10倍。

二、既补先天又补后天的山药

山药学名叫"薯蓣"，是古老的蔬菜品种，产于河南沁阳者最佳。古代沁阳名"怀庆府"，该地产的山药名"怀山药"。怀山药、怀地黄、怀菊花、怀牛膝被誉为"四大怀药"，怀山药补而不滞，养而不腻，有"怀参"之美誉。

1. 民间有关山药的传说

传说古代一药农采药时迷路，饥饿难忍，忽一老翁飘然而至，送予山药解饥。药农食后多日不饿，于是传遍中原。山药以质地坚实，粉性充足，洁白者为佳，河南的铁棍山药是其中的极品。山药茎蔓叶腋处生有侧枝，长出的小块茎形如小枣，就是山药豆。深秋采挖的山药，可收藏至春日食之，能改善春季肝火旺盛，伤脾之证。山药是常见的中药补品，煮熟后口感松软细腻，味道略甜。也可用山药煮粥或炒菜，拔丝山药是大众喜爱的菜品，水晶山药和一品山药也是著名的中餐菜肴。此外，用山药制成的糖葫芦也别有风味。

2. 何谓铁棍山药

铁棍山药可分为垆土铁棍山药和沙土铁棍山药两种。后者是种植在沙地上的，由于土质松软，故山药匀称细长，可长达 100 厘米。垆土是黏土，因土质紧实，山药要用尽洪荒之力才能缓慢生长，历尽艰辛也只能长到 60 厘米左右。由于拔尽了地力，种过铁棍山药的地块，要经过 5 年休整后，才能继续种庄稼。垆土山药的须很长，像百岁老人的"长寿须"，民间素有"牛膝看条，山药看毛"之说。山药表皮上的斑点，是吸收土壤中铁元素所致。垆土山药食疗功效最好，是铁棍山药中的极品。评价山药质量就要看山药的斑，弯，须。

3. 补益佳品首推山药

山药食性平、味甘，有益气养阴之功。归脾经、肺经与肾经，能滋补脾、肺与肾脏。《神农本草经》称，山药"主伤中，补虚羸，除寒热邪气，补中益气力，长肌肉。久食耳目聪明，轻身不饥，延年。"明代名医张景岳称山药"滋精固肾，治诸虚百损，疗五劳七伤……"

食药兼用的山药补而不滞，不热不燥，可与诸多不同的食品搭配。如甲鱼与山药搭配，有补肺益脾之功。黄芪与山药搭配，可有益气健脾之功。鸭肉与山药搭配，有健脾渗湿的效果。体表肿毒初起，可用山药、蓖麻子、糯米等分洗净，水泡后研细涂敷于患处，肿毒不时即散。手足出现冻疮，用山药一截，磨成泥后敷患处即可治愈。胸部接受放疗的患者因热毒伤阴，会出现干咳症状。此时吃些山药可滋养肺阴，明显改善临床症状。

山药的多糖可提高巨噬细胞吞噬功能，诱生干扰素，有扶正作用。山药中的黏多糖物质与无机盐结合，可以促进软骨组织保持弹性，减少结缔组织萎缩。山药中的黏液蛋白对保护血管弹性，减少脂肪沉积，预防心脑血管病也有作用。

山药所含的淀粉酶和多酚氧化酶可促进消化，故平补脾胃，山药中含的尿囊素也能修复胃黏膜。可用新鲜山药烹制山药扁豆糕和小米山药糕食用。山药与黄芪一起炖煮能固表益卫，补中益气，利水消肿。山药配茯苓食用，可用于气虚者的食疗。凡多汗、反复感冒，气虚的患者应多食山药。山药能量低，富含膳食纤维、矿物质和维生素，易增加饱腹感，能控制食欲，常食用可减肥瘦身。手脚冰凉，血液微循环差的人，可服山药乌鸡汤和桂圆山药羹。

很多老年人每到秋冬季容易出现皮肤瘙痒，可服药膳山药粥进行食疗。做法系用山药 30 克、制首乌 15 克、生地 9 克，在砂锅里熬好后，喝药汁吃山药。人体津液一旦充足，皮肤瘙痒就会减轻。脾胃虚弱者在秋冬季宜进补山药，可将山药、大枣、米（粳米、糯米各半）熬粥服用。敦煌莫高窟的神仙粥记载："山药一斤，煮熟后去皮；鸡头米半斤，煮熟后去壳捣为米，入粳米半斤，慢火煮成粥，空腹食之。"大家也不妨试一试。

4. 山药乃食疗补益之上品

中医认为山药为"理虚之要药"。山药补脾固肾，脾主肌肉，补脾可以让肌肉强健。《本草纲目》概括山药五大功用：即"益肾气，健脾胃，止泄痢，化痰涎，润皮毛"。《本草求真》称：山药"入滋阴药中宜生用，入补脾肺药宜炒黄用。"因山药中生物活性成分不耐高热，故煎药时要晚放，且不可久煎。

鲜山药含皂苷、黏液蛋白、胆碱、尿囊素、多酚氧化酶、黏液蛋白、精氨酸、甘露聚糖、植酸多酚等生物活性物质，常年食用能够抗衰老。鲜山药炖猪肚，食后可增进食欲，强壮筋骨。山药食性平而质润，药性和缓。糖尿病患者长期食用山药，能收到很好的食疗效果。

5. 山药是奥运会短跑冠军的主食

2008 年北京奥运会的 100 米与 200 米短跑冠军，牙买加运动员博尔特日常吃什么食物呢？据媒体报道，博尔特的姑姑曾介绍，他每天都要食用一种黄色块茎类食物，并将其作为主食。经考证发现这就是拉丁美洲的山药。中医认为，山药食入后，归肾经、脾经与肺经。肾主纳气，肾主骨，藏精生髓。脾主肌肉，在体则合肉，主四肢肌肉。肺则主气，并主皮毛，司呼吸。博尔特骨骼强健，肌肉发达，呼吸畅达。看来经常食用山药是他能成为奥运会"飞人"的重要原因。

山药平补气阴，脾、肺、肾三脏兼治，在方剂中入药"为君，主养命以应天，无毒，久服不伤人"。近代名中医张锡纯认为，山药滋阴利湿，滑润又收涩，可补肺、补肾，补脾胃，是"药食同源"的典范。

治疗"脾虚湿盛"的经典名方参苓白术散中就有山药，胃阴不足，口干食少者，可用山药配五味子，石斛、沙参、乌梅、麦冬等煎服。中医认为脾是"后天之本"，是"气血生化之源"。

山药归肺经，用于治疗肺虚久咳或久喘的食疗。中医补肺汤与治疗阴虚咳嗽的麦味地黄丸中用到山药。"肺主皮毛，肺为娇脏，喜润恶燥"，山药有润燥之功。故长期进食山药可改善肌肤，延缓老化。山药与百合、银耳、梨等白色食物，都有润肺的功能。

山药归肾经，故可治疗肾阴虚引起的腰膝酸软，头晕耳鸣，尿频带下等证。治疗肾阴虚的六味地黄丸，治疗肾阳虚的金匮肾气丸，治疗肾虚不固，遗精滑精的金锁固精丸，治疗遗尿与尿频的缩泉丸中，均配有山药。

6. 山药与其他中药配伍各尽其妙

黄芪补中益气，升提气机，偏补脾阳；山药补脾滋阴，补肾固精。两者合用，则阴中求阳，各尽其妙，有固涩升提的效果。山药配伍麦冬可治咳嗽。山药配茯苓可治肾衰，山药清热凉血，茯苓利水行津，补渗兼得，脾胃得健。山药配伍杏仁可治肺气虚弱咳喘。山药配五味子可治疗遗尿与尿频。

应用食疗方

健脾止泻食疗方：小米 100 克，生薏苡仁 50 克，鲜山药块 100 克，慢火煨熟。适于脾胃虚弱、慢性腹泻、消化不良者的食疗。

补肾壮腰食疗方：羊肉 500 克煲汤至肉烂，加入山药块 500 克，枸杞子 100 克，文火炖半小时，酌加调料即可。本方用于因肾虚、肾寒，先天禀赋不足引起的腰膝酸软，下肢无力，遗精早泄，头晕健忘等症。

益气润肺食疗方：猪肺或羊肺一个，反复冲净后切块，置砂锅内炖熟，加入山药块 300 克、百合 50 克、白萝卜 50 克，调料适量，煲熟即可。用于肺肾两虚，肾不纳气，干咳少痰，厌食消瘦者。

三、软坚化结，治瘰疬的芋头

　　芋头俗称芋艿，为粮蔬兼用型作物。据说当年戚继光抗击倭寇的时候，有一年中秋节被倭寇围困在深山里，切断了粮食供给，将士们没有办法，只能挖野生的芋头吃。没想到煮熟之后的野芋头味道非常好，大家吃了之后士气大振，大获全胜。后来戚继光为了纪念突围中牺牲的将士，就将野芋头命名为"遇难"，时间长了之后，就演变成了"芋艿"，而中秋节吃芋头也成了一个很重要的习俗，一直到现在，沿海地区的人们仍然保留了这个习惯。

1. 芋头富含生物活性物质

　　芋艿含凝集素、胰蛋白酶抑制剂，不可以生吃。抗营养因子对温度敏感，加热烹煮后，其含量及活性均显著降低。新鲜芋头中多酚含量高，芋头多糖具有多种生物活性，可与胆酸盐结合，降低血胆固醇水平，并且能减少脂肪吸收。吃芋头可以增加小肠中二糖酶的活性，有降低血糖的功能。芋头的中性多糖可显著提高巨噬细胞的吞噬能力。芋头富含淀粉，其淀粉颗粒细小、表面被黏多糖包围。

2. 芋头有丰富的食疗功能

　　《本草纲目》曰："芋粥，宽肠胃，令人不饥"。吃芋头能提高免疫力，预防心血管病、骨质疏松症、糖尿病和白内障等疾病，能提高造血功能，促进儿童大脑发育，还有抗癌之功。芋艿可当主食，老幼皆宜。芋头也是细菜品种，煮、蒸、煨、烤、烧、炒、烩均可，别有风味。故被称为"秋补素食一宝"。

　　芋艿入脾经与胃经，能软坚散结，和胃化痰。芋艿食性滑利，有补益润燥，活血散结之功。对大便秘结，甲状腺肿大，瘰疬，乳腺增生，肠虫癖块等都有食疗作用。芋艿所含黏液蛋白，吸收后能产生免疫球蛋白。芋头中的皂苷及微量元素，都能增强免疫功能。《滇南本草》称，芋头"治中气不足，久服补中益肝肾、添精益髓"。肿瘤患者在术后接受放化疗，以及康复过程中，都可以服食芋头。

3. 芋头能够防治乳腺增生

乳腺增生是 25~45 岁女性常见病，发病率呈逐年上升的趋势。一次笔者在上海开学术会议时，巧遇了中医妇科大师陈主任，他详细传授了服食芋头治疗妇女乳腺增生的方法。回北京后笔者将此进行了临床应用，效果非常理想。芋头煮粥用于乳腺增生的食疗历史悠久，沿用至今。坚持食用芋艿粥，有良好效果。吃芋艿可"宽肠胃，充肌肤，疗烦热，破宿血，和鱼煮食甚下气，调中补虚"。广东的潮汕菜中，相传有鳙鱼头煮芋头的食疗看馔。

4. 芋头用于淋巴系统疾病的食疗

中医文献记载，芋艿粥能治瘰疬，对慢性淋巴结肿大有治疗效果。《岭南采药录》记载：芋艿"以此煮粥，研末和粥食之，能治小儿连珠病及瘰疬，大人亦合，并可免一切疖疮。"所谓"瘰疬"就是淋巴结炎、淋巴结核及淋巴腺肿大等病症，这些慢性病的病程长，临床疗效差，治疗价格昂贵。坚持用芋头煮粥服食，不仅食疗效果可靠，而且使用方便，花钱亦少，是非常值得推广的一种方法。笔者曾给一位早期淋巴瘤患者制定了食用芋头的食谱，坚持 2 年后，这位患者收到了明显的治疗效果。

生芋艿切成片，频擦或捣泥外敷，可治疗鸡眼、各种疣、疖疮及无名肿毒等。

5. 有关芋头的食疗方剂

《滇南本草》称芋头"治中气不足，久服补肝肾，添精益髓"。特推荐几例食疗方。

（1）芋头粥：有补脾胃，消瘰疬的功效。取新鲜芋头 50 克，粳米 50~100克，水 500~800 毫升。鲜芋头去皮洗净切成小块，与粳米在一起煮成稠粥，每日 2 次，趁温热服食。

（2）芋头海带粥：芋头 50 克，海带、大米各 100 克。将海带洗净，切细；芋头择净，切为小块；大米淘净，三者同放入锅内，加清水适量煮粥，待熟时加入食盐等调味品，再煮沸时服食。每日 1 剂，7 天为 1 疗程，连续服 3~5 个疗程。适用于青春期甲状腺肿大的食疗。

（3）芋头糯米粥：芋头 50 克，糯米 100 克，白糖适量。将芋头择净切为小块，糯米淘净，同放入锅内加清水煮粥，熟后白糖调味服食。每日 1 剂，连续 3~5 天，可用于除烦安胎。

四、有减肥功能的马铃薯

马铃薯因外形似马铃而得名。俗称土豆或洋山芋。马铃薯遍布五大洲，全球产量达 3 亿多吨，其与水稻、小麦、玉米、燕麦，是世界五大粮食作物，并有"植物之王"的美誉，欧美称为"第二面包"。

1. 马铃薯被称为"植物之王"

2016 年，《农业部关于推进马铃薯产业开发的指导意见》，将其作为主粮进行产业开发。在英国土豆作为主食有数百年历史，欧洲历史学家说"没有马铃薯，就没有欧洲的工业革命"。

马铃薯含淀粉 20%。每百克马铃薯含热量 8 千卡。其所含硫胺素比萝卜、瓜类、叶类蔬菜都要多，还富含钾，对保护心脏功能有益。山西农民有句俗话说："五谷不收也无患，只要有二亩山药蛋"。中餐厨师能用马铃薯烹调出几十种菜肴，除切丝、切片、切丁炒菜外，菜肴土豆烧牛肉、土豆炖猪肉的风味都很好。

2. 马铃薯的营养价值与食疗功能

马铃薯含的蛋白质是完全蛋白质，富含谷物蛋白质中缺乏的赖氨酸和色氨酸。马铃薯易消化，是低热量食物。维生素含量与蔬菜相当，每天进食 150 克马铃薯，即可获得人体所需的 20% 的维生素 C，25% 的钾和 15% 的镁。马铃薯还是减肥食品。马铃薯食性平，味甘，入胃经与大肠经，益气健脾、调中和胃。《湖南药物志》载：马铃薯"补中益气，健脾胃，消炎"。《本草纲目拾遗》曰：马铃薯"功能稀痘，小儿熟食，大解痘毒"。食用马铃薯与富含钾的食物如香蕉、杏、桃等，均能减少中风的发病风险。心脏功能不全者服利尿药易丢钾，此时可适当吃些马铃薯。

现代营养生理学研究发现，马铃薯的茄碱成分有消炎、抑制微生物菌群繁殖的功能。马铃薯所含膳食纤维可促进肠道蠕动，保持肠道的水分，预防便秘。马铃薯含钾量高，有利水消肿之功。每周吃五六个马铃薯，有利于高血压和肾炎水肿患者的康复。马铃薯还有防治神经性脱发的作用，用新鲜的马铃薯片反复涂擦脱发部位，有利于促进头发再生。

土豆搭配蜂蜜一起食用，对胃溃疡、胃炎患者有食疗作用。将新鲜土豆切片后外敷或捣烂后外敷，有消炎消肿的效果。秘鲁的印加族人用生马铃薯片外敷，可以治疗头痛；用煮熟的马铃薯皮包敷伤口，能够促进创口愈合。

食用马铃薯能保持血管弹性，预防动脉粥样硬化发生，每周食用 1 千克马铃薯，就能使脑卒中发病率下降 40%。马铃薯富含维生素 B_6，食用后能使人平复焦躁情绪，加强神经系统协调性。马铃薯中还含有类转换酶的物质，食后能使血管舒张，血压下降。马铃薯中的黏蛋白是多糖与蛋白质的混合物，可预防肝肾结缔组织萎缩。马铃薯有解毒消炎的作用，用新鲜马铃薯汁涂敷面部，可起到增白、清除色斑的作用。将马铃薯切成薄片，贴在眼睛上，不仅能减轻下眼袋肿，还能消除周围皮肤的黑色。

知识小贴士

将土豆和蜂蜜搭配在一起食用，通便效果倍增。蜂蜜土豆制作方法如下：选用新鲜土豆，削皮后切成丝放入锅内，煮到半熟时，放入蜂蜜搅拌均匀，再改文火炖一会，待蜂蜜完全浸入，土豆质地变软即可起锅。注意早晚各吃一次，空腹食用。

3. 马铃薯是"十全十美的上等食品"

美国农业部认为："作为食品，全脂牛奶和马铃薯，便可提供人体所需的营养物质"，马铃薯被营养学家称为"十全十美的上等食品"。土豆是兼有主食和蔬菜性质的"跨界"食材，相比于精米白面，土豆作为主食对心血管健康有益。

新鲜土豆适合做汤、烧菜、炖砂锅，或涮火锅等。炒土豆时加点醋，烹制成的醋熘土豆丝口感脆爽。蒸土豆中维生素 C 的含量会保留在 80% 以上，土豆淀粉糊化后更易消化。土豆蒸熟后碾成的土豆泥口感绵软，适合老人和孩子食用。用土豆加工的炸薯条与炸薯片虽然口感香脆，但营养素损失惨重，不仅维生素全部被破坏，还吸附大量油脂。同时，高温油炸还会生成致癌副产物——丙烯酰胺。

4. 求靓爱美离不开马铃薯

马铃薯只含有 0.1% 的脂肪，坚持吃马铃薯可使体内多余脂肪的代谢。故马铃薯也是减肥"良药"。1988 年，在法国的维勒班市建立了首家马铃薯减肥健美餐厅。1989 年以来，意大利、西班牙、美国、加拿大等国，也先后创建了马铃薯食疗餐厅。

5. 黑美人马铃薯的特点

黑美人马铃薯是优质彩色马铃薯品种，产于有"中国薯都"之称的甘肃定西。黑美人马铃薯富含花青素，其是植物次生代谢产生的多酚类物质——类黄酮的一种，故该品种马铃薯具有抗病毒、保护肝脏、美容与减肥等多方面的营养生理功能。黑美人马铃薯是具有独特遗传特性的品种，经济价值很高。

第四章

源远流长的发酵食品

    利用微生物发酵制得的食品称为发酵食品，传统发酵食品种类繁多。微生物的重要功能之一就是通过发酵产生风味物质，赋予发酵食品风味多元的特点。发酵可以改善食物质地、风味与营养价值，增加食物的稳定性。中华民族的祖先在与大自然的斗争中，知晓了食物发酵的方法，掌握了腌制与烧腊食品的方法。中国酱腌、盐渍、糖渍的食品种类繁多，如火腿、腊肉、香肠、烧腊、腌鱼、腌菜、泡菜、渍菜等。

    许多国家都有特色发酵食品，如中国的酱油和腐乳，日本的纳豆和清酒，韩国的泡菜，意大利的撒拉米香肠，高加索地区的开菲尔奶，土耳其的塔哈纳（用酸奶、面粉、酵母、蔬菜、香草等发酵制成的汤料），非洲的木薯粉，以及面包、奶酪和酸奶等。东方发酵食品以固态发酵居多：如风干肠，酱油，腐乳和豆豉；发酵腌制的酸菜，日本的纳豆和印尼的丹贝等。西方发酵食品多是液态自然发酵或纯菌种发酵，如保加利亚酸奶就是纯种乳酸菌发酵而成；开菲尔乳则是以含乳酸菌、酵母菌等有益菌的开菲尔粒发酵而成。欧洲的撒拉米香肠、德国图林根香肠和黎巴嫩肠等，都是固态自然发酵的食品。非洲传统发酵食品，如南非的 MAGE、加纳的 KENKEY、坦桑尼亚 TOGWA 等，都是多菌种固态自然发酵的食品。2005 年，德国国家营养与食品研究中心主任介绍：该中心首席科学家，就是出生在南非的、从事发酵食品研究的专家，这使我非常惊讶。咱们国家是否也应该要重视传统发酵食品的研究与开发，普通的泡菜、腐乳、酱油也能够成为影响世界的大产业。

一、发酵食品的历史

    食品的一次功能是生存功能，即提供机体运动所需的能量，保持机体的生命活动，这是食物最基本的功能。食品的二次功能则是嗜好性，如饮酒能使人获得快感。食品的三次功能就是营养生理功能，即食物能够调节机体生理活动，有增强免疫力，预防疾病，抵抗衰老的健康功能。

1. 发酵食品的历史与保健功能

　　传统发酵食品历史悠久，发酵工艺最初是为保存食物而出现的，发酵食品往往有更高的食用性。如主食馒头、面包、醪糟、发酵米粉、发面饼等，都是谷物的发酵制品。这类食品富含功能性低聚糖、多肽及氨基酸、抗氧化物质、益生菌及生物酶，B族维生素和功能性脂类等。柴、米、油、盐、酱、醋、茶是中国百姓生活的"开门七件事"，发酵食品酱和醋就名列其中。

　　中餐发酵食品包括酒、醋、酱、豆豉、泡菜、豆腐乳、酸浆（豆汁）等。大约在九千年前，古人就掌握了酿酒术。2004年12月，中美联合考古小组发现：从河南舞阳县贾湖村新石器时代遗址陶罐的残留物中，提取出了酒石酸、葡萄单宁酸和药草的成分。分析发现陶器中是稻米、蜂蜜和果实酿造的饮料。发酵食品以质地良好，风味诱人、富含营养而受到赞誉。韩国人认为"泡菜是半个粮食"，并有"如果你想优雅地老去，拥有美丽的肌肤，就去吃泡菜吧"的说法。日本有"每天一碗大酱汤，不用医生开药方"的民谚。在有关食品功能的国际会议上，有日本学者提出"让纳豆拯救人类"。中医古籍记载，发酵食品中酒的药用价值最为突出，《新修本草》称：酒"主行药势，杀百邪恶毒气"，《备急千金要方》曰"一人饮，一家无疫，一家饮，一里无疫。"明确记载了发酵酒具有防疫功能。

> 风险提示：随着时代的发展，现代医学研究认为酒精有致癌作用，故不提倡饮酒。饮酒带来的健康风险也被越来越多认识到。

2. 不发酵的面饼诱发"伊朗乡村病"

　　1961年，英国医生Prasad等首次报告了"伊朗乡村病"——缺锌性侏儒症。伊朗里海沿岸落后地区青少年中流行此病，患者身材矮小，贫血，精神状态差，食欲极差，甚至有异食癖。患者的生殖器官发育不良，生长发育非常缓慢，到

20 岁时身高一般也才只有 1.2 米。那么，是什么原因造成这种现象的呢？Prasad 经过艰苦的调查研究，终于找到了发病原因：第一是在当地环境中，严重缺乏微量元素锌；第二是居民的主食是不发酵的面饼。由于当地所产小麦中富含植酸（肌醇六磷酸），面食如果不发酵，其中的植酸则不会被破坏，这会严重干扰微量元素锌的吸收。长期缺锌的孩子食欲差，生长发育缓慢，膳食中添加锌后会有好转。青少年接受补锌治疗半年后，身高能够长十厘米之多。此后，在埃及等国，陆续也有锌缺乏症的报道。临床使用锌剂治疗后，都有明显效果。同时还发现，补锌对肠病性肢端皮炎也有特效。

馒头是用小麦粉发酵后蒸制而成，由于发酵过程中微生物菌群的作用，植酸已被完全降解。馒头能"温中化滞，养脾胃，益气和血，通水道"，100 克的馒头能产生 221 千卡的热量。馒头的香味来源于小麦经酵母菌发酵后产生的酯类、酒精和丁二酮等成分，可使就餐者产生食欲。仔细咀嚼馒头时，唾液中的淀粉酶可将淀粉转化成葡萄糖，产生甜美的口感。

一些动物实验已证实，体内缺锌会引起嗜睡症，智力发育也会受损。在缺锌状态下，DNA 及 RNA 的合成都受到抑制，可造成儿童和青少年智力低下，生长发育受阻。由于缺锌直接影响食欲和味觉，长此以往，就会出现缺锌性侏儒症。临床研究发现，微量元素锌有重要的营养生理功能，与精神应激，动脉粥样硬化，颅内感染，口腔黏膜病，创伤组织愈合的关系也非常密切。

二、发酵蔬菜

中餐的泡菜、酸菜酸香浓郁，鲜香味美，这些食品的风味都来自微生物发酵的贡献。泡菜与酸菜是乳酸发酵的成果，得益于古人通过发酵保存食物的实践。乳酸发酵是厌氧发酵，需要创造相应的厌氧环境，乳酸菌作为肠道微生物菌群中重要的益生菌，对保持肠道健康有重要作用。发酵蔬菜有酱腌菜类，酸菜类，泡菜类等，主导发酵菌是乳酸菌。

古代人类就对坏血病很熟悉，该病是由于膳食中维生素 C 严重缺乏，造成毛细血管脆性增加，牙龈出血，有点外伤就出血，患者越来越虚弱，终致死亡。

从明代郑和下西洋的史料中了解到，中国远洋船队的船员每天饮用富含维生素 C 的绿茶，食用新鲜蔬菜制作的泡菜和新鲜豆芽菜等。在装运淡水的"水船"上，还用木盆装上泥土，种植蔬菜与生姜。中国的海员正是食用了富含维生素 C 的食物，才奇迹般地免遭坏血病的威胁。

1. 川菜之骨——四川泡菜

四川泡菜可分为调料菜和下饭菜，按照泡制的时间长短，可分为滚水菜和深水菜。泡菜既可直接入馔，又可用做调料，如泡椒（灯笼椒、野山椒）、泡姜、腌大蒜等。川菜中有名的菜式都要用到泡菜，如泡菜鱼、泡椒鲫鱼、酸菜鸡豆花汤等，泡姜与泡椒则用于鱼香味菜肴的烹制，能提高其风味特色。用作调料使用的泡菜为取其酸味，故泡制时间比较长，属于深水菜。深水菜，就是烹制菜肴时才从泡菜罐深处捞出来用。四川泡菜历史悠久，文化底蕴深厚，被誉为"川菜之骨"。

泡菜是乳酸发酵制得的食品，富含有机酸、维生素、矿物质及生物活性物质。四川泡菜以活性乳酸菌为优势菌群，主导发酵，能抑制肠道内有害微生物菌群繁殖，防止出现不正常发酵。在筵席上搭配四川泡菜，既可调节口味，又有醒酒解腻的效果。

2. 驰名世界的韩国泡菜

韩国泡菜是以大白菜、萝卜等蔬菜为主要原料，搭配有水果、海鲜及肉类食材的发酵食品。相传唐朝时，薛仁贵将军被发配到高丽（今韩国），随从中有重庆人，遂将发酵制作四川泡菜的方法传到韩国。所以韩国泡菜中辣白菜的做法，与四川的辣大头菜完全一样。韩国泡菜味美爽口，可佐饭亦可佐酒，陈年泡菜则可做汤用。到韩国旅游的民众，无不感受到使人流连忘返的风味泡菜。韩餐的宫廷料理源于朝鲜王朝，是用优质贡品烹饪，御膳总共超过 12 道菜，用桔梗做的朝鲜泡菜是著名的食疗菜肴。

乳酸菌在发酵过程中产生大量乳酸，乳酸摄入后能够降低消化道的 pH 值，抑制腐败菌繁殖，对维持肠道微生态环境的健康非常重要。泡菜营养成分随原料与产地不同而存在差异。

3. 东北地区的酸菜

《诗经》中有"中田有庐，疆场有瓜，是剥是菹，献之皇祖"的记载，"菹"就是酸菜。《齐民要术》详细介绍了用白菜（菘）腌渍酸菜的方法。在中国版图上，沿着古老的长城走向，甚至可以画出一条宽广的"酸菜带"，可以毫不夸张地说："华夏酸菜跨古今，养了先人养后人"。用大白菜发酵泡制的渍酸菜，有开胃理气，降低胆固醇之功。渍酸菜食性平、味甘，有补中消食，利尿通便，清肺热、止痰咳的功效。《本草纲目拾遗》称大白菜"甘温，无毒，利胃肠，除胸烦，解酒渴，利大小便，和中止嗽"，用大白菜发酵做成的酸菜，食之能预防便秘、痔疮及结肠癌。难怪东北百姓中流传有"白菜吃半年，医生享清闲"的谚语。

酸菜缸和腌酸菜用的大石头，是东北人居家过日子不可或缺的用品。用白菜渍酸菜，是高寒地区大白菜最经济实用的冬储办法。东北渍酸菜的特点是不放盐，大白菜在清水中自然发酵而成，酸菜之所以味道清鲜纯正，正是由此而来。经过30~40天的发酵，白色的白菜帮子、绿色的白菜叶子，都变得黄澄澄的，散发出酸菜的香气。渍好的酸菜既是冬季的当家菜，又是调味料，酸菜肉片、酸菜炖肉、酸菜粉丝等名馔都离不开酸菜。东北酸菜由于开胃爽口，醒酒解腻，深受百姓欢迎。

制作酸菜和泡菜都是通过乳酸菌发酵，其是比较耐盐的半厌氧性微生物，附着于蔬菜瓜果上，能将蔬菜中的淀粉、多糖等水解，代谢产物积聚在蔬菜表面，从而抑制杂菌繁殖，故酸菜不易腐坏。酸菜与泡菜的区别是：酸菜是不加或少加盐的乳酸发酵产品，泡菜则是蔬菜加盐后，乳酸发酵的产品。

4. 德国居民食用的酸菜

酸菜也是德国传统食品。据说13世纪蒙古西征时，把中国酸菜的制作方法带了过去。德国酸菜的原料是将圆白菜与大头菜切成细丝后腌渍，还要添加白葡萄酒，所谓葡萄酒酸菜。在西餐中，德式酸菜的吃法大多是和肉类搭配，如果配上芥末酱，肉香与芥末的香气结合，味道会格外鲜美。

风险提示：现代医学研究指出，腌制食物含盐量高，不利于血压，同时含有亚硝酸盐等一些致癌物质，因此不宜将腌制食物作为主要的饮食内容，可以作为新鲜蔬菜之外的补充食物，但不可多吃。

三、发酵肉制品与乳制品

发酵肉制品是以畜禽肉为原料，在低温条件下腌制、发酵、干燥或熏制，产生有特殊风味、色泽与质地，保质期长的肉制品。欧洲以发酵灌肠为主，还有各式发酵火腿。食品在有益微生物所分泌的生物酶作用下，形成有独特香气与滋味的发酵肉制品，提高食品的贮藏性，营养功能独特。发酵乳制品是以牛乳、羊乳、马乳、骆驼乳为原料，经乳酸菌、双歧杆菌和酵母菌发酵而成，代表产品有酸奶、干奶酪、开菲尔乳等。

1. 发酵肉制品——火腿

发酵肉制品主要是火腿、干香肠和半干香肠。火腿起源于宋代，是高档肉制品，其历史悠久、风味独特，是滋补珍品。我国的金华火腿、宣威火腿和如皋火腿尤为著名。金华火腿的文化底蕴最深，该地自古有"江南邹鲁"之称，盛产文豪硕儒。正宗的金华火腿是用当地名为"两头乌"的猪为原料，此猪的头和臀尾呈黑色，身体与四肢则为白色，皮薄骨细，肉质肥美。此猪通常以大麦、马料豆、胡萝卜为饲料，故肌肉发达。"立冬"后选用该猪后腿，反复搓敷食盐，腌制一个月后取出清洗、浸泡，然后挂起来，长时间晾晒。经冬历夏的发酵过程，使火腿肉更容易消化，火腿中间无骨的部分称为"上方"——是颜色绯红如火的瘦肉，火腿乃因此得名。金华火腿有生津开胃之功，适宜煲汤给病人或产妇进补，火腿鲜笋汤是中餐菜肴中的绝配。如皋火腿的原料是姜曲海猪，宣威火腿的原料则是云南的乌金猪。

意大利旅行家马可·波罗在元代将火腿的发酵工艺传入欧洲，推动了干腌火腿业的发展。目前，干腌火腿主要集中在中国和欧洲的西班牙、法国、意大利等地。西班牙的伊比利亚火腿的原料是伊比利亚黑猪，其以青草与橡子为食。西班牙的索拉纳火腿是火腿中的贵族，原料是当地的白猪，其以谷物为饲料。法国的科西嘉火腿的原料是产自该岛的黑猪，此猪以野生栗子为食。法国的巴约纳火腿的原料是当地用玉米饲养的猪，火腿的味道略淡，但油香充沛。意大利的帕尔玛火腿是世界上著名的生火腿，颜色如粉红玫瑰，脂肪分布均匀，口感最为柔软。帕尔玛火腿是用当地的纯种白猪为原料，猪至少要有 9 个月的月龄，体重 140 千克左右为宜。中西方火腿加工的工艺类似，包括原料选择、腌制、洗晒、发酵、成熟及后熟等阶段。

风险提示：由于烟气中往往含有致癌物质 3，4 苯并芘，所以不主张经常食用。

2. 发酵乳制品

发酵乳制品主要由各种动物乳微生物自然发酵而得，主要是乳酸发酵产品。在 2 000 多年前，我国就有制作发酵乳制品的习俗。由于气候环境、地理因素和制作工艺的不同，各地发酵乳制品中蕴含的微生物多样性极为丰富。发酵过程中动物乳中的各种成分发生降解，增加了可溶的磷和钙，合成了水溶性维生素，营养价值比鲜奶更高。发酵乳制品还能调整肠道菌群，促进蛋白质和维生素代谢，防止便秘，缓解乳糖不耐受，增强免疫功能。可治疗肝损伤，预防结肠癌。

四、人类饮用的发酵酒

人类酿酒的历史源远流长，曲法酿酒远在夏朝就已出现。在周代酒已被用作调料。在中东和北非用大麦酿制啤酒，用葡萄发酵酿制葡萄酒等，均可追溯到公元前。人类饮的酒种类繁多，中国白酒的消费量最大。欧洲则以葡萄酒、香槟酒等发酵酒，以及发酵后蒸馏的酒类为主。酒香料是指含酒精（乙醇）的调香料，中餐烹饪使用料酒、黄酒、啤酒、酒酿和香糟等。西餐在烹饪中使用啤酒、葡萄酒、威士忌等。人们通过长期的烹饪实践，发现不同的发酵酒烹出的菜肴风味相距甚远。

1. 中国的米酒与白酒

《汉书·食货志》谓，"酒者，天之美禄，帝王之所以颐养天下，享祀祈福，扶衰养疾，百礼之会，非酒不行"。西汉时，京都"九市开场"就包括有酒市。马王堆汉墓出土的《五十二病方》一书中，就有用酒入药的记载。古籍《黄帝内经·素问》总结了用药酒治病的经验，称"邪气时至，服之万全"。汉代名医扁鹊、仓公、华佗等也用酒剂治病。秦汉时期就出现了椒柏酒、菊花酒、兰英酒、百末旨酒等，以及用香料和草药调制的酒，用果品酿制的葡萄酒与甘蔗酒等。《伤寒论》中以清酒入药的第一个方剂就是炙甘草汤，清代名医汪琥认为该方"能通血助气，以复脉救心"。第二个用酒的方剂则是当归四逆加吴茱萸生姜汤，该方有养血活血，通经络之功。《本草纲目》收载的药酒方剂约有百首之多，《中国药酒大典》一书中，收集的药酒方剂有 1 622 种。

"医源于酒"，从繁体字"醫"的结构可以看出："医"表示外部创伤，"殳"表示按摩与热敷，针刺治疗，而"酉"字在此表示酒也是药物。《说文解字》曰："医之性然得酒而使"，"酒所以治病也"。酒源于自然界的果实或谷物的自然发酵，米酒就是用黍或稻酿制而成，含低度酒精（18 度以下）。适量饮用米酒可通经活血，兴奋精神，过量饮酒则会麻醉神经，令人昏昏欲睡。唐宋以后出现了蒸馏酒——白酒，酒精度有很大提高。古话说"无酒不成医"，《本草纲目》称烧酒"升扬发散，其气燥热，胜湿祛寒，故能开拂郁而消沉积，通隔噎而散痰饮，治泄疟而止冷痛也。"清代名医黄宫绣描述了酒用做引经药的效果——"若引经用为向导，则其势最速，辛则通身达表，引入至高颠顶。"

中医认为酒食性热，味甘辛，入心、肝二经，有通血脉、去寒气，养脾气、厚肠胃，润皮肤、消毒杀菌之功。《神农本草经》明确了酒制药材可以治病。《黄帝内经》收录的酒剂有醪药、醪酒、鸡矢醴、左角发酒等。华佗的"麻沸散"是中医最早的麻醉剂，据考证就是用酒冲服的。古人称"酒为百药之长，饮必适量"，借助酒力可使药物理气行血的功能得到发挥，也使滋补药物补而不滞。酒能激活血液循环，增进食欲，促进消化。冬季饮温酒可"通血脉，温肠胃，驱风寒"；明代有"冬必饮酒，饮酒宜补，酒必先温"的习俗。

2."去腥解腻，健体强身"的黄酒

黄酒作为国酒历史悠久，文化内涵丰富。中医用黄酒做药引子，黄酒被誉为"天下一绝""东方名酒之冠"。著名的黄酒品牌有"会稽山黄酒，女儿红黄酒，塔牌黄酒，惠泽龙酒黄酒，即墨老酒"等。黄酒是以稻米、黍米、小米和小麦为原料，经蒸煮、加曲、糖化、发酵、压榨、过滤、煎酒，勾兑等工艺过程，加工制成的酿造压榨酒。黄酒、啤酒与葡萄酒并列为"世界三大古酒"。

《本草纲目》称"惟米酒入药用"，此处的"米酒"即是黄酒。黄酒有通血脉、调理胃肠、养脾性、滋润皮肤之功。其食性温和，有通、平、调、和的综合功效。书中收录药酒69种，均以黄酒为原料。李时珍称黄酒："主行药势，杀百恶毒，通气血，厚肠胃，滋润肌肤，散寒湿气，养脾扶肝，温饮或热饮甚良"。

黄酒在发酵过程中还产生了酒精、有机酸、还原糖、氨基酸、多肽、酯类、维生素及各种生物活性物质——如多酚，游离氨基酸，低分子糖类，酯类，高级醇，γ-氨基丁酸，类黑精等，故被誉为"液体蛋糕"。

黄酒常用于烹饪，有增鲜调香的作用。畜禽肉、内脏、鱼肉和鱼体表面的黏液都有异味，但这些物质都能被酒精溶解，随酒精挥发。这样就能赋予菜肴美味。黄酒还能渗透到食物内部，改善菜肴的质地与风味，黄酒与食盐、糖相互作用，会使菜肴香味更浓郁。

红曲酒是黄酒的一种，元代医学家朱丹溪曾称："红曲，活血消食，健脾暖胃，治赤白痢、下水谷、陈久者良。酿酒，破血行药势，杀山岚瘴气、治打扑伤损，治女人血气痛及产后恶血不尽等。"浙江义乌产的丹溪红曲酒，是用糯米与红曲米酿造的，含天然降脂成分洛伐他汀类似物，天然降压成分γ-氨基丁酸，有很好的保健作用。

知识小贴士

红曲俗称红曲米，是以大米为原料经蒸煮后接种红曲霉发酵而成的调色料。《饮膳正要》称红曲"味甘，平，无毒。健脾，益气，温中。"世界各国对红曲做了深入的研究，发现红曲能减少胆固醇吸收，有助降低血脂、血压和血糖，能有效预防动脉硬化与冠心病。还有抗衰老，提高免疫力的功效。红曲米主要用于畜、禽、鱼类菜肴的卤制与着色，多和酱油配合使用，在闽菜中独树一帜。

3. 有"液体面包"之称的啤酒

啤酒是以大麦芽、啤酒花（剑麻）、酵母等原料酿造而成的低酒精度饮品，酒精度一般在 3%~5%。烹饪时用啤酒调生粉，拌肉丝或肉片后再烹炒，可提高肉的鲜嫩度。用啤酒烹调禽类和水产品，能去腥增香。

德国是"大块吃肉，大口喝啤酒"的国家，在巴伐利亚州，当地居民年人均消费啤酒 300 升，每年 10 月份的慕尼黑啤酒节闻名全球。

啤酒被称为"液体面包"，是因为每升啤酒能提供 400 千卡的热量，相当于 200 克面包。啤酒富含精氨酸、天门冬氨酸、酪氨酸等，所含黄腐酚来自啤酒花，是一种天然的异戊二烯基黄酮，仅存在于啤酒花中，占啤酒花干重的 0.1%~1%。黄腐酚可选择性地作用于胆汁酸合成的生物感受器，抑制脂肪酸合成，预防动脉硬化。

饮啤酒者体内雄性激素合成受到抑制，雌激素水平上升，妇女催乳素分泌增加，能显出女性的青春美。啤酒中含有的多酚，能增加血液中的高密度脂蛋白胆固醇水平，防止脂肪在血管内皮沉积。适度饮啤酒的人群心脏病发生率较低，饮用量为每日 200 毫升左右。饮啤酒能刺激胰腺分泌胰岛素，促进糖代谢。酒花中所含的蛇麻酮有镇静作用，睡前饮用 200 毫升啤酒能促进睡眠。

4. 葡萄酒及其在烹饪中的应用

葡萄酒是中国古老的酒种。唐代《凉州词》"葡萄美酒夜光杯，欲饮琵琶马上催。醉卧沙场君莫笑，古来征战几人回？"中可见，葡萄酒当时已相当普及。《马可·波罗游记》记载，元朝在河北涿州有大量葡萄园。中医文献有关葡萄酒滋补养颜，强身益寿的记载很多。《本草纲目》称葡萄酒可"暖腰肾，驻颜色，耐寒"。

葡萄酒是以葡萄原汁为原料，经过酒精发酵、陈酿等工艺制成的发酵酒。可分为红色、白色、桃红色三种。按照含糖量不同，能分为干、半干、半甜、甜葡萄酒等几种类型，酒精度在 15 度以下。葡萄酒在烹饪西餐菜肴时被广泛使用。法国产的葡萄酒、香槟酒和白兰地，享誉世界。法餐宴会对酒的搭配非常讲究，如饭前就适合饮用口味较淡的开胃酒；食用蔬菜沙拉、汤羹及海鲜时，要搭配白葡萄酒；食用肉类时则要选择红葡萄酒，饭后饮少许白兰地或甜酒等。

干红葡萄酒是国际公认的六种保健饮品之一，酒精度约 10%～13%。世界卫生组织开展的"莫尼卡计划"——有关心血管病的流行病学调查，证实了法国人虽然嗜饮葡萄酒，摄取奶油和肉类的量也很多，但冠心病发病率和死亡率却低于其他国家，35～64 岁男性冠心病死亡率仅为英国的 1/2，美国的 1/4。法国饮用葡萄酒的居民心血管病死亡率比不饮酒者要低约 49%。红葡萄酒富含多酚类物质（类黄酮、黄酮醇、花青素、单宁等），有抗氧化功能，可消除氧自由基、阻碍血小板凝集，防止低密度脂蛋白氧化。葡萄酒富含白藜芦醇，有抑制血小板凝集的作用。受葡萄霜霉菌浸染的葡萄，坏死的果实附近未受浸染部位中白藜芦醇含量很高。1997 年，*Science* 杂志刊载论文指出，白藜芦醇在癌症的起始、启动和发展三个阶段，都显示出抗癌活性。花生、桑葚、葡萄等 72 种植物中都含白藜芦醇，但葡萄皮和红葡萄酒中其含量最高。

法餐菜肴常用色香味淡雅的葡萄酒，调制色冷、味纯、香气雅致的菜肴。烹制浅色的鱼虾菜，用干白葡萄酒与白兰地酒；烹饪深色的畜肉，用香味浓郁的马德拉酒与雪利酒；制作野味时，为了去除异味，要使用波特酒；制作甜点时，则用甘甜香醇的朗姆酒和利口酒。法餐名菜红酒烩鸡、普罗旺斯海鲜汤和甜品红酒煨梨等，都因使用酒而香味浓郁。法餐烹饪中用酒如同用水，以红酒烩鸡为例，1 200 克的一只鸡，就要加入 4 500 毫升的红葡萄酒和白兰地。

5. 甜醇甘美的中国酒酿

古人用"闻、品、色、感"四个字描述酒的质量优劣。米酒起源于中国，是以大米为主要原料，经酒曲等糖化发酵剂发酵而成。米酒的颜色因原料不同而有差别，呈现米色、黄褐色、乳白色或红棕色，最典型的就是黄酒的黄色。传统米酒在各地的酿造工艺各有特点，但酒精度都在 18% 以下。米酒包括四川米酒、彝家米酒，陕北米酒，客家米酒、闽南米酒等。彝家米酒是选用上好的稻米精细酿制；福建永春一带酿制的米酒是以糯米、红曲为主要原料，经过多种微生物发酵酿造而成，其色红味醇香浓；江南乌镇的米酒名叫三白酒；湖北孝感的米酒以优质糯米为原料，用凤窝酒曲发酵酿制而成。

米酒富含多酚、类黑精，活性肽及神经递质 γ- 氨基丁酸等生物活性成分。有降血压，提高肝肾功能，增强长期记忆，抗焦虑等功能。每升米酒中的 γ- 氨基丁酸含量高达 348 毫克。多酚来自酿造原料和微生物（米曲霉、酵母）在发酵过程中的代谢产物，有抗癌、抗衰老、防治心血管病的功能。类黑精是米酒在贮藏过程中还原糖和氨基酸作用产生的，有较强的抗突变活性。米酒中的活性肽含量是任何酒类无法比拟的，是微生物分泌和自溶的产物，能促进钙吸收，有免疫调节、降血压、降胆固醇等功能。

酒酿也称醪糟，是以糯米为原料，蒸煮后拌入酒曲发酵而成，是渣与汁的混合物。酒酿中还原糖含量高、酒精度低，富含发酵产物，香甜适口。在烹饪中酒酿能起到增香，调和味道的作用。常用于中餐烹饪，如糟汁菜、甜品菜、风味小吃等。酒酿有提高食欲，促进消化，温胃御寒的功效。糯米又称江米，富含支链淀粉，黏性很强。中医认为"糯米味甘，脾之谷也"，李时珍称糯米"主消渴，暖脾胃，止虚寒泄泻痢疾，缩小便，收自汗，发痘疮"。糯米酒酿有补脾温胃，活血补血，通乳之功。南方妇女在产后有吃"糯米酒酿红糖粥""糯米酒酿卧鸡蛋"的进补习惯。

6. 黄酒的副产品：香糟与香糟卤

香糟就是在黄酒生产过程中，榨酒后剩余的酒糟。根据颜色可分为白糟和红糟（添加红曲米）。香糟酒香浓厚，可去腥解腻，红糟有增色作用，在闽菜中广泛使用。香糟卤是将香糟进一步陈酿，加入水、黄酒、食盐、香辛料及鲜味剂，再加工后制成的调味汁。其有解腻增鲜，提香的作用，多用于凉拌的荤菜，以及新鲜毛豆等蔬菜沙拉的调味。

7. 饮酒与养生保健

古时汉族在农历正月初一要饮屠苏酒，以避瘟疫，又名"岁酒"。屠苏是古代的一种房屋，在此房里酿的酒名为屠苏酒。配方包括"大黄、白术、桂枝、防风、花椒、乌头、附子"等中药材，一起放入酒中浸制而成。冬日饮药酒能温阳益气，散寒除湿。春日发陈，饮酒可助药物外行药势，避除疫疠之邪。在"天地俱生，万物以荣"的春季，致病菌与病毒横行，容易诱发流感与瘟疫。春节饮屠苏酒就可以达到"不病瘟疫""辟一切疫疠不正之气"的效果。端午节则要饮雄黄酒，农历五月五日，为了辟邪、除恶、解毒，有饮菖蒲酒与雄黄酒的习俗。《明宫史》记载："初五日午时，饮朱砂、雄黄、菖蒲酒，吃粽子"。清代《清嘉录》记载："研雄黄末、屑蒲根，和酒以饮，谓之雄黄酒"。端午节前后因气候炎热，蝇虫飞动，疫病容易萌发。饮用雄黄酒，佩戴香包，就能驱邪解毒。雄黄、艾叶、薰草等中药都有奇异的香味，蛇虫闻之就会远遁。这些药物还有消除汗臭，清爽神志的作用。

汉高祖时有"九月九日佩茱萸，食莲饵，饮菊花酒，云令人长寿"之说。陶渊明曰："酒能祛百病，菊能制颓龄"。菊花酒有"治头风，明耳目，去痿痹，治百病"的功效，故饮菊花酒也是重阳时节的民间风俗。

五、"家有二两醋，不用请大夫"的酿造醋

食醋是以富含淀粉与糖类的谷物或水果，经醋酸发酵酿制而成的世界性酸性调味品。中国、日本及韩国食醋原料大多以谷物为主（如高粱、糯米、小麦、麸皮等），欧美如意大利、西班牙和法国则以葡萄、苹果等水果或麦芽为原料，酿造食醋。在中国食醋酿造始于3 000年前，源远流长，中餐的醋风味独特，口感丰富，是不可缺少的调味料。著名品种有山西老陈醋，江苏镇江香醋、江浙玫瑰醋，福建红曲老醋，福建米醋，四川阆中保宁麸醋，北京米醋，北京熏醋，丹东白醋和上海米醋等。

1. 酿造醋是食疗必备之物

醋是伴随酒的发明而出现的，醋古称"酢""醯""苦酒"。汉朝时醋已畅销市场，广为食用。醋的发明与酿酒有关，自古有"酒败变醋"之语。根据文献记载，中国酿造醋的历史至少有3 000年以上，笔者在慕尼黑做访问学者时，曾托人从意大利买到小瓶装的高档酿制醋，颜色较黑，黏度较高，类似山西老陈醋。食醋的酿造工艺根据发酵方式可分为固态发酵与液态发酵，前者在营养成分与风味上要优于后者。中医认为醋能散瘀止血，理气止痛，行水解毒，矫味矫臭。日常吃醋有稳定血压，安神降糖，护肝益肾，消除疲劳，预防感冒的功效。

食醋自古就已入药，醋有活血散瘀，消肿止痛，下气消食之功。古籍记载，女皇武则天在洛阳时龙体欠安，腹胀气滞，不思饮食。有位道士进献洛阳小米陈醋，武则天服后病体很快康复。此后唐朝御膳房在武后就餐时，就要配一壶米醋。此习俗延续至今，著名的洛阳水席开宴前，都要先上米醋，以开胃解酒。食醋中富含有机酸、氨基酸、糖类、蛋白质、多酚、黄酮、维生素、微量元素、酚酸、多肽及类黑精，还有挥发性醇类、醛类、酯类，杂环化合物（吡嗪类、呋喃），有机酸有收敛作用，可抑制细菌繁殖，还能杀死某些致病菌。酿造醋食入后改变了消化道的内环境，促进肠道微生物菌群的繁殖，抑制有害菌群的生长。肠道的酸性环境会使大蒜杀菌能力增加四倍，故醋与大蒜一起食用效果更好。

知识小贴士

酿造醋是健康食品，饮用稀释的酿造醋可增进健康，但一定要适量。健康成人每天的食醋量不宜超过 15~20 毫升。

2. 酿造醋的种类与质量标准

醋是传统调味品，酸味是最重要的味觉特征。有机酸含量是影响食醋味觉和口感的重要因素，可分为挥发性和难挥发性有机酸，前者主要成分为乙酸，后者包括柠檬酸、酒石酸、苹果酸等和游离氨基酸，能调和乙酸刺激性的酸味，使食醋味道醇厚柔和。

在粮谷类酿造醋中：有陈醋、香醋、麸醋、米醋、熏醋、谷薯醋等。其他原料的酿造醋有糖醋、酒醋、果醋、再制醋等。《中华人民共和国专业标准 固态发酵食醋》规定，每 100 毫升的一级醋的总酸含量＞5.00 克，其中不挥发酸＞1.00克；每 100 毫升的二级醋的总酸含量＞3.50 克，其中不挥发酸＞0.70 克。纯正的酿造醋包括山西老陈醋、镇江香醋、福建红曲醋与四川保宁醋，被称为中餐"四大名醋"。

3. 闻名中外的山西老陈醋

山西老陈醋以优质高粱为原料，用高粱、大麦、豌豆等五谷，搭配中药材，经蒸、酵、熏、淋、晒等工艺处理，通过蒸煮、糖化、酒化，高温快速醋化，温火熏烤醋醅。然后，长期陈酿而成。其有"酸、绵、咸、甜、鲜"的风味特征，色泽黑紫，酸香浓郁，口味绵柔，醇厚不涩。历久储存不出沉淀，也不会变质。这种醋的比重、浓度、黏稠度、可溶性固形物，以及不挥发酸、总糖、还原糖、总酯、氨基酸态氮等质量指标，均列全国食醋之首。传统山西老陈醋是以新醋陈酿来代替醋醅陈酿，故陈酿的时间很长，一般为 9~12 个月。通过"夏伏晒，冬捞冰"，即大缸中的新醋经夏季日晒蒸发，冬季表面捞冰后，成品浓缩度可达 3 倍以上。100 千克高粱可酿制熏醋 400 千克，但山西老陈醋仅能产出 120~140 千克成品。老陈醋的色泽呈酱红色，1999 年行业标准规定其总酸度在 9 度以上，无盐固形物达 20%。由于不挥发酸含量高，故有特殊的清香，酸而不烈。最新的山西老陈醋标准，要求必须含有川芎嗪（中成药"速效救心丸"的成分）。川芎嗪能增加冠脉血流量，扩张外周毛细血管，降低血压，还能改善脑部血液循环，减轻微血管内皮损伤。

民谚"便秘用陈醋，胜过药无数"，描述了老陈醋防治便秘的效果，隐含着山西老陈醋调整肠道微生物菌群的营养生理功能。俗话说"便秘是万病之源"，山西人之所以健康，与食用老陈醋关系密切。

4. 回味微甜的镇江香醋

镇江香醋是江南地区食用最多的醋。镇江有一种香醋是以糯米为原料，采用固态分层发酵工艺，经酿酒、制醅、陈酿、淋醋等 40 多道工序，历时 60 多天，才能酿造成功。这种香醋以"酸而不涩，香而微甜，色浓味鲜，愈存愈醇"著称。专业人士认为，镇江香醋具有"色、香、味、醇、浓"五大特点。

5. 有健康功效的福建红曲老醋

永春老醋是福建红曲老醋的代表，是历史悠久的调味品。其以糯米、红曲、芝麻等为原料，经过三年以上长时间陈酿而成。故永春老醋香气独特，色泽棕黑，酸而不涩，香中带甜，醋体汁浓味鲜，口感醇厚，该醋出口 40 多个国家和地区。由于发酵过程中采用了分次添加和液体发酵工艺，其中的红曲米既提供了淀粉酶，又是天然着色剂，还富含降脂与降压功能的生物活性物质，所以"福建红曲老醋"的养生保健功能卓越。

6. 中国唯一的药醋——四川保宁醋

四川保宁醋是麸醋的代表，因产自四川阆中（保宁府）而得名，是四大名醋中唯一的药醋。保宁醋主要原料为麸皮，辅料为小麦、玉米和大米，加入药曲或辣蓼汁，经过醋酸发酵和长时间陈酿后制成。发酵所用药曲是以五味子、草豆蔻、陈皮、甘草、花椒、苍术、川芎、砂仁、肉桂、杜仲、当归、茴香、薄荷与菱粉等六十余味中药材制作而成，通过生料固态发酵，在低温下酿造而成。保宁醋有中草药的香味，醇香回甜，味道柔和。保宁醋色泽黑褐，酸味浓厚，久储不腐，兼具调味和保健功能。

知识小贴士

如何阅读食醋的标签：

名称：米醋、香醋、陈醋等；酿造食醋或配制食醋

产品标准号：是固态发酵还是液态发酵

配料：除水、大米、高粱、大麦、小麦、麸皮、大曲、食盐、白糖外，看是否还有其他的添加剂；如防腐剂、甜味剂等。

总酸：每100毫升中的含量应不低于多少克

质量等级：一级还是二级

六、传统发酵食品——酱类

酱类食品起源于中国，历史悠久。古代酱在贵族膳食中地位重要，作为日常调味品，还兼具食疗养生功能。中餐自古就有"酱率百味"的调味操作，印证了酱在中餐调味中的龙头作用。酱类食品，无论在传统膳食还是现代饮食中的地位，都非常重要。

1. 起源于中国的酱类食品

《论语·乡党》篇中有"不得其酱，不食"的记载，此时的"酱"指的是肉酱。《齐民要术》详细记载了作酱等法、作酢法、作豉法、作鱼鲊、脯腊等发酵食品的酿造方法。酱作为日常调味料，种类繁多。《齐民要术》作酱法中，专门陈述了各种酱的制法，包括豆酱、麦酱、肉酱、鱼酱、虾酱、鱼子酱等。李时珍认为豆酱和面酱具有食疗作用，面酱包括大麦酱、小麦酱、甜酱、麸酱，豆酱则包括大豆、小豆、豌豆发酵制备的酱。

2. 中餐烹饪中地位重要的酱类

酱类在三国时期就已普遍食用，当时民间婚娉彩礼中就包括酱和豉。酱指的是大酱，即大豆发酵制作的酱，豉指的就是豆豉。当时的"酱类"包括有酱油、大酱、辣椒酱、清国酱、兄妹酱、鱼虾酱等多种。古代评价妇女生活能力有三项标准：第一是针线活（女红），第二就是厨房烹饪，故有婚后"三日下厨房，洗手做羹汤"之语；第三项就是要会做酱。酱是大豆发酵制成的食品，不仅作为调味料，也能提供不逊于肉类食品的优质蛋白质。制作大酱时提取出来的酱油，味道格外鲜美。辣椒酱是特殊风味食品，又甜又辣，用于凉拌菜，肉与鱼类菜肴的烹饪，炖鱼汤等。辣椒酱不但色泽鲜艳，还富含维生素 C，能增进食欲。

3. 四大传统发酵豆制品中酱名列首位

传统大豆发酵品因风味独特，在亚洲膳食中地位重要。豆酱、豆豉、腐乳和酱油四大发酵豆制品，经过特殊的生物发酵，才能产生有特定形态和风味的产品。豆酱是以大豆为原料，经霉菌、酵母菌和乳酸菌等多种微生物协同发酵而成，故富含蛋白黑素、多肽类，大豆异黄酮等生物活性物质。

酱食性寒，味咸，冷利无毒，能"除热，止烦满，杀百药及热汤火毒"。咸味食物有软坚散结，泻下通肠之功。寒凉的食物有清热泻火，凉血解热毒之功，故酱可除内热，止烦满。大豆酱含的乳酸菌有降血压、吸附有毒物质，增强免疫功能的作用，为中医有关"酱能杀百药及热汤火毒，杀一切鱼、肉、菜蔬、蕈毒"的论断，提供了理论依据。

宋代药物学家寇宗奭在《本草衍义》中，阐释了此话的含义：宗奭曰："圣人不得酱，不食，意欲五味和，五脏悦而受之，此亦安乐之一端也。"《本草纲目》沿用了这一观点，提出"不得酱不食，亦兼取其杀饮食百药之毒也"，说明酱不但能调和五味，滋养五脏，还有杀菌祛毒的功效。

4. 中餐必备的发酵调味品酱油

世界上有三种酱油：一种是欧洲型酱油，称为"sauce"的调味料，是蛋白质的水解液。第二种是亚洲型酱油，即用鱼类为原料生产的鱼露。第三种则是我国首创，以大豆与小麦为原料发酵制成的酱油。由于制作豆酱比酿造米酒的技术要复杂，所利用的曲霉、酵母菌等微生物菌种繁多，时间长达九个月左右。不仅有糖化与醇化发酵，还有蛋白质分解与水解的过程。

酱油以黄豆、小麦及麸皮为原料，经微生物发酵酿造而成。酱油为红褐色，滋味鲜美，有独特的酱香，能促进食欲。酱油主要采用高盐稀态发酵和低盐固态发酵两种方法生产，众多微生物菌群经过一系列生化演变，多种代谢产物交织在一起，形成了酱油独特的香味，风味物质有醇类、酯类及杂环类等。中餐酱油采用固态敞开式发酵，使微生物的相互作用的环境更加复杂。日本酱油是使用纯种微生物多菌种混合发酵酿造，蛋白质主要以多肽形式存在，约占酱油全氮量的 25%。

唐代民间用酱油治病已很平常，宋代最早使用酱油这个名词，菜谱书《山家清供》中记载如下，"韭菜嫩者，用姜丝、酱油、滴醋拌食，能利小水，治淋闭"。稀醪发酵法生产的酱油是世界闻名的"东方特产"，起源于中国，在日本的酱油制作中得到发扬。

七、中餐发酵食品豆豉

自古豆豉就被认定是药食两用的佳品，古代中医典籍有许多豆豉防治疾病的记载。中医文献评价豉有"开胃增食，消食化滞，发汗解表，除烦平喘，驱风散寒。治水土不服，解山岚瘴气。"的功效，说明豆豉自古就是祛病除疴的功能食品。

1. 豆豉的原料与种类

豆豉以黄豆或黑豆为原料发酵制得，有特殊的风味。毛霉、曲霉、根霉、乳酸菌、片球菌、微球菌、芽孢杆菌及酵母菌都是豆豉发酵中常见的菌种。豆豉制曲的主导微生物可分以下四类：即曲霉型豆豉、毛霉型豆豉、根霉型豆豉，以及细菌型豆豉。毛霉型豆豉味道略酸，有甜香味、玫瑰花香味、蘑菇香味和熏味，其中酯类、酸类、醛类、醇类、酮类、酚类和吡嗪类化合物显著高于曲霉型豆豉。细菌型豆豉酸类物质含量最高，杂环化合物（吡嗪）次之，醇类居第三位。乳酸菌可改善细菌型豆豉的风味，显著减少枯草芽孢杆菌产生的氨味，使豆豉有浓厚的酯香。大豆发酵后，与植酸（肌醇六磷酸）结合的钙、铁、锌等发生水解反应产生肌醇和磷酸盐，提高了生物利用度。豆豉与蒸煮大豆相比，维生素 B_1、维生素 B_2 与维生素 K_2 的含量明显提高，水溶性蛋白质比大豆高约 3~6 倍，低分子与中分子肽的含量比大豆高 3~8 倍，氨基酸态氮的含量比大豆高 100 多倍。

2. 豆豉的食疗与药用功能

根据发酵中是否加盐，可分为淡豆豉与咸豆豉。以黄豆作为主料，以桑叶、青蒿为辅料制作的淡豆豉，自古就是中药，并被《中华人民共和国药典》（2020年）收录。淡豆豉是原卫生部发布的第一批药食兼用食品，中成药羚翘解毒片、银翘解毒片中，均配有"淡豆豉"。根据豆豉的形态，可分为水豆豉和干豆豉，前者以细菌型豆豉为主，后者以毛霉型豆豉和曲霉型豆豉为主。根据豆豉后发酵中的辅料不同，可分为酒豉、姜豉、椒豉、香油豉、瓜豉、茄豉、酱豉。日本的纳豆是细菌型豆豉前发酵的中间产物，是维生素 K_2 含量最高的食物，有改善便秘，降血脂，降胆固醇，预防骨质疏松之功。印度尼西亚的丹贝属于根霉型豆豉，有酵母和奶酪的香味，富含维生素 B_{12}，有很强的抗氧化活性。

八、被誉为"中式奶酪"的豆腐乳

腐乳又称豆腐乳、乳腐，是豆制品二次发酵的产品，也是中华民族的又一伟大发明。腐乳的制作最初只是豆腐盐藏的手段。但古人有意识地抑制有害微生物的同时，却无意中利用了有益微生物，生产出了腐乳。腐乳的出现约有一千多年的历史，其以黄豆为原料，水、盐等为辅料发酵而成，发酵过程中，微生物酶将生物大分子降解为小分子物质，形成独特的风味。

1. 腐乳风味的形成

腐乳或豆腐乳以大豆为原料，经磨浆成坯、长霉、腌坯，发酵而成。腐乳的风味物质是在发酵过程中产生的，发酵后期微生物菌体衰亡并自溶，生成小分子营养物质。其中的氨基酸为腐乳提供鲜味，水溶性多肽、氨基酸、小分子糖类、酒精、有机酸、酯类及香料共同形成多种呈味物质和香气，构成了腐乳特有的风味。腐乳发酵过程需要三个月至半年，其质地细腻，鲜美适口。

2. 腐乳的营养与保健功能

生产腐乳的豆腐坯用盐卤点浆，故钙镁含量较高。在发酵过程中，大豆蛋白质降解为氨基酸和多肽，碳水化合物转变为还原糖，进一步转化成有机酸。脂肪也分解为有机酸和甘油酯，有机酸与乙醇作用生成酯类等呈香气的物质，维生素也大幅度提高，其所含的植酸也被分解，使得矿物质与微量元素易被吸收。

腐乳蛋白质含量 15%，脂肪含 10%，碳水化合物为 10% 左右。除了含有还原糖、有机酸、醇类、酯类、维生素、矿物质以外，还含大豆多肽、大豆异黄酮、卵磷脂、低聚糖、皂苷、B 族维生素、维生素 E 等成分。大豆异黄酮、皂苷、维生素 E 均有抗氧化活性，矿物质"镁"对心脏有保护作用。因此，腐乳在传统发酵豆制品中，被认为是营养成分最集中、最合理、最丰富的食品之一。

3. 北京的低盐鲜香腐乳

在制定腐乳标准的过程中，对含盐量做出相应调整，将腐乳的含盐量规定为 ≥6.5%，较之前的 ≥8% 有所降低。但实际生产中，腐乳含盐量都在 8%~12% 左右。近年来，生产腐乳的公司开发了低盐腐乳，体现了更为健康的概念。

鲜香腐乳（低盐腐乳），2010 年投放市场。鲜香腐乳含盐量仅 5%，比国家标准规定的腐乳含盐量（≥6.5%），降低了 23%，保质期却达到 12 个月。低盐化使鲜香腐乳不仅风味鲜香甜糯，而且具有健康的内涵。鲜香腐乳适宜涂抹在面包或馒头片上食用，成为特色生态"大豆奶酪"。

4. 腐乳的品种与健康功能

腐乳分红腐乳、白腐乳、青腐乳（青方）、酱腐乳四类。红腐乳也叫红方。在腐乳后期发酵的汤料中，配以红曲酿制而成。其咸中带甜，又不失鲜美。厨师烹制的腐乳空心菜、腐乳小排骨等菜肴，都是用"红方"制作的。由于红曲有抑菌作用，自古就用作食品保藏剂。

白腐乳也叫白方，在后期发酵的汤料中不添加任何着色剂。白腐乳橙黄透明，表里颜色一致，鲜味突出，酒香浓郁。桂林腐乳是国内知名的白腐乳，《随园食单》一书中，有"广西白乳腐最佳"的赞誉。

名扬四海的王致和臭豆腐乳，也叫青方或臭豆腐，是在腐乳后期发酵中，以低度食盐水作为汤料酿制而成。臭豆腐乳青色，有刺激性臭味。这是由于含硫氨基酸发酵后产生微量有机硫化物（硫醇、硫醚等）所致，其与挥发性小分子物质一起，形成了其特有的风味。臭豆腐乳虽然闻着臭，吃起来却鲜香可口。臭豆腐乳有补中益气，和脾胃，清热去湿，消胀痛之功，能增强体质。所谓酱豆腐，系在腐乳后期汤料中，加入米曲霉发酵制成。其表里颜色一致，酱香浓郁，质地细腻。

九、发酵食品中有益健康的功能成分

发酵食品中对人体有益的功能成分来源于微生物的代谢产物，以及微生物酶将原料分解后产生的生物活性物质。

1. 功能性碳水化合物

功能性碳水化合物包括真菌多糖、低聚糖、功能性单双糖。低聚糖是由2～10个单糖组成的寡糖，其不会被淀粉酶降解，可直接到达大肠，成为肠道微生物菌群的食物。其能促进双歧杆菌生长，改善肠道微生态环境。发酵豆制品富含低聚糖——如棉籽糖、水苏糖、低聚半乳糖、低聚异麦芽糖和低聚木糖等，有减少有毒产物，以及增强免疫功能的作用。

2. 功能性多肽与酶类

肽类是蛋白质不完全降解的产物，发酵豆制品中的蛋白质主要以多肽形式存在。酶类是具有催化功能的特殊蛋白质，某些生物酶对维护正常生理功能极为关键。发酵食品中富含酶类物质，如纳豆含纳豆激酶，其溶栓能力强于尿激酶，且无副作用。尿激酶只有半小时药效，纳豆激酶在体内的作用时间可长达八小时。对发酵食品滋味关注较多的是苦味肽，肽类苦味的形成需要特定的化学物质参与，随着发酵与酶解作用时间延长，游离氨基酸释放量增加，苦味就会自然减弱。

3. 各种氨基酸代谢产物

氨基酸代谢产物是发酵食品风味物质的前体，如谷氨酸、蛋氨酸、芳香族氨基酸（苯丙氨酸、酪氨酸、色氨酸）和支链氨基酸（亮氨酸、异亮氨酸、缬氨酸）等，都是挥发性香气成分的前体，谷氨酸的钠盐对食品风味的影响最大。氨基酸代谢有蛋氨酸代谢和转氨反应代谢两条途径，前者能产生含硫物质的香气，来源于缬氨酸的异丁酸，有助于产生使人愉快的甜味。苯丙氨酸和其他氨基酸的代谢产物能相互搭配，产生类似玫瑰的气味。有机酸代谢，也和发酵食品风味物质形成密切相关。

4. 能降低胆固醇的生物活性物质

发酵食品中所含红曲霉、大豆皂苷、多酚，都可以抑制血清中脂类的氧化，抑制过氧化脂质生成，有降低胆固醇和甘油三酯的作用。红曲霉所含降胆固醇的成分为莫纳可林类物质，化学结构与他汀类相似，却没有他汀类药物的副作用大。大豆皂苷也能够降低血清胆固醇和甘油三酯水平，并能够抑制脂质过氧化。

5. 有抗氧化功能的活性物质

微生物发酵会使食物中高分子物质降解，产生具有抗氧化活性的维生素 B_{12}、核苷和核苷酸、类黑素和芳香族化合物等。发酵豆制品中褐色的物质就是类黑素——美拉德反应的产物。

6. 益生菌及代谢产物

在调查保加利亚长寿区居民饮食习惯时，发现长寿老人都饮用酸奶。酸奶中的德氏乳杆菌保加利亚亚种（又称保加利亚乳杆菌），可抑制肠道有害微生物菌群的繁殖。发酵食品是益生菌的传递者，通过宿主肠道微生物菌群的微妙变化，发挥健康效果。乳酸菌能消耗体内的亚硝酸盐，积累维生素与有机酸，具有抗突变和抗癌特性。服用嗜酸乳杆菌，能降低粪便中 β- 葡萄糖醛酸酶、硝基还原酶，偶氮还原酶等细菌酶的活性，有利于促进致癌物质排出体外。益生菌的代谢产物还有抗突变性能，益生菌的细胞壁能结合导致细胞突变的诱变剂，有抗突变的能力。益生菌代谢产生的短链脂肪酸（乙酸和丁酸）也有抗突变能力，丁酸是结肠上皮细胞能量的来源，低浓度的丁酸就能显示出一定的抗癌效果。

7. 多胺类物质与某些维生素

多胺类物质是生命活动不可缺少的，几乎所有的细菌都能产生多胺。生物多胺（腐胺、亚精胺和精胺）分布在体内，能够保持 DNA、RNA 和蛋白质结构的稳定，在细胞增殖分化和酶活力调节方面也有重要作用。多胺类物质可阻止发生食物过敏，治疗胃病，还有抗突变能力。

食物发酵过程可提高某些维生素，如叶酸的含量。叶酸是脊椎动物生长必不可少的维生素，也是细菌生命代谢必不可少的辅助因子，很多发酵食品中的微生物都具有合成叶酸的能力。

第五章

茶为万病之药，勿忘饮茶健身

从汉字"茶"的起源就可展现其历史的悠久。约四千多年前，中华民族的祖先就生嚼吞服茶叶治病，野生茶叶食性寒、味苦，故借用有苦味野菜的汉字"茶"代表"茶"。"茗"字作为"茶"用出现的时间也很早，《神农食经》称"茶茗久服，令人有力悦志"。文献记载"茶之为饮，发乎神农氏，闻于鲁周公"，古人采摘野茶并煎汁治病，然后发展到"煮做羹饮"。

一、中国人与茶的不解之缘

《史记·三皇本纪》提到："神农以赭鞭鞭草木，始尝百草，始有医药"，文中的"赭鞭鞭草"便是茶叶。据《三国志》记载，吴国君主孙皓"密赐茶茶以代酒"。13世纪，意大利人马可·波罗回国后，欧洲人方知饮茶。1607年，第一批中国茶叶出口到欧洲。

1. 茶与佛家、儒家

茶从中药变为天然饮品与佛教传播有关，自古就有"茶禅一体"之说，大多数寺院都辟有茶园，僧人将饮茶习惯传入民间。"禅"这个词是从印度传入，可理解为"静思"或"顿悟"。禅宗认为"禅"无法用文字表达，却可以通过品茶达到"禅"的境界。儒家文化则通过礼和茶，形成了一是"客来敬茶"，表示对客人的尊敬；二是"以茶养廉"，认为茶与官员修养有关；三是"以茶祭祀"，在祭祀仪式上应用。

2. 国人对"茶"的认识

自古有"茶寿"（108岁）之谓，茶也是长寿的象征。宋代爱国诗人陆游生活清贫，却钟爱饮茶。尽管仕途屡受挫折，却只求饭软茶甘，享年85岁。可见粗茶淡饭的日常生活，淡泊名利的自身修养，都与健康长寿有关。饮茶不仅能够提供物质享受，还能调节机体平衡，陶冶情操、健身防病。

唐代诗人卢仝所作的诗《走笔谢孟谏议寄新茶》，抒发了对茶的赞美，描述了饮茶后的感受，歌颂了饮茶的益处。

一碗喉吻润，

二碗破孤闷。

三碗搜枯肠，

唯有文字五千卷。

四碗发轻汗，

平生不平事，尽向毛孔散。

五碗肌骨清，

六碗通仙灵。

七碗吃不得也，

唯觉两腋习习清风生。

可见饮茶不仅能满足人的口腹之欲，也蕴涵着饮茶人广阔的精神世界。

二、茶叶的养生保健功能

世界上传统的饮料有一个共同特点，就是都含咖啡因或类似物质。

1. 茶保健功能的发现

古人在长期生活体验中，总结出了日常生活的开门七件事——柴、米、油、盐、酱、醋、茶。唐代陆羽云"茶之为用，味至寒，为饮最宜"。身体不适时可以"聊四五啜，与醍醐、甘露抗衡也"，指出饮茶可提神醒脑，解渴生津，助消化，防疾病。《新修本草》云："茗，味甘、苦，微寒，无毒。主瘘疮，利小便，去痰、热渴，令人少睡，秋采之。苦茶，主下气，消宿食，作饮加茱萸、葱、姜等，良。"孙思邈称：茶"令人有力，悦志"，记载了茶疗药方十余个。《食疗本草》称可用药茶治疗"腰痛难转"与"热毒下痢"。宋代的《太平圣惠方》中收集了葱豉茶、薄荷茶、石豪茶、腊茶、合腊茶、硫磺茶等许多茶疗方剂。《饮膳正要》指出："凡诸茶，味甘苦微寒无毒，去痰热止渴利小便，消食下气，清神少睡"。李时珍明确指出"茶主治喘急咳嗽，去痰垢""茶苦而寒，最能降火"。清代的《本草求真》对茶的健康功能归纳如下："能入肺清痰利水，入心清热解毒，是以垢腻能涤，炙能解。凡一切食积不化，头目不清，痰涎不消，两便不利，消渴不止，及一切吐血便血，火伤目疾等症，服之皆能有效。"

清代宫廷的"清宫仙药茶"，就是由乌龙茶、六安茶与4味中药组成，有降脂化浊，补肝益肾之功。《慈禧光绪医方选议》中收录的清热茶方中，就有"清热理气茶""清热化湿茶""清热养阴茶""清热止咳茶"等。

2. "茶疗鼻祖"称号的来历

唐代大医学家陈藏器（约687—757年）在13岁时，母亲疾病缠身，其父配制百方为母亲医治而无效。母亲去世后，陈藏器立誓研习本草，以解万民疾患。撰写《本草拾遗》10卷，提出"诸药为各病之药，唯茶为万病之药"的论点，创立本草茶疗的理论。指出饮茶可以"破热气、除瘴气、利大小肠"，足见茶之药功卓著。开元726年，唐玄宗第十八子李瑁患怪病：腹饥却倦恶进食，瘦骨嶙峋，终日卧榻，气血全无，久治未见其效。玄宗盛怒，罢太医数人。陈藏器闻之进殿，奉上秘方药茶曰："寒者温之、热者寒之、虚者补之、实者泻之"，定收奇效。玄宗初疑，未料晨时饮、午时食，半载余即愈。玄宗大喜，遂赐陈藏器"茶疗鼻祖"称号，奠定了他在本草茶疗领域的历史地位。陈藏器调配了大量茶疗秘方，在茶疗的历史长河中照亮后世，造福子孙。

三、中国茶叶的种类与食疗功能

中国的茶叶分绿茶、白茶、黄茶、红茶、青茶（乌龙茶）与黑茶六类。其中乌龙茶、白茶、黄茶和黑茶为中国独有。全国各类茶叶，品种多达500多种。

1. 中国六大茶叶品种

中国茶叶中名列第一的就是绿茶，如碧螺春、龙井、信阳毛尖、黄山毛尖等都是著名的绿茶品种。新鲜茶叶通过杀青，保留了茶多酚，保持了茶叶的天然特性。绿茶沏泡后茶汤青翠碧莹，香醇，有清热解毒，祛除内热之功，适宜春季与夏季饮用。绿茶对脂肪代谢的调节作用较强，坚持饮茶可以轻身（减肥）。茉莉花茶属于绿茶，其是将新鲜的茶叶和新鲜茉莉花混合在一起，窨制而成。欧洲人说"在中国的茉莉花茶里，能闻到春天的气味"，在寒冷的冬天闻到花香是件令人高兴的事。中医认为"通则灵"，凡有香味的中药和食品都有醒脑开窍的功能。

名列第二的是红茶，其是全发酵茶，即茶叶中的茶多酚被酶促氧化后，转化成茶红素、茶黄素等，如祁红、滇红、英红、信阳红等都是优质红茶。饮用红茶有暖胃的功能，胃寒的人可以喝点红茶，加点红糖效果更好。红茶的降脂作用也很好，适宜秋冬季饮用。

名列第三的是青茶、即乌龙茶。种类有大红袍、铁观音、武夷岩茶与冻顶乌龙等。乌龙茶是半发酵茶，制作工艺复杂。仔细观看高档"大红袍"的叶片，可以发现茶叶周围一圈略微有点红，而叶片中间则还有少许绿色，所谓"绿叶红镶边"。中医养生专家翁维健教授认为，乌龙茶阴阳平衡，兼顾了绿茶和红茶的特点，该茶食性适中，不寒不热。饮乌龙茶可恢复津液，消燥利咽，补养肺气。福建的武夷岩茶有岩韵（岩骨花香）的品质特征，主要品种有肉桂、水仙、武夷大红袍等。中国台湾地区的冻顶乌龙茶，在高山乌龙茶中最负盛名，因产量有限所以比较珍贵。中国台湾地区的女性喜欢饮用乌龙茶，关注乌龙茶的降脂减肥功能。乌龙茶在发酵过程中产生 γ- 氨基丁酸，其作为特殊的神经介质，有抗焦虑与镇静安神的作用。记得在德国做访问学者时，笔者曾推荐年长的女秘书饮用乌龙茶，第二天早晨她专门来告知，喝了乌龙茶后感觉身体轻松自在，思维活跃，她对此感到非常惊讶。

名列第四的是白茶，主要产地在浙江省和福建的福鼎。白茶的茶叶带有微细的绒毛，系茶叶经过轻微的天然发酵后制得。白茶保留了茶叶的天然性质，抗氧化功能非常强。白茶食性寒凉，古人称其"效如犀角"，用来治疗小儿麻疹甚佳。白茶耐储存，民间有"三年为药，七年为宝"之说。白茶有白毫银针、白牡丹、寿眉和贡眉等品种，寿眉原料较粗老，茶多糖含量丰富。白毫银针的茶叶比较嫩，茶多酚含量丰富。新茶中茶多酚含量最高，总黄酮含量最高的却是存放了7年的陈白茶。白茶对癌症和肝脏损伤，均有良好的食疗效果。

名列第五的是黄茶，黄茶汤色黄、叶底黄，黄茶是经过特殊的焖法发酵制得，茶叶中的多酚发生非酶性氧化，有苦涩味的酯型儿茶素被降解，产生了香气清悦、味厚爽口的茶黄素。安徽的霍山黄芽是著名的黄茶，其有降糖降脂，调节肠道微生物菌群的作用，还有抗炎、抗菌功能。特别值得强调的是黄茶还有养胃功能。

第六种是黑茶，云南的普洱茶、广西横县的六堡茶，湖南安化的黑茶等均属于此类。黑茶是后发酵茶，耐储存。不同茶类调节脂代谢的效果不同，普洱茶的降脂效果最为突出。饮用普洱茶能调节血清甘油三酯和总胆固醇水平，对前者的调节能力最为显著。黑茶发酵产物含有茶褐素、茶多糖、天然洛伐他汀，多酚类物质等。测定发现黑茶中的茶多酚已全部氧化。通过营养生理代谢的动物实验研究，发现生普洱茶与熟普洱茶对血脂与肝脏脂肪都有很强的调节功能。

茶叶都具有很强的降脂功能。动物实验均有明确的结论：20世纪70年代，河北省医学科学研究所曾做过相关的动物实验。用了三组兔子，第一组兔子喂普通饲料，第二组兔子饲料里加大量鸡蛋黄（富含胆固醇），第三组兔子的饲料中，加鸡蛋黄的同时还加了茶叶店的"高末"（卖茶叶后剩的茶叶末）。实验结束后解剖发现：饲料里加鸡蛋黄的那组兔子主动脉里全是斑块，但饲料里加茶叶末的兔子，主动脉里面干干净净，证实了茶叶的降脂功效。

知识小贴士

西北地区的少数民族也讲究喝茶，甘肃临夏的三炮台就是其中的一种，由于茶具是三件一套，即由细瓷茶碗、茶碗盖、底托碟组成，故得此名。泡茶步骤也十分讲究，先在茶碗中放入云南沱茶，再加冰糖、桂圆、杏干，然后注入沸水，稍焖一会儿方可饮用。

2. 中医典籍中茶叶的养生功效

茶叶食性凉，味苦甘，能入心经、肝经、脾经、肺经、肾经。因苦味能泻下，故可祛燥湿，降内火；甘味能补益缓中。食性凉能清热泻火，有解表之功。

汉代名医张仲景在《伤寒杂病论》中，明确指出茶治便脓血甚效。华陀在《食论》中评价茶叶说："苦茶久食，益思意"，意思是喝茶能振奋精神，活跃思维。《隋书》记载：隋文帝患病百医无效，最后靠饮茶痊愈。长期饮茶的"轻身"（减肥）作用也很明显，许多女性都有饮用乌龙茶减肥的体验。梁代名医陶弘景曰："久喝茶可以轻身换骨"，坚持饮茶可以瘦身，心脏负荷减轻了，自然达到"轻身疗病"的效果。

唐代诗人陆羽在江西茶山植茶，号茶山御史。他总结了种茶、制茶和饮茶的经验，撰写了《茶经》一书，此后茶成为大众化的饮料。《茶经》是人类最早的茶学专著，全书共三卷，卷上"一之源"叙述了茶的起源、性状、名称、品质、栽种方法和健康功效；"二之具"介绍了采茶与制茶工具；"三之造"论述了茶的加工方法和种类；"四之器"列举了煮茶、饮茶的器具。"五之煮"论述了烹茶方法和水质等级；"六之饮"介绍饮茶的风俗和方式；"七之事"叙述了古代文献中有关茶的掌故；"八之出"介绍各地产茶区及茶叶品质；"九之略"指出在什么情况下，茶具、茶器可以省略；"十之图"教人如何用绢书誊写《茶经》，以便悬挂、展示、宣传。"清茶一杯，励精图治"，已成为鼓励国民艰苦奋斗的成语。

绵延数千里的丝绸之路两侧，蒙古族、藏族、回族、维吾尔族等少数民族的人以牛羊肉、奶酪为主食，由于蔬菜缺乏，砖茶成为特需品。由于茶叶有广泛的保健功能，少数民族有"一日无茶则滞，三日无茶则痛"的民谚。也流传着"宁可三日无粮，不可一日无茶"的生活准则。所以要提倡坚持饮茶的习惯，不要让孩子喝饮料，要坚持饮淡茶。饮茶能明目，生津止渴，利尿止泻，清热解毒，消食减肥，还有解酒作用。

以色列学者曾研究发现，从绿茶中提取出的多酚类物质，对帕金森病有很强的神经保护作用。可能是绿茶提取物具有螯合黑质多巴胺神经元中铁离子的作用，故减少了对黑质的损伤。

饮酒过量会损害肝脏，诱发酒精性肝硬化，饮茶有保肝的作用。从茶的热水提取物中可分离出咖啡因，儿茶素，黄酮和皂苷，游离氨基酸，单糖、低聚糖，水溶性膳食纤维等。研究发现，能抑制肝损害的成分为黄酮醇配糖物、茶氨酸和水溶性膳食纤维。

茶中的醇类、醛类、脂类、酚类等成分均有杀菌作用，有的是干扰细菌代谢，有的是使细菌细胞内蛋白质变性。早晚用茶水漱口能杀灭口腔内的致病菌，也能预防感冒。洗脚时把剩的茶水倒入脚盆内的热水中，就像用肥皂一样光滑，不仅可除脚臭，还能缓解疲劳。精通茶道的苏轼在《东坡日记》中记述："吾有一法，常自珍之。每食已，则浓茶漱口，烦腻即去，而脾胃不知。凡肉之在齿间者，得茶浸漱之，乃消缩，不觉脱去，不烦刺挑也。"餐后以茶漱口有利于口腔卫生，防病坚齿，还可消除口臭。茶叶中的维生素 C 能降低晶状体的浑浊度，经常饮茶可护眼明目。

四、茶叶所含生物活性成分与健康功能

茶叶富含生物化学活性物质，包括茶多酚、茶多糖、咖啡碱、茶碱、可可碱、胆碱、嘌呤类、黄酮类、茶鞣质、萜烯类、醇类、醛类、酸类、酯类、芳香油、碳水化合物，维生素、蛋白质及氨基酸等。

1. 明代远洋船队奇迹般地免遭"坏血病"威胁

茶叶中的维生素 C 含量是植物叶片中最高的，优质绿茶 100 克中可达 200 毫克，某些高级绿茶中维生素 C 的含量甚至可高达 0.5%。按成人每日需要维生素 C 约 60 毫克计算，每天饮 3 ~ 4 杯茶即可满足需要。新鲜绿茶预防坏血病的效果可与柠檬媲美。欧洲有关坏血病的记载，最早见于十三世纪的十字军东征。1498 年，Gama 号远洋船绕好望角航行时，160 名船员中竟有 100 名死于坏血病。1519 年，麦哲伦率领的远洋船队也因发生坏血病，导致多人死亡。而明代郑和率领的中国远洋船队七下西洋，每次航行时间长达 2 ~ 3 年，海员人数有将近三万人，却没有患坏血病的记载。查阅史料了解到，当时朝廷有船队出使官兵"茶叶依例关给"的规定。远洋船队不仅日常食谱中配有绿茶，菜谱中还有用黄豆和绿豆泡发的豆芽。郑和船队的"宝船"达 60 艘之多，每艘都在 2 500 吨以

上。每艘船有四层甲板，满载士卒，马匹蓄之底层，舱室与客厅设之高处，船只都配有水柜贮存淡水，供日常饮用。远洋船队还专门有"水船"装载淡水，并将土壤放在大木盆中栽种蔬菜，还饲养家禽与家畜以供食用。14世纪，摩洛哥旅行家伊本·白图泰的《伊本·白图泰游记》中记载称：往来印度洋的中国船只，都在放了土的木盆中栽种蔬菜与生姜。远洋船队中还配有粮船，携带够2年食用的粮食，在沿途各国还"登岸市易"，补充各种新鲜蔬菜水果。

据记载，郑和远洋船队配有医官与医士180余名，均由太医院指派或从民间征召。平均150名海员就配有1名医官或医士，明代陆军每10万人才配医生14名。远洋船队医务人员的任务是为"出使人员防病治病"，也为沿途访问的各国居民治病，作为和平交往的重要手段。

2. 绿茶的主要活性成分茶多酚

绿茶加工时由于多酚氧化酶迅速灭活，故绿茶富含未氧化的儿茶素。半发酵的乌龙茶中部分儿茶素氧化为茶色素，或产生儿茶素与水解单宁的聚合物。红茶是全发酵茶，茶多酚已转化为茶色素。绿茶中的儿茶酚，特别是衍生物表没食子儿茶素没食子酸酯（Epigallocatechin gallate，EGCG），有保护动脉壁平滑和抑制血栓形成的作用，是绿茶的功能性成分。

茶多酚是儿茶素类、黄酮及黄酮醇类、花色素类、酚酸及缩酚酸类四种多酚类化合物的复合体，约占茶叶干重25%~35%。绿茶的抗肿瘤、抗突变、抗氧化、抗血小板凝集、降血糖、降血压、抗菌、抗流感、抗龋齿等作用，都与儿茶素及其衍生物有关。日本《茶叶研究报告》茶多酚的药理作用中指出绿茶能结合有毒重金属镉，并将其排出体外。笔者在慕尼黑工业大学生命科学中心，对中国各种茶叶的测定发现，绿茶中茶多酚含量居首位，云南大叶茶的茶多酚含量竟高达茶叶总重的36%。绿茶有消炎解毒之功。傅连暲同志在回忆录中谈到，当时延安条件艰苦，边区医院会用茶叶治病。茶的另一个功能是明目，患眼疾后用绿茶汤洗眼睛，有很好的疗效。常接触放射线的医生和长时间看电子屏幕的人群，都应该坚持饮茶。美国医学基金会主席指出"茶多酚是21世纪对人类健康产生巨大效果的化合物"。

3. 饮茶有抗癌与体外抑制新型冠状病毒的功效

2005 年，英国诺利奇约翰·英尼斯中心（JIC）和西班牙穆西亚大学联合研究发现：茶叶中茶多酚衍生物 EGCG 能破坏癌细胞中的双氢叶酸还原酶（DHFR），而其正是最先进的抗癌药攻击的对象。每天饮 2～3 杯绿茶的人，血液中富含 EGCG，可使癌细胞中双氢叶酸还原酶失活，从而杀死癌细胞。JIC 的罗杰·索恩里教授说："这是首次清楚而又科学地解释了绿茶阻止癌细胞扩散的原因"。韩国居民肺癌死亡率与美国相比，出奇的低。奇怪的是，韩国成年人烟民高达 37%，而美国仅 27%，研究认为肺癌发病率的巨大差异可能与韩国人饮茶的习惯有关。2006 年 6 月，美国耶鲁大学研究人员在《美国外科医生协会学刊》发表文章，以大量证据说明饮用绿茶可保证心脏健康，并降低患癌症的风险。

浙江疾控中心的专家团队在 2021 年 2 月 26 日发布的文章表明，研究人员通过绿茶、铁观音、大红袍等茶水来做实验，发现茶水处理的病毒细胞增殖水平降低 1～10 万倍，病毒抑制效果随茶水浓度增加而增加，茶多酚（包括儿茶素）对于新型冠状病毒有良好的细胞外杀灭与细胞内抑制作用。

4. 为什么饮茶的人"耳聪目明"

新鲜茶叶通过半发酵，谷氨酸可转化为 γ- 氨基丁酸，每克乌龙茶中的含量可达 0.2～2 毫克。经过发酵的茶叶、桑叶、发芽糙米与果仁中，都富含 γ- 氨基丁酸，其在脑组织能量代谢中有重要作用，能激活脑内葡萄糖代谢，促进乙酰胆碱的合成，有降血氨、抗惊厥、降血压等功能。坚持饮茶的老人脑内 γ- 氨基丁酸数量增加，会使神经系统噪声降低，神经信号强度提高，自然能"耳聪目明"。日本已有用于治疗高血压的、富含 γ- 氨基丁酸的茶叶出售。

5. 茶氨酸的食疗功能

茶叶中有 26 种氨基酸，游离氨基酸含量达 3%～5%，约一半是茶氨酸。春天茶树的新叶梢中氨基酸含量比夏秋季高，绿茶氨基酸含量明显高于红茶与白茶，乌龙茶和黄茶居中，黑茶含量最低。氨基酸都易溶于水，茶汤中氨基酸浸出率达 80%。茶氨酸是茶叶的特征性成分，与脑内活性物质谷氨酰胺、谷氨酸的化学结构相似，有提高学习与记忆能力，松弛神经紧张的作用。茶氨酸能缓和咖啡因的兴奋功能，虽然茶叶咖啡因含量高于咖啡，但因存在茶氨酸，故饮茶时可享受到喝咖啡所感受不到的、心旷神怡的感觉。

6. 为什么饮茶能强心

《神农本草经》称"茶味苦，饮之使人益思，少卧，轻身明目"。喝茶可以使人思维敏捷，不犯困。咖啡因含量占茶叶干重 2%~4%。茶汤的苦味就来自溶解的咖啡碱，由于咖啡碱与茶多酚结合成复合物，故在体内不会积累，很快就代谢排出体外。即使长期饮茶，也不会出现咖啡碱蓄积。人类基因组中的苦味受体一共有 25 种，在心脏组织内就存在将近一半。中医认为饮茶可以清心火，这从一个侧面印证了"苦味入心"的理论。

7. 粗老茶与 2 型糖尿病的食疗

我国中医和日本的汉医典籍中，都有用粗老茶治"消渴"的记载。在北京许多老年人选择购买六级茶"绿珠"，当地的居民反映饮用此茶有利于降糖，但饮用方法很有讲究，要用凉白开泡饮。茶叶愈粗老茶多糖含量越高，食疗效果愈好。市售的六级茶中，茶多糖含量是一级茶的 2 倍。研究发现，茶多糖在降低血糖的同时能改善肝脏代谢，增加肝糖原积累，使得输出到血中的葡萄糖减少，胰岛素抵抗得到改善，从而空腹血糖下降。茶多糖不仅能提高胰岛素的敏感性，还能增强肝脏葡萄糖酶活性，作用类似胰岛素。茶多糖能降低甘油三酯的水平，改善体内脂代谢。摄入茶多糖后，短时间内就会产生非特异性免疫能力，而且无发热等副作用。

不同品种的茶中茶多糖的含量也不同，乌龙茶中最多，其次是绿茶，红茶含量最低。这三种茶所含的茶多糖，都有辅助降血糖的效果。由于肠道内葡萄糖是通过主动吸收完成，因此抑制葡萄糖转运体的活性，成为控制餐后血糖升高的重要手段。茶多糖是 α- 葡萄糖苷酶和 α- 淀粉酶的弱抑制剂，肠道中茶多糖浓度如果较高，就能延缓糖类的吸收，抑制餐后血糖水平。饮茶还能增加肾脏血流量，提高肾小球的滤过功能，促进尿液排出。同时饮茶对平滑肌也有松弛作用，可消除组织痉挛。

8. 茶色素的保健功能

茶色素指叶绿素、β-胡萝卜素、茶黄素、茶红素、茶褐素等，是赋予干茶色泽与茶汤汤色的呈色物质，也是茶叶保健功能的重要成分。红茶茶色素含量最高（1%），黑茶（普洱茶）富含茶褐素，黄茶则富含茶黄素。茶色素能促进中枢神经兴奋，加快血液循环，增强肌肉收缩，有强心之功。茶色素还是利尿剂，能使肾脏内的毒素和废物尽快排出，预防泌尿系感染。对糖尿病、脂肪肝、老年痴呆、肾病综合征、胃病和高原性肺心病等均有良效，目前茶色素已列入国家级创新药物。

9. 茶叶中含丰富的钾

夏季，很多人习惯喝瓶装水，其实茶水是非常不错的消暑饮品。虽然两者都能补充因出汗而丢失的水分，但饮茶不仅能解渴，还解乏。原因在于，夏季人体容易缺钾，缺钾会使人倦怠疲乏。夏季人体缺钾的原因：一是出汗，汗液中除水分和钠以外，还有钾离子；二是夏季食欲减退，从食物中摄取的钾相对减少，造成钾摄入不足；三是天气炎热，能量消耗增多，能量代谢需要钾参与。人体血清钾浓度只有 3.5～5.5 毫摩尔每升，但钾在体内却发挥着维持电解质平衡、维持神经肌肉功能正常等多方面的作用。钾还参与机体能量代谢，缺钾时会全身无力、心跳减弱、头昏眼花，严重时还会导致呼吸肌麻痹。低钾会使胃肠蠕动减慢，加重厌食腹胀等症状。临床资料说明，中暑者均存在血钾低的现象。防治低钾最安全有效的方法就是吃富钾食品，特别是水果蔬菜。据测定，茶叶中约含 1.1%～2.3% 的钾，故茶水是夏季的富钾消暑饮品。

10. 茶叶中芳香物质的养生作用

茶叶中芳香物质种类繁多，其含量虽然很低，但对茶叶品质的影响很大。是赋予茶叶清香、花香、粟香、嫩香、毫香的重要物质，也是茶叶香气的成分。茶叶的芳香会使人心情愉悦，可以调整精神状态。特殊工艺制作的花茶，在茶香基础上又赋予沁人心脾的花香。如茉莉花茶、桂花茶就是其中的代表。

中国是世界第一绿茶生产大国，绿茶占茶叶总产量的 70% 以上。茉莉花茶以独特的花香闻名于世。名优绿茶与茉莉花茶，代表了国际绿茶和茉莉花茶的最高水平。中国绿茶和茉莉花茶的传统加工工艺，保持了茶叶天然特性。冲泡后的茶色清香醇，茶汤青翠碧莹。茉莉花则以清丽馨香，纯净高雅的美学品格令世人垂青。茉莉花还能提神醒脑，舒散郁闷。常饮茉莉花茶能清肝明目，生津止渴，通便利水，保持身心健康。茉莉原产印度，汉代传入我国。从明代起，茉莉花被中医药用。《本草纲目》称茉莉花"辛热无毒"，可"蒸油取液，作面脂头泽，长发润燥香肌"。《中药大辞典》记载：茉莉花有"理气开郁、辟秽和中"之功。《本经逢原》说"茉莉花，古方罕用，近世白痢药中用之，取其芳香，散陈气也"。近代本草类中医著作《饮片新参》则指出，茉莉花能"平肝解郁，理气止痛"。

动物性食物、油脂
与调味品

中医将动物性食材称为"血肉有情之品"。动物的肌肉、组织、器官是由形形色色的蛋白质构成的。人类食物中的蛋白质，其必需氨基酸的组成与人体内的蛋白质越接近，营养价值就越高。如果蛋白质摄入不足就会出现发育迟缓，体重减轻，贫血，免疫功能低下等一系列营养不良的症状。老年人如果缺乏蛋白质，就容易出现"肌少症"。动物性蛋白质以酪蛋白为主（78%～85%），来源于动物性食物的蛋白质，其中必需氨基酸种类齐全，比例合理，容易消化吸收。植物蛋白质主要来源于谷物和豆类，其含植物甾醇，不含胆固醇，这是动物性食物所不具备的。

第一章
肉类食材的食疗作用

　　古代人类在赖以生存的饮食活动中萌生了精神层面的追求，食品也具有了文化内涵。特别是各种烹饪活动滋生了饮食文化的萌芽，古人云"夫礼之初，始诸饮食"，人类的文明礼仪也是从"食礼与食俗"开始。伏羲是开创肉食的始祖，他的贡献其一是"结网罟以教佃渔"，创立了渔业；其二是"养牺牲以充庖厨"，创立了中华民族的家畜养殖业。

一、补肾养胃，滋肝润肤的猪肉

　　古代皇室用来祭祀宗庙的"三牲"为牛、羊、猪，而百姓则用猪、鸡、鱼来祭祖。

1. 中医对猪肉食疗功能的认识

　　自古猪肉就是中国人的主要肉食，古代"六畜"就有马、牛、羊、鸡、犬、猪。猪肉食性平，能补肝肾，治疗血虚与气虚等症。猪肉养胃生津，可润肌肤，除羸瘦。有滋阴润燥之功，适宜热病伤津及便秘者食用。猪皮可养血滋阴，猪骨炖汤是补益佳品，猪血能补血益中。根据"以脏补脏"的理论，猪肚是补益脾胃之品，猪肾能滋补肾气，猪肺可用于肺虚咳嗽的食疗，猪心可养心补血，猪肝可补肝明目。可见，猪肉只要烹调得法，亦可成为"长寿之药"。

2. 猪蹄丰富的食疗应用

　　猪蹄又称为猪手或猪脚，其蛋白质含量高，且大部分是胶原蛋白，脂肪含量较低。食入猪蹄后，在消化道其所含的胶原蛋白被分解成氨基酸，一部分被机体吸收、另一部分在体内合成胶原蛋白质，贮存在组织细胞中。胶原蛋白质是复合的三螺旋结构，分子结构稳定，这种非水溶性纤维状含糖蛋白质，具有保湿作用，以及良好的生物降解性和生物相容性。可维持细胞可塑性与贮水能力，保持皮肤润泽有弹性。中医认为猪蹄食性平，味甘咸，有补血、填肾精之功，具有美容和通乳的功能。家喻户晓的黄豆炖猪蹄，就是预防老年骨质疏松症的食疗佳品。

二、古人云"羊肉效同人参"

羊是"六畜"中最吉祥的动物，古代羊专主祭祀，凡与羊字相关的文字，大都有吉祥的寓意。如常用的"善"字，"美"字等，都是以羊为字头。

1. 羊肉食性"大热"的秘密

羊肉"性甘，大热"，有"补中益气"之功，中医第一个食疗方就是"当归生姜羊肉汤"。海南岛有句民谚"冬季吃了东山羊，少穿一件棉衣裳"。猪肉食性平，羊肉则食性大热。中医认为"羊肉效同人参"，这些年谜底才得以揭开。原来羊肉中富含左旋肉碱（每千克羊肉中含有2.1克），其他肉类中则要少很多（每千克的牛肉和猪肉分别含0.64克，0.3克）。左旋肉碱可促进体内长链饱和脂肪酸燃烧，不仅可以热身，还有减肥功能。中华民族的先贤在对现代科学毫无所知的古代，有如此深刻的洞察力，令人钦佩不已。

2. 成吉思汗蒙古大军的食物

笔者在访问慕尼黑西边的古城奥格斯堡时，当地居民说成吉思汗进军欧洲的最后一仗是在这里打的，因为成吉思汗的孙子病了才撤退。成吉思汗的部队吃什么食物才这么有战斗力呢？后来发现"涮羊肉"的英文名字是Mongolian Hot-Pot（蒙古火锅，指传统的铜锅炭火火锅），才从中找到答案。羊肉、鹿肉这些食性大热的肉里都富含"左旋肉碱"，由于其能促进长链饱和脂肪酸燃烧，代谢后会产生大量热能。蒙古远征军团都是带着帐篷，赶着牛羊一起行军，冬天吃了涮羊肉浑身都暖和，自然保持了军队的战斗力。

羊肉自古就是食药两用之品，《饮膳正要》中记载了12种以羊肉、草果等为主要成分的食疗配方。其中以羊肉、鹰嘴豆和乳香为主要原料制作的，富有西域风情的羊肉汤最为知名。

3. 羊肉有重要的食疗作用

羊肉有重要的食疗价值，唐代孙思邈称"羊肉味苦、甘、大热、无毒……，能补中益气，安心止惊"，并指出"六月，勿食羊肉，伤人神气"。使用羊肉的食疗药膳方枸杞炖羊肉更是闻名于世。此膳有助元阳，补精血，疗肺虚，修复劳损的功能。

从羊肉小麦生姜粥、参芪归姜羊肉羹、附子烧羊肉等药膳中，都能感受到羊肉的作用。羊肉用于食疗一定要分时、分人、分情况施膳。正如《金匮要略》所述："所食之味，有与病相宜，有与身为害，若得宜则宜体，害则成疾。"因羊肉食性大热，能温阳祛寒，故不适于阴虚内热体质的人食用，感冒时也不宜食羊肉。食用羊肉滋补的时节应以冬季为主，在膳食搭配方面，不能将羊肉与食醋、竹笋同时食用，以免诱发身体不适。

三、补脾胃、益气血、强筋骨的牛肉

牛肉素有"肉中骄子"的美称，可补气养血，健脾和胃，强筋壮骨。牛肉蛋白质含量在20%以上，高于羊肉和猪肉，胶原蛋白是牛肉结缔组织的重要成分。水牛肉食性凉，黄牛肉食性温。水牛肉功在安胎补血，黄牛肉功在补养脾胃。黄牛肉擅长补气，是气虚之人食养食疗的首选肉食。中医认为："黄牛肉，补气，与黄芪同功"。

1. 中医认为牛肉专补脾土

"牛肉味甘，专补脾土。脾胃者，后天气血之本，补此则无不补矣。"食用牛肉可加快创伤组织恢复，特别是体质虚弱的病人，可饮用牛肉现煲的牛茶，对加速康复作用巨大。

牛茶即"牛肉清汤",烹饪方法如下:取牛的前腱子或后腱子肉500克,洗净后切成骨牌块,锅中备清水3 500～4 000毫升,牛肉凉水下锅,放入盐、胡椒粉、生姜片。大火烧开后,滚煮20分钟,撇去浮沫。转中火翻煮40分钟,然后加入桂圆(带核)10粒,转小火炖60分钟,汤色逐步清澈后即得"牛茶"。最终可获此汤1 000毫升左右,此汤补益效果明显。

2. 有润燥除湿之功的扁豆烧牛肉

取扁豆250克,牛肉300克。葱、姜、蒜瓣、老抽、胡椒粉、花椒粉备用。将牛肉洗净,用开水焯过,撇去浮沫后直接入锅,小火干煸出油以后,加料酒、葱、姜与开水,大火烧开以后改文火炖煮。扁豆摘洗净、去老筋后先用开水焯一遍,去除豆腥味。当牛肉七分熟时,加入老抽、胡椒粉、花椒粉后再继续炖煮,待牛肉八分熟时,加入扁豆与蒜瓣,煸炒至熟即可装盘。

扁豆食性微温、味甘,有健脾除湿之功。而牛肉消水肿,除湿气,能安中补脾,健脾养胃,强固壮筋,还有补脑添髓,治虚劳之功。此菜肴用无油烹饪方法制作,降低了菜肴的脂肪含量,富含植物蛋白质的扁豆使荤素搭配更加平衡。

3. 推荐两款食疗牛肉粥和牛肉泥

(1)枸杞牛肉粥

取牛肉、粳米各100克,枸杞50克。牛肉剁成末,加入姜片(末)、少量的盐及黄酒,腌制10分钟。随后将大米洗净,用适量清水浸泡10～20分钟,浸好的米待水开后加入。当锅再次烧开后便可将腌制好的牛肉末倒入,待米熬到开花后放入枸杞,再熬5～10分钟。最后加入生菜叶,关火即可。利用锅内余温将新鲜生菜烫熟,一碗醇香绵糯的枸杞牛肉粥便做好了。

(2)西蓝花牛肉泥

取西蓝花5小朵、牛柳100克,准备少量食盐。西蓝花去掉根部的老皮,放入开水中烫2分钟,然后关火焖3分钟。水要加少一点,或用蒸的方法,目的在于尽量减少营养素流失。将牛柳切成2厘米左右的小块,放入水中煮约30分钟,至牛肉熟烂。此时将煮好的牛肉块和汁水放入搅拌机中搅成肉泥,西蓝花中也加少量水,放入搅拌机中打成泥,最后放少量盐调味即可。

四、美容保健的兔肉

民谚道"飞禽莫如鸪，走兽莫如兔"，中医文献称："兔处处有之，为食品之上味"。兔肉被厨师称为"百味肉"，兔肉质地细嫩，与其他肉类一起烹制会出现"百味"的现象，即辅之以鸡就是鸡的味道，配上鱼就是鱼的味道。

重庆著名的卤兔脑壳和香辣兔脑壳非常美味。明清时期的菜肴兔生，就是烹制的五香兔肉。《调鼎集》记载有四道兔肉肴馔——麻辣兔丝、兔脯、白糟炖兔、炒兔丝。兔肉缺乏脂肪，故烹制时要多放些油。兔肉有黏性，爆炒时不必勾芡。兔肉与猪肉同烹，比鸡肉还要鲜嫩。兔肉属滋补食品，可搭配寒凉食性的食材，如海蜇、海带、豆芽、香菇等。炒兔丝时挂蛋清糊，不仅能使肉丝不卷，还可使其色白如玉。

兔肉食性凉，味甘。有凉血解毒，润肤泽肌之功。兔肉"主补中益气""凉血，解热毒，利大肠"。兔肝食性寒，有补肝明目之功。兔肉结缔组织很少，肉质细嫩，易消化吸收。兔肉还富含赖氨酸与色氨酸，有"保健肉"之称。食兔肉不易发胖，兔肉中含有美容皮肤的成分，故也被称为"美容肉"。

五、有补益气血之功的驴肉

民间有"天上的龙肉，地上的驴肉"之说；驴肉肉质细嫩，味道鲜美，尽管六畜中并无驴，但食用驴肉的历史却非常悠久。驴肉有拌、炒、烫等烹调方法，烹饪多采用卤制与酱制，酱驴肉在口味上可以说超越了酱牛肉。《本草纲目》称驴肉"补血益气，治远年劳损之用"。山东省东阿县用驴皮熬制的"阿胶"是名贵中药。阿胶食性平，味甘，归肺经、肝经与肾经，有补血滋阴，润肺止燥之功。

食用驴肉可养心安神，用于心阴虚所致心神不宁的调养，驴肉还有护肤养颜，美容之功。山东地区民谚道"要长寿，吃驴肉；要健康，喝驴汤。吃了驴肝肺，能活一百岁。"每年农历六月六日，山东地区有给父母送饼卷肉的习俗，此时要买驴肉孝敬老人。

第二章

禽类食材的食疗应用

《本草纲目》禽部曰"羽类则阳中之阳，大抵多养阳"，即食用禽肉有壮阳之功。

一、有"食补之王"称誉的鸡类

烹饪界有句行话叫"无鸡不成席"，《法国烹饪》杂志主编维萨林曾说："鸡对厨师来说，犹如油画家的画布"，足见鸡在烹调中的地位。

鸡肉食性温，味甘，有温中益气，补精填髓之功，鸡汤在民间被称为"济世良方"。公鸡肉食性偏热、善补虚弱，母鸡肉则可补阴，益于产妇与老人。在食疗方面，"可用鸡肝作为平肝明目之用"。中餐用鸡为食材的肴馔琳琅满目：先秦时的五味鸡，唐代的鸡球与黄金鸡，宋代的润鸡与蒸鸡。《随园食单》一书中有30款用鸡烹制的菜肴，《调鼎集》中竟然有108道用鸡烹制的肴馔。

中医认为鸡汁大补元气。用黄雌鸡童子鸡，切成寸块，放入铁罐中，加黄酒少许，置饭锅中蒸四五次，鸡汁即能蒸出，饮之体力转弱为强，大补元气。由于鸡汤调补效果好，民间广为应用。如东北的人参鸡汤、广东的黄芪鸡汤、湖南老姜鸡汤、山东的当归鸡汤、贵州的天麻鸡汤、云南的三七鸡汤等，都是相当不错的搭配。

在秋冬两季，老年体弱者宜饮老姜母鸡汤，该汤系生滚汤，烹饪操作简便，食疗效果明显。对手脚发凉，微循环差的老年人颇有帮助。该汤烹饪方法如下：取散养老母鸡一只，新鲜生姜若干。备好食盐、白胡椒粉、料酒等调味品。将鸡去毛洗净、剔除所有的骨头（鸡骨可另炖汤）。连皮剁成1.5厘米大小的鸡丁（取

150 克用，其余冷冻储存）。取 75 克生姜洗净，切成指甲盖大小的片。锅中放底油，大火烧热后将鸡丁下锅，煸炒到体积收缩、汤汁近干时，投入姜片煸炒。闻到香味后，一次加入足量清水，然后加食盐、白胡椒粉、料酒，大火再煮十分钟，至汤色泛白即可。

二、滋阴补虚的鸭类

鸭子憨态可掬，卓别林根据该形象塑造的流浪汉，迪斯尼公司创作的"唐老鸭"，都给人们留下深刻的印象。鸭肉中的蛋白质含量很高，脂肪含量适中，还含钙、磷、铁、烟酸和维生素 B_1、维生素 B_2，具有增强食欲、利水消肿、滋阴补虚等功效。

1. 鸭子的种类与烹饪方法

家鸭有肉用、蛋用和肉蛋兼用三类：烤鸭用的是北京鸭，肉蛋兼用的有四川建昌鸭、江苏高邮鸭、河北白洋淀鸭与英国樱桃谷鸭。远在商代，便出现了炙鸭、笼烧鸭、烧鸭、㸆鹅鸭等（㸆：熬煮）烹饪方法。中餐菜肴中最妙的当属烤鸭，《齐民要术》中有关于腩炙法的记载："将鸭子切成大块，码味后进行烤制。"

清炖肥鸭是慈禧太后最爱吃的一道菜。烹制时先将鸭子去毛洗净，装入瓷罐。将瓷罐放入盛有一半清水的大铜锅内，盖严锅盖，防止走气。用文火长时间烹煮，将鸭子蒸烂熟后食用。

2. 享誉世界的北京烤鸭

中餐宴会配菜有四荤与四素的要求，四荤就是鸡、鸭、鱼、肉。北京菜的烹饪方法有爆、炒、涮、烤；最负盛名的是北京烤鸭。

国内南北各地烤鸭烹制技法不同："金陵三叉"之一的叉烤鸭，鸭腹中填以葱叶与菜叶，鸭皮烤成金黄色，成品油润光泽，开片后鸭皮平展，酥脆不腻，食后满口留香。传到广东后，名叫金陵片大鸭或广东烧鸭，采用"紧皮"（鸭皮挂糖）处理，放入明炉叉烤。四川成都的烤鸭，烤前在鸭腹中填入芽菜、豆豉、豆瓣酱、胡椒、葱、生姜及丁香等食材与调料，在挂炉中用木炭烤制，成品鸭皮用刀切片后，蘸卤汁供馔，食之美不胜收。云南宜良的烤鸭则是在鸭身淋涂蜂蜜，腹内用鲜苇撑起，用干松枝烤制。烤熟后的鸭皮呈红褐色，有鲜苇和松针的香味。进食时蘸花椒盐，配以菌菜与豌豆苗汤，是地道的滇味菜肴。

3. 有"补虚第一功"美名的鸭肉

在中医食疗应用中，鸭子享有"补虚第一功"的美誉，绿头雄鸭名列首位。鸭肉含蛋白质 16%～25%，含脂肪约 19.7%，高于鸡肉、低于猪肉。鸭肉食性微寒，有滋阴补虚、利尿消肿之功。《本草述钩元》称鸭肉"补虚除客热，和脏腑，利水道"。《日用本草》称鸭肉能"滋五脏之阴，清虚痨之热，补血解水，养胃生津"。《本草图解》认为"鸭味甘性平，主治虚痨骨蒸，以白毛黑嘴者方有奇功"。《本草求真》也认为："其性微冷，能滋阴补虚，若黑骨白毛者，为虚痨圣药。"

中医用药膳虫草蒸鸭治疗肾结核，烹制方法如下：选大绿头雄鸭一只，去毛与内脏后洗净。将鸭头纵向劈开，向脑中纳入 3～5 根冬虫夏草，用细绳将鸭头捆紧，放入大蒸锅中。水开后蒸 20 分钟，取出晾凉，再入蒸锅内蒸 20 分钟，取出晾凉，最后再蒸 20 分钟酥烂即得，趁热食之。

三、强身补虚、防病抗癌的鹅

自古鹅就有很多光环。《禽经》称鹅有驱虫的本领。欧洲古代传说，鹅以高昂的叫声解救了被包围的罗马城。中国古人形容鹅是"峨冠博带""昂扬雄健"，故有"鹅司令"之美称。

1. 鹅的起源与众多肴馔

鹅古称家雁，在周代就是六牲（牛、羊、豕、犬、雁、鱼）之一，这里的"雁"就是驯养的鹅，用来充祭坛，入庖厨。古时婚礼纳彩要用鹅相赠，涵义为"守望相助，信实可靠"。

古代以鹅入馔，早期大都为炙制（烧烤）。清代"封鹅"烹制方法独树一帜，记载如下：系将鹅洗净，内外抹香油一层，用茴香、大料及葱实腹，外用长葱裹紧。入锡罐，盖住，入锅，上覆火盆，重汤煮，以筋插入，透底为度。鹅入罐中不用汁，自然上升之气味凝重而美。吃时再加糟油或酱油、醋。

坛鹅的烹制方法为："鹅煮半熟，细切，用姜、椒、茴香诸料装入小口坛内。一层肉，一层料，层层按实。箬叶扎口极紧，入滚水煮烂，破坛，切肉。"广东烧鹅的风味独树一帜，烹饪方法是"用烧肉法，亦以盐、椒、葱、酒多擦腹内，外用酒、蜜涂之，入锅内，余如前法……但先入锅时以腹向上，后翻则腹向下"。

2. 喝鹅汤吃鹅肉，一年四季不咳嗽

民间有"喝鹅汤，吃鹅肉，一年四季不咳嗽"的谚语。《本草纲目》称鹅肉"食性甘平，无毒"，有"利五脏"之功。鹅肉"补虚益气、暖胃生津……能解铅毒"。鹅血的药用价值受到历代医家重视，明末大医学家张石顽用鹅血治疗食道癌，所用方剂收录在《张氏医道》一书中。常食鹅肉，饮鹅汤，可防治感冒与支气管炎。另外，鹅肝含铜量在各类食物中最高，缺乏微量元素铜，易诱发心血管疾患，故食鹅肝有预防心血管病的功效。

第三章

被称为"一条腿"的鱼类食材

远在唐代，水产品的种类就非常丰富，主要有鲤鱼、鲂鱼、鲈鱼、白鱼、鳜鱼、鲫鱼、鲇鱼、银鱼、虾、螃蟹、鳖，以及东海与南海产出的其他鱼种。江南"鱼米之乡"有一张"吃鱼时间表"，指导百姓在什么时候吃什么鱼。如正月的菜花鲈，二月的刀鱼、三月的鳃鱼、四月的鲥鱼、六月的鳊鱼、七月的鳗鱼、八月的鲅鱼、九月的鲫鱼、十月的草鱼、十一月的鲍鱼、十二月的青鱼等。

俗话说"吃四条腿的不如吃两条腿的，吃两条腿的不如吃一条腿的"，四条腿的指猪、牛、羊，两条腿的指鸡、鸭、鹅，一条腿的即指鱼类食物。鱼类富含蛋白质，脂肪含量低，有利健康。《中国食品报》在开展吃鱼与健康宣传研讨活动时，提出了"吃鱼的女士更漂亮，吃鱼的先生更健壮，吃鱼的孩子更聪明，吃鱼的民族更兴旺！"的口号。

一、有"开胃健脾"之功的鲤鱼

鲤鱼古称赤鲤、赪鲤、赤鲜公，饲养的有荷包红鲤、荷花鲤等，古人称为"食品上味"。唐代鲤鱼的饲养方法后传到日本，希腊与罗马。在慕尼黑工业大学做访问学者时，笔者曾结识巴伐利亚州养殖鲤鱼的专业农户。鲤鱼被称为"家鱼之首"，夏季产的鲤鱼最为肥美，故有"春鲑夏鲤"之说。

1. 黄河鲤鱼与名馔"鱼羊烧鲜"

黄河鲤鱼肉质细嫩、脂肥鲜美，金鳞赤尾，形态可爱，是宴会上的佳肴。古代有道名菜叫羊方藏鱼，系将鱼置于割开的大块羊肉中，一起炖制而成。鱼肉与羊肉的鲜味融为一体，就是如今"套菜"的雏形。陕西清真菜中就有一道鱼羊烧鲜，与"羊方藏鱼"有异曲同工之妙。

鱼羊烧鲜的烹制方法如下：选用鲜活大鲤鱼，洗净，切牡丹花刀，选用肥瘦相间的熟羊肉250克，切成4厘米长、2厘米宽的肉片。将肉逐片夹在鱼肉里，剩下的羊肉则装入鱼腹内。将炒锅置旺火上，加油50克，油烧热后把整条鱼放入油中煎，至两面都呈金黄色后取出。将炒锅洗刷净，置旺火上，再倒入菜籽油50克，锅烧热后投入葱段与姜片，加酱油与清水适量，辅以精盐与白糖。将鲤鱼放入锅内，用小火煨至完全入味，快熟时加入发好的海参与笋片，旺火收汁。然后即可出锅装盘，此菜有很好的补益作用。

2. 鲤鱼有"利尿消肿"之功

鲤鱼食性寒，有开胃健脾，利尿消肿，清热解毒，止咳平喘，通乳下气之功。鲤鱼的脑食性温，故有鲤鱼头与粥同煮的食疗膳，据说可治疗癫痫与眩晕。《本草纲目》称"鲤乃阴中之阳，其功长于利小便，故能消肿胀、黄疸、脚气、湿热之病。作鲙则性温，故能去痃结冷气之病；烧之则从火化，故能发散风寒，平肺通乳，解肠胃及肿毒之邪。"

应用食疗方

（1）用于慢性肾炎的食疗方：取500克鲜鲤鱼一条，去鳞和内脏，配茶叶（绿茶）5克，醋50克，加水炖熟（不放盐），空腹食鱼喝汤，每日一剂，6日为一个疗程。

（2）止咳平喘食疗方：取500克鲜鲤鱼一条，去内脏后，裹上泥烤熟，然后去刺，将净鱼肉和糯米一起煮成粥，空腹食用。

二、健脾利水的鲢鱼与鳙鱼

鲢鱼之妙在于"鲜"，鳙鱼俗称胖头鱼，两者实际上是同类异名的兄弟鱼种。鲢鱼的特点是"细鳞肥腹"，其腹最腴，烹鲜极美。《本草纲目》称"鳙味亚于鲢。鲢之美在腹，鳙之美在头，首之大小，色之黑白，大不相侔。"鳙鱼有"胖头鱼"之称，宴席上常有清炖鱼云头或胖头鱼豆腐海参汤等肴馔。鳙鱼有"鱼中鲜品"的美名，乾隆下江南时曾在吴山农家品尝鱼豆腐。回京后即令御膳房研制砂锅鱼头豆腐，此后驰名全国。《随园食单》记载："鳙鱼豆腐，用大鳙鱼煎熟，加豆腐、酱水、葱、酒滚之，俟汤色呈半红起锅，其头味尤美。此杭州菜也。"馔肴"拆烩鲢鱼头"是镇江名菜，系选用长江中的大花鲢烹制，是著名的珍馔之一。

扬州民谚云："鲢鱼吃头，青鱼吃尾，鸭子吃大腿"，鳙鱼头胶质丰富，肉质肥美，小雪节气后的雪鲢质量更佳。烹饪方法是取其头劈成两片后去腮，用清水洗净，经烧煮与拆骨后，将鱼头肉与蟹肉、鸡肉、鸡肫，香菇、虾子等一同烹制而成，此菜肴卤汁稠白，肥嫩鲜美，是冬令佳肴。该肴馔与清炖狮子头、扒烧整猪头并列，被烹饪界称誉为"扬州三头"。

鳙鱼肉食性温，有温中益气，暖胃，泽肤利水之功。鳙鱼入药始于明代，中医文献记载：鳙鱼"暖胃，益人"，可"健脾补气，开胃利水，外敷可消肿毒"。清代《随息居饮食谱》曰：鳙鱼"甘温，暖胃补气，泽肤。"

三、健脾胃补肝肾的鲈鱼

鲈鱼是中餐四大名鱼之一，历代有关鲈鱼的诗文颇多。江苏松江的鲈鱼出名，与晋人张翰为官之道有关。《晋书·张翰传》记载："张翰，字季鹰，吴郡（苏州）人也"，其到京城洛阳后被朝廷命官，秋季降临后寒风萧瑟，遂想起吴中肴馔莼羹鲈脍。莼菜软滑可羹、甘美可餐，鲈鱼鲜嫩肥美。张翰思乡情浓，便作"鲈鱼歌"抒发思乡之情和退隐之意。这一典故后一直被传诵，故凡谈到归隐田园，都借用"莼鲈之思"来比喻。而鲈脍莼羹一菜也由此知名，传遍天下。民谚道"鲈鱼以松江为贵，松江由鲈鱼而显"。鲈鱼肉质细腻，肉色如雪，脂肪含量少，富含蛋白质，是典型的低热量高营养食品。

鲈鱼食性平，味甘。有健脾胃，补肝益肾，止咳化痰和生肌之功，自古就是药食兼用之品。鲈鱼"补五脏，益精骨，和肠胃，治水气""益肝肾""食之宜人"。松江鲈鱼"有健脾益气，益肝肾，安胎之功能。主治慢性胃痛、脾虚泄泻、小儿疳积、消化不良、消瘦等症"。

四、利五脏补中气的武昌鱼

鳊鱼是长春鳊、三角鲂和团头鲂等的总称。团头鲂即武昌鱼。毛主席《水调歌头·游泳》一词中,"才饮长沙水,又食武昌鱼"的诗句,使武昌鱼名闻遐迩。

《本草纲目》称鳊鱼,味美如牛羊,可调脾,补五脏。若精神困倦不想吃饭,喝点鳊鱼汤即可促进食欲。武昌鱼久负盛名,烹制方法有清蒸、红烧、花酿、糖醋、葱烤、油焖和滑溜等。武昌鱼的肉食性温,有调胃气,利五脏之功。鲂鱼"补益与鲫鱼同功"。李时珍认为:鲂鱼能"助脾气令人能食",有启脾开胃之功。

五、通脉下乳,补益肝脏的鲫鱼

《吕氏春秋》说"鱼之美者,有洞庭之鲋",其中"鲋"就是鲫鱼。国人将鲫鱼视为鱼中美味。古人认为鲫鱼是鱼中隽品,完婚后要吃鲫鱼,取夫妇相附和的吉兆。自古以来,用鲫鱼比喻聪慧者有之,比喻精明者有之。楚国的佳肴"腥肉煎鲗"就是油煎鲫鱼。

民间有"冬鲫夏鲇"之说。冬季的鲫鱼肉肥鲜嫩滑,脂肪少,口感鲜嫩。扬州名馔"鲫鱼肚儿羹""鸡汤鲫鱼脑"流传至今。唐代以前就用鲫鱼疗疾,鲫鱼食性平,有健脾开胃,利水消肿,通乳汁,清热解毒之功。鲫鱼的药用始见于《名医别录》,称其有"补胃和中"之功。陈藏器曰:鲫鱼"主虚羸,熟煮食之""鲫鱼入胃,治胃弱不下食"。中医认为鲫鱼食性和缓,其性水而不燥,补脾而不濡。鲫鱼羹汤是被记录最多的食疗方。其味甘,性偏温,有利水消肿、益气健脾、通乳的功效。此外,临床应用发现,鲫鱼和红小豆一起煮汤服用,可以消水肿。

应用食疗方

（1）治小便不利及水肿方：取 500 克左右鲜鲫鱼一条，去掉鳞和内脏，将砂仁 10 克、甘草 5 克共研细末，放入鱼腹中。煮熟后食鱼喝汤，连服数日。

（2）治脾胃虚弱、食欲不振：取 500 克左右鲜鲫鱼一条，去鳞及内脏，配以紫蔻 10 克（研末后放入鱼腹中），再加适量的陈皮、生姜、胡椒，在砂锅中煮熟，食鱼喝汤，连服数日可见效。

六、祛风通络的黄鳝

黄鳝又名鳝鱼，民间将黄鳝、甲鱼、泥鳅和乌龟称为"四大河鲜"。黄鳝全身分布有黏液腺，其分泌的黏液既可防菌虫侵害，又易于逃生。黄鳝是鱼中上品，其肉质细嫩，味道鲜美，是高蛋白低脂肪的滋补性食物。黄鳝所含鳝鱼素能调节血糖水平，黄鳝含脂肪很低，是糖尿病患者的理想食品。

相传古时的大力士都要吃黄鳝，清代《本经逢原》一书中，记载有"大力丸"的配方。系用熊筋、虎骨、当归、人参等研成细末，然后加入酒蒸的鳝鱼肉，捣烂为丸，食后可令人气力倍增。中医文献记载："鳝鱼，补中益气，除风湿。疗口眼歪斜，治耳聋，痘后目翳"。

黄鳝食性温，有祛风止痉，祛湿强筋之功。吃新鲜黄鳝，可用于化脓性中耳炎的食疗。《本草纲目》记载："鳝鱼肉甘、大温无毒。主治补中益血……补虚损。"，黄鳝"补五脏，逐十二风邪。"《滇南本草》称黄鳝"治痨伤。添精益髓，壮筋骨。"

七、有"补养圣物"之誉的甲鱼

以甲鱼为原料的菜肴霸王别姬，美食家并不陌生。甲鱼入馔常是宴席的大菜。甲鱼是大补性食材，唐代的遍地锦装鳖，元代的团鱼羹皆为珍馐。有人赞美鳖裙道"但愿鹅生四掌，鳖留两裙"，还有称裙边"肉加十裔犹难比"。食用甲鱼必须保证鲜活，具体要遵循以下原则：①甲鱼要用70～80℃的热水浸泡；②要完整取下鳖头与鳖甲；③要刮净其体表黑膜；④一定不要弄破胆囊和膀胱。

鳖肉入馔，选择的甲鱼宜大不宜小。若为补益虚损，以马蹄大小最好。甲鱼最宜清炖、清蒸、扒烧，容易保持原汁原味。甲鱼裙边是肉质中最鲜美的部分，是高档宴席上乘名菜的食材。甲鱼中的蛋白质富含必需氨基酸与不饱和脂肪酸，容易消化吸收。

甲鱼肉食性平，有滋阴凉血，补肾健骨之功。鳖的甲壳性寒，有滋阴除热，软坚化结之功。甲鱼血能活血愈伤，是滋阴退热的良药，对低烧患者有较好的疗效。甲鱼有平肝熄风，养阴清热，软坚散结的作用，还能"滋肝肾之阳，清虚痨之热"。中医认为甲鱼"补劳伤，壮阳气，大补阴之不足"。

第四章

海生动物的食疗功效

追溯到唐代，当时的渔业资源就非常丰富，渔产品有约 147 种：包括鱼类、甲壳动物、软体动物、海兽等四大类。海生动物既可烹制鲙、鲊、酱食用，又可炙、羹、臛、蒸、煮制食用，海鲜中鱼肴繁多，食疗应用广泛。

一、鲍鱼被称为海味之冠

鲍鱼有"海味之冠"的美称，自古就是"海八珍"之一。鲍鱼是只有一面壳的软体动物，汉代就已食用，并视为珍品。

1. 鲍鱼是"海八珍"之一

鲍鱼的硬壳状如扁平的耳朵，又名海耳。中药名为九孔石决明，壳内侧紫、绿、白色交相辉映，珠光宝气。每年 7—8 月鲍鱼向浅海移动，叫"鲍鱼上床"。此时的鲍鱼肉质丰厚，有"七月流霞鲍鱼肥"之说。鲍鱼肉质以口感软糯为上，体积大中间软糯，略带黄色者名为"溏心鲍鱼"，是鲍鱼中的极品。此外，古人云：鲍鱼"疗饥无术，清醉有才"，指食鲍鱼还有助于醒酒。

2. 鲍鱼的食疗价值与应用

用于食疗滋补的食品中，有一类是食性温热的食材，如羊肉、牛肉、鹿肉等温阳的补品。另一类则是食性滋润的食材，如鲍鱼、干贝、淡菜等滋阴的补品。

鲍鱼食性平，有养血调经、补虚下乳，益精明目之功。所含鲍灵素有抑制癌细胞、链球菌和多种病毒的作用。鲍鱼壳石决明食性平，有平肝潜阳，明目之功。用于食疗有三大功能：平肝阳、明目、养阴。古人云"石决明肉，能泻肝热明目，治骨蒸热"。中医治疗阴虚证，处方时每用石决明之类，也会嘱患者食鲍鱼滋润。

《本草衍义》云：鲍鱼"肉与壳两可用，方家宜审用之，然皆治目"。《本草纲目》称石决明为"千里光"，即指其有补肾益精，明目之功。

二、补肝养血寻带鱼

带鱼是四大海产（带鱼、大黄鱼、小黄鱼、乌鱼）之一，带鱼银装素裹，外形扁平狭长，犹如一条带子，故得此名。

1. 大海里的无鳞鱼——带鱼

每年春季从惊蛰到清明，是带鱼上市的旺季，此时的带鱼丰腴油润，味道鲜美，有"开春第一鲜"之美名。带鱼喜吃各种小鱼、毛虾，富含优质蛋白质，能与牛肉媲美。带鱼全身无鳞，覆盖表面的银白色物质为油脂，吃带鱼时将油脂刮掉是非常可惜的。带鱼食性温，入脾、胃二经。

应用食疗方

（1）治疗慢性肝炎食疗方：鲜带鱼蒸熟后，取浮在表面的油食之，用于配合药物治疗。

（2）治疗产后乳少症食疗方：取新鲜带鱼250克，生木瓜150克，加水适量后一同煎煮，然后加入调料连汤食用，可连服几日。

（3）治疗脾胃虚寒，消化不良食疗方：取新鲜带鱼500克，煮好的淡豆豉6克，生姜3片，陈皮3克，胡椒1.5克，水煮沸后放入带鱼，煮熟后食用。

（4）治脱肛与胃下垂方：取新鲜带鱼500g，加入黄芪24克，炒枳壳9克，水煎后去药渣，食肉饮汤。

2. 带鱼有"暖胃，补虚，泽肤"之功

带鱼肉食性温，主治食欲不振、胃痛、皮肤不润等证。清代《本草从新》

云：带鱼能"补五脏，祛风，杀虫"。《随息居饮食谱》称带鱼"暖胃，补虚，泽肤"。带鱼体表银白色的物质银脂富含卵磷脂，可代谢产生胆碱。老年人如有记忆力减退的情况出现，血液中胆碱的含量低，可食用带鱼增强记忆力。银脂中的不饱和脂肪酸，能增强皮肤细胞活力，使之细嫩光洁，故吃带鱼可用于头发枯黄者的食疗。

三、补血养阴吃乌贼

乌贼是无脊椎软体动物，与蜗牛、牡蛎、螺、蛤同属贝类。鲜乌贼肉细嫩爽口，其雌性产卵巢的干品，就是所谓"墨鱼蛋"，是中餐二十四珍之一，属高级食材。

乌贼食性平，有健脾养血，滋阴利水，止血止带，温经之功。《本草纲目》称，乌贼鱼"益气强志"。《医林纂要》认为乌贼鱼"作脍食，大能养血滋阴，明目去热"。《本草求真》说："乌贼鱼肉……其性属阴，故能入肝补血，入肾滋水"。《随息居饮食谱》则指乌贼鱼"滋肝肾，补血脉，理气经……利胎产，调经带……最益妇人"。乌贼骨学名"海螵蛸"，是中医外科用药，乌贼骨性微温，味涩，有收敛止血，固精止带，敛疮之效。将乌贼骨刮成粉外用，可治疗刀伤与创伤出血，对下肢溃疡出血、伤口不愈者，外用乌贼骨粉治疗也有效。

四、有补肾固精功能的虾

《本草纲目》谓"凡虾之大者，蒸曝去壳，谓之虾米，食之姜、醋，馔品所珍。"除淡水虾外，海虾也很受欢迎。对虾因成对出售而得名。龙虾因体形及运动方式与传说中的龙相似而得名。龙虾的品种有中国龙虾、波纹龙虾、锦绣龙虾、密毛龙虾、日本龙虾等。

1. 杭州名馔龙井虾仁的典故

虾之肴馔精美在于鲜，对虾肉肥色白，被列为"海八珍"之一。虾古称蝦米，虾肉、虾仁或海虾干制后名叫"海米"。

传说当年乾隆下江南，驾临杭州后到一家小店进餐。点了一份炒虾仁，然后乾隆掏出一包刚采摘的龙井茶给店小二，想泡茶解渴。店小二忙去厨房告知正在炒虾仁的店主，其听后竟将茶叶当葱段，撒在炒好的虾仁之上，谁知此菜清香扑鼻。乾隆尝后连声称赞，遂钦赐名龙井虾仁，此后就成了杭州名馔。

2. 虾的食疗保健功能

虾可补肾壮阳，抗早衰。常吃鲜虾或温酒送服，可治疗肾虚阳痿，体倦畏寒，腰膝酸痛等证。妇女产后乳汁缺乏，可用洗净的鲜虾肉 500 克，开水焯过，研碎后用黄酒热服。每日服 3 次，即可起到催乳作用。虾皮可镇静安神，可用于植物性神经紊乱的食疗。海虾中含有三种重要的脂肪酸，能使人长时间精力集中。孕妇常吃虾皮可预防自身缺钙，以及胎儿缺钙症状的出现。

五、滋阴、调中止咳的干贝

苏东坡被贬至海南岛后吃到新鲜干贝，叹为"无尚佳品"，专门写了一篇《江瑶柱传》，称干贝"虽龙肝凤髓有不及者"。

干贝为软体动物的闭壳肌干制品，闭壳肌附着于两片贝壳内，前后各一枚，收缩时可使两壳紧闭，断续收缩时可控制壳内水的出入，并在水中运动。闭壳肌的肌纤维纵向排列，质地柔软。干制后呈淡黄色，质地坚硬，胀发后方可烹制食用。干贝是厨师吊汤不可缺少的原料，出品率低，15～25 千克鲜品才能出干贝500 克，所以价格昂贵，属于高级食材。干贝味道特别鲜美，有"海味极品"之誉，被列为"海八珍"之一。

烹饪界重要的提鲜剂是吊汤，汤中呈鲜物质就是动物性食材水煮后析出的成分，干贝是其中的"主将"。干贝中的鲜味物质被干制浓缩，泡发后十分鲜香。古人称干贝"食后三日犹觉鸡、虾乏味"。

干贝富含蛋白质，还含琥珀酸，次黄嘌呤核苷酸等。美味成分有谷氨酸，牛磺酸等游离氨基酸，其可协助肝脏解毒，并有健脑之功。干贝食性温，有滋养肝肾，益血填精，消瘿瘤，调经血和降血压的功效。中医认为："江瑶柱可调中止咳，亦能滋阴"，也就是干贝有滋阴补肾之功。

六、镇咳降压的食疗佳品——海蜇

海蜇又叫石镜，春生冬死，核桃大的小海蜇，四五个月就可以长到锅盖大。海蜇外形犹如降落伞，"伞盖"加工后得到的就是海蜇皮，"伞盖"下的部分就是海蜇头。有人看到海蜇浮游时，好似十五的月亮在水中的倒影，雅称其为"海月"。海蜇没有肛门，吃进的食饵和排泄物渣都由吸口担任，是"嘴吃嘴拉"的生物。

元代有道名菜叫"海蜇羹"。《随园食单》中有酒醉海蜇、醋拌海蜇等菜肴。海蜇头部富含胆碱，能扩张血管，降低血压。海蜇所含甘露多糖，对预防动脉粥样硬化有效。海蜇食性平，味咸。有清热解毒、化痰软坚，祛风除湿，消积润肠之功。中医认为海蜇"妙药也，宜气化痰，消痰行食，而不伤正气。"

七、有养筋活血之功的螃蟹

民谚道"秋风响，蟹脚痒"，描述螃蟹是"九月团脐十月尖"，即农历九月（阳历十月）雌蟹成熟，农历十月（阳历十一月）雄蟹生长饱满。

在周代，螃蟹已是"渔人"与"鳖人"的捕获对象，成了餐桌上的美味。古人已掌握了制作"蟹胥"（蟹酱）的方法。《清异录》记录隋炀帝爱吃糖蟹与糟蟹，《齐民要术》则记录了糖蟹与糟蟹的烹制方法。

螃蟹多栖息于海水中，也有淡水蟹，某些为水陆两栖。海蟹盛产于4—10月，淡水蟹盛产于9—10月。海蟹有三疣梭子蟹、青蟹、黎明蟹、和乐蟹等；淡水蟹有中华绒螯蟹，阳澄湖大闸蟹，洪泽湖蟹等。

螃蟹食性寒、味咸，有养阴清热，活血之功。《本草拾遗》称：螃蟹"去壳同黄捣烂微炒纳入疮中，筋即连也"。孟诜在《食疗本草》中说道"蟹虽消食，治胃气，理经络，然腹中有毒。中之或致死，急取大黄、紫苏、冬瓜汁解之。"螃蟹食性寒，吃螃蟹必须伴有"食醋、生姜与红糖"，以保证膳食寒热平衡。

八、海参是世界八大海珍品之一

海参作为世界八大海珍品之一，不仅是珍贵的食品，也是名贵的中药材。

1. 中医对海参功能的认识与评价

明代《食物本草》记录海参有"主补元气、滋益五脏六腑虚损"的养生功能。《本草纲目拾遗》称海参"味甘咸，补肾，益精髓，摄小便，壮阳疗痿，其性温补，足敌人参，故名曰海参。"将其列为补益类药物。《随息居饮食谱》一书则称海参"滋阴，补血，健阳，润燥，调经，养胎，利产。产后与病后衰老，宜同火腿或猪羊肉煨食之。"现在海参已是公认的补益食品。

2. 海参生物活性成分与药理活性

海参富含海参多糖、海参皂苷、脑苷脂、神经节苷脂等生物活性成分。海参多糖占干海参重量的 31%，其有抗氧化、抗凝血、抗肿瘤、抗病毒、保护神经系统，调节免疫力的功能。海参特有的三萜皂苷是海参发挥防御功能的基础，可以提高免疫力。海参中的 10 多种脑苷脂类化合物，有预防脂肪肝，抗肿瘤的作用。海参多肽有抗氧化、降血压、抑制炎症、促进伤口愈合等功能，海参寡肽则能通过增加体内巨噬细胞吞噬能力与自然杀伤细胞的活性，增强人体免疫功能。

第五章

厨中百味油为贵

人类通过食物摄取各种营养物质，包括蛋白质、脂肪、矿物质和微量元素、膳食纤维。油脂是人体必需的宏量营养素，膳食中的油脂被摄入后，经过消化在小肠被吸收。食用油脂由于组成的差异，以及被消化吸收的特性不同，对健康的影响不同。

体重 75 千克的人体内含 15 千克脂肪。脂肪、碳水化合物和蛋白质被称为"产能营养素"，依靠其代谢后产生能量，维持机体新陈代谢与生命活动。每克油脂能提供 9 千卡的能量。每克蛋白质或碳水化合物能提供 4 千卡的能量。

一、油脂有重要的营养生理功能

油脂有重要的营养生理功能，如果将营养素和生物活性物质形容为一个交响乐团，脂肪就是其中非常重要的演员。

（1）油脂是三大宏量营养素之一，是机体重要的能量来源。食物油脂含量高，其能量密度就大，能给人饱腹感。油脂在调节饮食行为方面，也发挥着作用。

（2）皮脂腺不断分泌油脂，使皮肤保持湿润，抵抗紫外线及病毒、细菌和化学毒素侵袭。脏器周围包裹的脂肪能够发挥缓冲作用，使其免受撞击的伤害。

（3）神经细胞的突出部分叫"轴突"，神经系统通过轴突传递信号，人类的轴突最长可达 1 米。其构造类似电线，外层是有绝缘能力的施万细胞，能够防止神经信号相互干扰。如果缺乏必需脂肪酸，施万细胞就会受损，神经系统就会发生紊乱。从而出现情绪急躁、焦虑忧郁、动作不协调、注意力不集中、自律神经失调等症状。

（4）油脂能提高细胞膜稳定性。人体许多疾病都与细胞膜的病变有关，如过敏性鼻炎、哮喘、类风湿关节炎、内分泌失调、视网膜病变等。

（5）自然界大量生物活性物质都是脂溶性的，如角鲨烯、植物甾醇、谷维素、类胡萝卜素，维生素 A、D、E、K 等，它们都必须溶解在油脂中才能吸收。

（6）油脂有隔热与保温能力，体态丰腴的人皮下脂肪丰富，就不太怕冷。油腻的食物在胃中停留的时间比较长，所以会产生饱腹感。富含脂肪的食物能量密度大，对体力劳动者非常重要。

（7）亚油酸与 α- 亚麻酸是必需脂肪酸，人体无法自行合成或产生。需保持膳食平衡，才能摄取足够的必需脂肪酸。

（8）脂肪和肠道微生物菌群关系密切，肠道有益菌群可使脂肪彻底被消化，防止食物残渣成为酵母菌、真菌等肠道有害菌群的食物。但短链脂肪酸——丁酸，却是结肠中益生菌（乳酸菌和双歧杆菌）的食物，辛酸则能抑制酵母菌生长，某些脂肪酸能嵌入酵母菌的细胞膜，使细胞内质外溢，促进酵母菌死亡。

二、来自植物的食用油

人们日常膳食与烹饪中，常用的油脂主要来源于两大类——动物油脂与植物油脂。

食用油包括室温（20℃）下呈液态的油，固态的脂肪。一般来说动物脂肪中的饱和脂肪酸含量高，植物油中不饱和脂肪酸较高，中餐烹饪用植物油较多。

1. "会宁现象" 与胡麻油

甘肃省会宁县地处黄土高原，曾是国家级贫困县，却存在着一反常态的奇怪现象。追溯明清两代，会宁县考取的进士有二十余名，举人一百余名，居甘肃之首，故被称为"状元故里"与"博士之乡"。自 1977 年恢复高考，截至 2018

年底，仅58万人口的会宁县，共计考取博士一千余人，硕士五千余人。会宁有33个乡镇，平均每个乡镇除了17位博士、60位硕士和500位学士。获得博士学位的有200多人，硕士学位有1 000多人，学士10 000多人。会宁有33个乡镇，每个乡镇平均培养出7位博士、30位硕士，300位学士。该县的学生靠什么给大脑提供营养呢？调查发现，"会宁现象"固然和当地文风昌盛重视教育有关，但膳食营养也注意到一个情况，会宁县亚麻种植面积占耕地面积1/15，家家户户都吃亚麻子油。该县又是"小杂粮之乡"和"肉羊之乡"，日常膳食中杂粮的比例很高，肉类食品主要是羊肉。

亚麻子油富含 α- 亚麻酸（平均含量 55%），胡桃油仅含 3%~11%，大豆油中只含 5%~7%。有关专家推测其有一定的益智效果，也有待更多研究给予揭示。

2. 巴马长寿地区的火麻油

位于广西壮族自治区西北部巴马瑶族自治县，是世界五大长寿之乡中百岁老年人分布率最高的地区。巴马地区（包括东兰县与凤山县）居民的长寿与自然环境、遗传因素、饮食因素、农业劳动和精神状态密切相关。

《广西巴马县90~112岁50名老人的营养调查》一文指出："在众多生活因素中，排名首位、最直接的因素就是饮食，它对寿命的影响太大了。"2002年，广西医科大学与巴马长寿研究所合作，对长寿老人消化系统疾病开展了流行病学调查，肯定了饮食因素的主导作用。发现了对长寿有指导作用的膳食模式：以玉米、稻米为主食，辅以红薯、芋头和蛋类。蔬菜类食物摄入充足，包括家种蔬菜与豆类、野菜、笋类、瓜类。蔬菜有白菜、芥菜、萝卜、大蒜苗、红薯苗、南瓜苗、南瓜花、西红柿等几十种。豆类有黄豆、花生、饭豆、豇豆、绿豆、豌豆、四季豆等10余个品种，野菜有苦麦菜、雷公根、羊角菜、蕨菜等近百种。笋类则有南竹笋、金竹笋、甜竹笋、苦竹笋、刺竹笋、毛竹笋等，瓜类有南瓜、黄瓜、冬瓜、丝瓜等。除了食用家畜与家禽肉外，还有野生鱼虾。巴马一年四季水果不断，有桃、梨、李、柑橘、柚子、芭蕉、番石榴、野柠檬、野葡萄、野草莓、野芭蕉、牛甘果、木奶果等。巴马长寿老人的饮食特点为"五低"（即低能量、低脂肪、低动物蛋白、低盐、低糖）和"两高"（即高维生素、高膳食纤维）。居民食用被誉为"长寿油"的火麻油。百岁老人都饮用火麻籽熬制的火麻汤。火麻仁含脂肪30%，其中不饱和脂肪酸约70%~80%，亚油酸59.7%~62.9%，α-亚麻酸14.7%~17.4%。营养学界认为ω-6脂肪酸与ω-3脂肪酸的最佳比例是2：1，火麻油中两者比例为3：1，是接近营养需求的生态植物油。

3. 香味浓郁的芝麻油

芝麻油又称"香油"，分小磨香油和机制香油，前者香味浓郁，用于拌凉菜。笔者在慕尼黑做访问学者时，曾在超市见到芝麻油，喜出望外买了一瓶，但打开后发现是精加工的芝麻油，没有丝毫香气。芝麻油含油酸34.4%~45.5%，亚油酸36.9%~47.9%，花生酸0.3%~1.0%，保健功能不可忽视。

《本草纲目》称芝麻"补五内，益气力、长肌肉，填髓脑。久服，轻身不老。"芝麻性味甘平，有补血明目，祛风润肠、生津养发、补肝肾、通乳之功。乳糖不耐受的老年人可以吃芝麻酱补钙，其钙含量接近奶酪（每100克中含钙780毫克）。

黑芝麻对慢性神经炎，末梢神经麻痹有食疗效果。生黑芝麻磨成泥涂敷外用，可治疗烫伤和伤口不愈。宋代《本草图经》称，局部疮肿上涂香油能减轻疼痛，促进愈合。食用芝麻油能延缓衰老，润肠通便。常喝香油能保护嗓子，可以增强声带弹性，使声门张合灵活有力。芝麻油有促进凝血的作用。芝麻油中的卵磷脂可维护脑神经功能，润肤祛斑，预防脱发。

香油与蜂蜜1：1混合均匀，每天早起服一小勺，可治疗习惯性便秘。芝麻油每日食用量，以2~5毫升为宜。

4. 富含生物活性物质的米糠油

米糠油是以米糠为原料，从稻谷的胚芽中制取的食用油。米糠中富含生物活性物质，7%的米糠集中了稻谷64%的营养。联合国工业发展组织将米糠称为是未充分开发的物质，具有很高的保健价值。米糠油含约2%的天然谷维素，具有镇静助眠，缓解疲劳的功能。除了含γ-谷维素以外，还富含α-生育酚、γ-生育酚、植物甾醇（豆甾醇、菜油甾醇、β-谷甾醇）、角鲨烯等生物活性物质。米糠油中不饱和脂肪酸含量高达 80%~85%，所含不饱和脂肪酸中，约有 38% 的亚油酸和 42% 的油酸，比例约为 1∶1.1，接近世界卫生组织（WHO）建议的黄金比例，是配比均衡的食用油。2023 年，中国医学科学院药物研究所天然药物生物活性物质与功能国家重点实验室对物理工艺精炼米糠油的动物实验研究发现，米糠油所含的天然抗氧化物质和抗衰老活性物质的生物效价，均优于相应提纯的单体及单体组合。在人体内外都表现出良好的抗氧化能，有显著的免疫调节效果，还有提高认知功能的作用。

5. "美女之油"——核桃油

核桃油有补肾固精、温肺定喘、消石利尿、润肠通便之功，富含与皮肤亲和力极强的角鲨烯，能促进血液微循环。所含黄酮类物质和多酚能增强血管弹性，并可通过降低能损伤冠状动脉血管壁的半胱氨酸水平，预防炎症发生。

俗话说"人要长寿肠要清"，核桃油能增加双歧杆菌含量，控制肠道内的异常发酵，润肠通便。"肺主皮毛，主一身之气"，肺气虚就会容易患感冒。核桃能温润肺气，常吃能使肺气充足。核桃油能防肌肤衰老，可护肤护发，防治手足皲裂，在西方被誉为"美女之油"。核桃油能促进儿童神经系统、骨骼和大脑发育，可预防老年骨质疏松。核桃油含的多酚和脂多糖，可预防辐射损伤。吃核桃油能增强细胞膜的流动性，使胰岛素受体数量增加，从而预防出现"胰岛素抵抗"。

中医认为核桃油有"小毒"，作者曾用纱布裹以新鲜核桃仁，挤榨出核桃油滴入耳道中，治疗小儿中耳炎患者，屡屡收效。

6. 被称为"爱妻油"与"月子宝"的山茶油

自古山茶油就是皇家贡品，山茶油脂肪酸成分的指纹图谱同橄榄油相似，约含 80% 单烯酸——油酸，仅含 10% 的饱和脂肪酸。山茶油富含山茶苷、山茶皂苷、茶多酚，以及植物甾醇、三萜烯醇等生物活性物质。已知山茶苷有强心作用，还有溶解血栓的功效。山茶油的营养与药用价值很高，被誉为"东方橄榄油"。

山茶油的发烟点为 252℃，故烹饪时没有油烟，有"爱妻油"的美名。我国约 80% 的女性存在产后肥胖的现象。山茶油中富含的油酸有"不聚脂"性，其与脂肪分解酶作用后转化为能量，能够阻断体内脂肪的合成，能预防产后肥胖。福建、台湾等地的群众都亲切地称山茶油为"月子宝"。

山茶油食性平和，有解毒消炎与镇痛作用。取山茶油 10~15 毫升，加 5 毫升蜂蜜搅匀食用，可用于慢性咽炎的食疗。山茶油还有护发养颜之功，用山茶油梳头还能使秀发更加亮丽。

7. 与健康结缘的橄榄油

橄榄油是希腊、意大利等地中海国家的食用油，黄绿色的初榨橄榄油有特殊的芳香，0℃尚保持液态。由于油酸含量高，故不易氧化，烹饪时油温高也不会产生有害物质。橄榄油含橄榄多酚，其可刺激胆汁分泌，激活胰酶，促进肠黏膜的吸收功能，可增强钙在骨骼中的沉着。促进神经系统和大脑发育，延缓大脑萎缩。橄榄多酚和茶多酚还能防辐射，故用其制作宇航食品。橄榄油有预防结肠癌的作用。橄榄油富含与皮肤亲和力很强的角鲨烯，所以清爽自然，无油腻感，是美容护肤佳品。传说古埃及艳后克里奥佩特拉，有每天清晨都用橄榄油擦身的习惯。

2003 年，国际橄榄油理事会颁布了《橄榄油和油橄榄果渣油贸易标准》，将其分为特级初榨橄榄油，初榨橄榄油，普通初榨橄榄油，以及果渣油等几个等级。

8. 人类消费量最大的豆油

豆油是用黄豆为原料制取的，生态大豆油食性热，味甘辛，有驱虫润肠作用，外用可治疗疮疥与毒瘀。

植物杂交是基因的纵向流动，而转基因则是用基因枪注入外源性基因，造成基因的横向移动。种植生态大豆既要除草又要除虫，为了降低成本，美国的一家公司开发了专利除草剂"草甘膦"，其可杀死多年生杂草。然后把对抗草甘膦的基因整合到大豆蛋白质中，培育出能对抗草甘膦的转基因大豆。将大豆种子和草甘膦混在一起出售给农民，播种后不用除草，管理成本很低。但是这也意味着，该公司可以随心所欲地使用草甘膦。2015 年 3 月 20 日，世界卫生组织

（WHO）在日内瓦总部与联合国粮食及农业组织（FAO）召开的联合会议上公布了 WHO 下属的国际癌症研究机构（IARC）的一份报告。报告称，从 2001 年以来，该机构对美国、加拿大和瑞典的情况进行了调查，有足够的证据显示，草甘膦农药可能会引发淋巴腺癌和肺癌，并将草甘膦列为 2A 类致癌物。该报告再次引发业内对 IARC 致癌评价的质疑。全球诸多科学家和监管机构指出该评级存在明显缺陷，却站不住脚。2016 年 5 月 13 日，世界卫生组织（WHO）在日内瓦总部与联合国粮食及农业组织（FAO）召开联合会议，结论说明草甘膦的致癌性仍存在争论。

9. 来自"长生果"的花生油

花生又称"长生果"，中医认为"花生味甘气香，能健脾胃，饮食难消者宜食之"。食用花生悦脾和胃，润肺化痰，滋养调气，利尿止血。花生油能提升高密度脂蛋白水平，其所含植物甾醇、麦胚酚、磷脂、维生素 E、胆碱等能改善记忆力，延缓脑功能衰退。花生仁的红衣中富含甾醇脂，能抑制纤维蛋白溶解，促进血小板增生，对再生障碍性贫血有食疗作用。花生含白藜芦醇、单不饱和脂肪酸和 β- 谷甾醇等有益大脑的成分。

2004 年 7 月，美国食品药品监督管理局（FDA）建议"每天食用 1 盎司（28.35 克）花生之类的坚果，作为低饱和脂肪酸与低胆固醇膳食的一部分，可降低患心脏病的风险。"

10. 古老的食用油——油菜籽油

油菜籽油含油酸、亚油酸、芥酸、亚麻酸，消化吸收率达 99%，并有利胆功能。中医认为油菜籽可行滞血，故用于治疗难产。《妇人良方大全》记载了用油菜籽治疗难产的效能："黄金花结粟米实，细研酒下十五粒，灵丹功效妙如神，难产之时能救急"。在南方农村有食用生油菜籽油，治疗因急性阑尾炎引起剧烈腹痛的临床实践。

注：现代医学认为难产和剧烈腹痛是需要紧急就医的，不要自行处理延误就诊时机，以免出现生命危险。

11. 葵花籽油

葵花籽油不饱和脂肪酸含量较高，约为87%，其中亚油酸约65%，油酸约21%。葵花籽油还含脂溶性维生素及植物甾醇。葵花籽油的维生素E的含量比一般植物油要高，故能作为胆固醇的抑制剂。

12. 玉米胚芽油

玉米油是从玉米胚芽中提取的食用油，所含不饱和脂肪酸占85%，其中油酸约20.0%~42.2%，亚油酸34.0%~65.6%。玉米油中还含磷脂、维生素E和植物甾醇等。玉米油的稳定性很好，所含的卵磷脂有降低血清胆固醇的作用。

13. 棉籽油

国内的产棉区普遍食用棉籽油，其价格便宜，能增强食品的天然口感，适合油炸。棉籽油中多不饱和脂肪酸与饱和脂肪酸的比例为2∶1，约70%为不饱和脂肪酸，18%为油酸，52%为亚油酸。棉籽油脂肪约26%为饱和脂肪酸。

14. 椰子油

椰子油是从椰子的果肉中提取的，干果肉含油量达60%。椰子油中短链脂肪酸占91%，以具有消炎作用的月桂酸为主。椰子油稳定性高，不易氧化，其熔点较低（25℃左右），加热时能在极窄的温度范围内，突然从固体变为液体。

15. 棕榈油与棕榈仁油

从油棕果肉中提取的油叫棕榈油，其种核中提取的叫棕榈仁油。从棕榈果实得到的油，两者比例为5∶1~7∶1。棕榈油含42.8%~53.5%的饱和脂肪酸，含油酸36.0%~44.0%，亚油酸9.0%~12.0%，制作巧克力的"代可可脂"大多数是用棕榈油制取的。

三、中餐烹饪使用的动物油脂

家畜或家禽脂肪中提取的油脂有猪油、牛油、奶油、黄油、羊油、鸡油、鸭油等。

1. 猪油是传统食用油

猪油是从肥肉或猪板油中提炼出来的，猪油食性凉，入脾经与胃经，有补虚润燥，解毒通便，润肤之功。《本草纲目》称猪油可"解地胆，亭长，野葛，硫黄毒，诸肝毒，利肠胃，通小便，除五疸水肿，生毛发"。而且猪油能够"治皮肤风，杀虫，敷恶疮"，还可以"主煎膏药，解斑蝥、芫青毒"。记录"猪脂着热酒中洗之，可治手足皲裂"。猪油富含中链脂肪酸——月桂酸，故有抗细菌和霉菌的作用。纯正的猪油有油脂的香味，呈乳白色。猪油中放些盐，可减缓油脂氧化，炼油时放入茴香，盛出油时加点白糖，然后装入玻璃瓶或陶瓷容器中，密封后在阴凉干燥处储存，可存放半年左右。

2. 形形色色的牛油制品

牛油分无盐牛油、轻盐牛油、盐味牛油、甜味牛油等。轻盐牛油的含盐量在5%以下，烹饪或涂面包都可使用。法国政府规定：脂肪含量超过82%的才能叫牛油，取得法国原产地命名控制（AOC）认证的牛油，脂肪含量要达到84%以上。

盐味牛油用于烹饪，甜味牛油可制作甜品。西餐中不同口味的牛油配合不同的食材，常见的有黑松露牛油、可可牛油、瑞士葱牛油。橙牛油则是将橙皮粉与柠檬汁混合，加入牛油后熬制而成的，西餐烹饪专门用来焗海鲜。还有辣椒牛油、咖喱牛油、番茄牛油、黑椒牛油、香草蒜蓉牛油等。受到欧洲民众欢迎的番茄牛油看似简单，制作工艺却非常复杂：要把番茄去皮，腌制后制成番茄干，再打成粉，然后与牛油混合后加工制成。番茄牛油是吃面包时的最佳搭档。做甜品或瑞士卷时，则常会使用可可牛油。

牛油食性温，入肺经、胃经、肾经，有解毒润燥，止渴止血之功。优质牛油色泽黄白，有特殊香味，口感细腻。牛油常温呈固态，稳定性高、耐长久储存，也耐高温烹调。

3. 烹制清真菜肴用的羊油

羊油食性温，入心经、脾经、肾经，有补虚润燥，祛风解毒之功。《本草纲目》称羊油"熟脂，主贼风痿痹飞尸，辟瘟气，止劳痢，润肌肤。杀虫治疮癣。入膏药，透肌肉经络，彻风热毒气。"羊的脂肪有调节生理平衡的作用，内服可滋补脏器，外用可防寒，防风，防湿毒。

4. 烹饪粤菜用的鸡油

鸡油是用鸡腹内成块的黄色脂肪熬出的油，鸡油的饱和脂肪酸含量约31%，比猪油中的（41%）要低。中餐烹饪中，鸡油可发挥增香与亮色的作用。鸡油应储存在干净密闭玻璃容器中，冰箱内冷藏。中医认为鸡油食性平，有敛疮解毒之功。

5. 宫廷御膳房喜欢用的鸭油

据故宫博物院苑洪琪教授介绍，清代御膳房的厨师对鸭子情有独钟，用老鸭烹饪的鸭汤是经常出现的御膳菜肴。鸭油与鹅油相似，厨房用于风味菜肴制作，如粉丝老鸭汤、鸭油烧饼、鸭油煎饼、鸭油蒸蛋等。用鸭油和面，烙出的烧饼酥香无比。鸭油胆固醇含量远低于其他动物油脂，并有特殊的香味。

6. 李瑞芬教授创造的"美容食用油"

植物油富含不饱和脂肪酸，动物油则富含饱和脂肪酸，故荤素油搭配食用有益健康。著名营养学家李瑞芬教授将一份猪油与两份植物油混在一起食用，比例为猪油：植物油 =1：2。

四、膳食与油脂中的饱和脂肪酸

动物脂肪中饱和脂肪酸含量很丰富，饱和脂肪酸被人体消化吸收后，可与甘油合成细胞膜所需的成分。所以，缺乏饱和脂肪酸也会危害健康。碳原子数目在 8 个以下的饱和脂肪酸在室温下呈液态，而分子中超过 10 个碳原子的油脂，在常温下呈固态。体内饱和脂肪酸过多会导致细胞膜流动性降低，红细胞聚集会造成血液供氧能力下降，缺氧造成的损伤在退行性病变中都可以发现。

1. 膳食中饱和脂肪酸的作用

荷兰国家公共卫生及环境研究院发布报告指出："增加鱼、水果和蔬菜的食用量，减少饱和脂肪酸和反式脂肪酸的摄入量，可以挽救许多生命。"英国居民从脂肪中摄取的热量达到每日摄入总热量的 42%，而日本、泰国和菲律宾的居民从脂肪摄取的热量，仅为日摄入总热量的 15%。饱和脂肪酸进入线粒体后，会与载体肉碱相结合，在生物酶催化下参与机体能量代谢。研究发现，人体内 40%~45% 的能量都是通过脂肪燃烧产生的。

2. 易消化吸收的短链脂肪酸

短链脂肪酸又称挥发性脂肪酸（分子中含 6 个碳原子以下），可分为乙酸、丙酸、丁酸等，其是由肠道微生物发酵食物中的碳水化合物而生成的。最新研究表明，单纯性肥胖症的形成发展与肠道短链脂肪酸的合成及代谢密切相关。肠道短链脂肪酸由肠道菌群代谢产生，参与宿主能量代谢、肠黏膜免疫应答等环节，是机体糖脂代谢的重要方面之一。饱和脂肪酸分子的碳链越短，就越容易被吸收。肝脏功能差的人，应首选含短链脂肪酸丰富的食物，其在奶油和热带植物油中比较丰富。分子中含 12 个碳原子以下的饱和脂肪酸，都比较容易消化吸收。

3. 能使腰围与臀围下降的中链脂肪酸

中链脂肪酸在代谢过程中，能迅速产生热量。运动员食用富含中链脂肪酸的食物后可增强体力。研究发现，辛酸（又称羊脂酸，分子中含 8 个碳原子）可抑制酵母菌和念珠菌等有害菌群在肠道繁殖。

中链脂肪酸的物理特性、消化、吸收及其在机体内的代谢均与长链脂肪酸有所不同，其具有较高的水溶性，对胆盐和胰酶的依赖性小，在肠道吸收比较快。主要存在于乳制品、椰油、棕榈油当中，中链脂肪酸在代谢过程中，能迅速产生热量。中链脂肪酸以及由中链脂肪酸组成的中链甘油三酯，对于能量、蛋白质、氨基酸、糖和脂肪代谢都有独特的影响。使用其作为主要营养来源可使实验大鼠的能量消耗增加 8%～13%，而类似的人体试验可使能耗增加 15.7%。中链脂肪酸含量丰富的有母乳（3%）和牛乳（3%～5%），棕榈仁油和椰子油中的含量为 7%～14%。由于中链脂肪酸的吸收速度是长链脂肪酸的 4 倍，故产热效应比较强，观察发现，中链脂肪酸可以起到减轻 2 型糖尿病患者体重，缩小腹围，改善胰岛素敏感性等作用。而长期食用富含中链脂肪酸的食用油，能使腰围与臀围下降。

4. 容易堵塞血管的长链脂肪酸

　　长链脂肪酸黏度大，过量摄入会增加动脉栓塞、心脏病与糖尿病的风险。同时还干扰必需脂肪酸代谢，降低新陈代谢的速度。该脂肪酸在 37℃ 以下是固体，容易聚集成油滴，并与血小板作用形成栓塞。牛羊肉、猪肉与奶制品中都富含长链脂肪酸，食用上述食品会增加血液黏度。但其具有将不饱和脂肪酸分隔开的能力，即将聚集的不饱和脂肪酸分散，这一点对健康有益。

五、液态植物油中的不饱和脂肪酸

　　不饱和脂肪酸根据所含双键的数目，分为单不饱和与多不饱和脂肪酸。前者主要是油酸，后者根据分子中双键位置不同分为 ω-3 脂肪酸与 ω-6 脂肪酸。天然植物油中含亚油酸与 α- 亚麻酸居多，深海鱼油中含 ω-3 脂肪酸较多。

1. 能预防肥胖的单不饱和脂肪酸（单烯酸）——油酸

　　碳链中含一个双键的不饱和脂肪酸称为单烯酸，主要是油酸。单烯酸人体可自身合成，在与分解酶反应时可以转化为能量，从而阻断脂肪的合成。油酸是皮脂腺分泌的脂肪，可有效保护皮肤。

　　单烯酸是"安全脂肪酸"，油酸含量高低已成为食用油品质的标志。尽管环地中海各国居民摄入高脂膳食，但因食用油是含油酸 80% 的橄榄油，心血管病发病率却比较低。研究发现，脂肪供能比占 34%、单烯酸供能比占 18%～21%

的膳食，不仅能降低血清低密度脂蛋白胆固醇和甘油三酯的水平，还能使高密度脂蛋白胆固醇水平稳定。

2. 需要重新认识的亚油酸

亚油酸是食用较多的 18 碳双二烯不饱和脂肪酸，多存在于大豆油、玉米油、葵花籽油中，特别是红花籽油中含量最高，达 70% 以上。亚油酸是人体必需脂肪酸，有软化血管、降压、促进血液微循环等作用，属于 ω-6 脂肪酸。因其分子中含两个双键，化学性质不稳定，易氧化，反复煎炸后会聚合产生有害物质。

近 50 年来，人类从食物中摄取的亚油酸数量翻了一番。国人饮食中摄入的亚油酸数量普遍超标，特别是西化的膳食中，ω-6 脂肪酸 /ω-3 脂肪酸的比例高达 15∶1，过量摄入亚油酸会诱发哮喘、某些炎症，以及脑软化。笔者在 20 世纪 80 年代的研究中意外发现，大鼠饲料中添加富含亚油酸的红花籽油后，竟诱发了肿瘤。中国营养学会和世界卫生组织（WHO）推荐的标准：膳食中 ω-6 脂肪酸与 ω-3 脂肪酸的最佳比例为 4∶1 ～ 6∶1。

3. 有趣的多不饱和脂肪酸家族

20 世纪 50 年代，人们发现生活在格陵兰岛和阿拉斯加的因纽特人虽然以海洋动物与鱼类为主食，但冠心病、糖尿病发病率和死亡率却是世界各民族中最低的。经过调查确认，海洋冷水鱼体内富含 ω-3 脂肪酸：如二十碳五烯酸（EPA）和被称为"脑黄金"的二十二碳六烯酸（DHA）。正是深海鱼类富含的这些 ω-3 脂肪酸，对预防心脑血管疾病发挥了重要作用。研究发现，神经系统的健康也与 ω-3 脂肪酸关系密切，膳食中缺乏这些必需脂肪酸，就会削弱感觉功能。

富含 ω-3 脂肪酸的动物性食物，主要来自深海冷水鱼类和虾类，如三文鱼、沙丁鱼。南极磷虾等。植物性食物中，富含 ω-3 脂肪酸的主要有亚麻籽油（胡麻油），紫苏油（含 α- 亚麻酸 50%～65% 左右）。由于 ω-3 脂肪酸分子中含有多个不饱和键，所以上述食用油需要在避光冷藏环境下保存，而且不适宜用于高温烹饪。

六、警惕有害健康的食用油脂

神经系统的健康与 ω-3 脂肪酸关系密切，膳食中缺乏这些必需脂肪酸，就会削弱感觉功能。研究还发现，只有在必需脂肪酸充足时，肝脏才能发挥解毒功能。

1. 危害健康的反式脂肪酸

东西方膳食结构的巨大差异，使国民对反式脂肪酸的认识远远落后于西方。伴随"洋快餐"泛滥，膳食中"反式脂肪酸"越来越多。1910 年"植物奶油"在西方上市，人们用它抹面包，炸薯条和鸡块，做蛋糕、饼干和面包，还制作了"植脂末"，添加在冰淇淋和咖啡伴侣中。它的口感迷惑了消费者，低廉的成本则征服了生产商。

2007 年，欧洲杂志 *Waitrose Food Illustrated* 为庆祝第 100 期出版，特别邀请欧洲名厨、美食家和历史学家，从人类食物历史中遴选出 10 个灾难时刻。结果 1869 年发明的"氢化植物油"，被列为人类食物史上最大的灾难时刻。"氢化油"就是将天然植物油"加氢"而成，但是加氢处理后，产生大量"反式脂肪酸"，由于其因分子极性大，常温（25℃）下呈固态。再加入调味料、香料与色素后就成了植物奶油。反式脂肪酸，能诱发妇女不孕症与大脑萎缩。一项针对 1991—1999 年结婚并希望怀孕的 18 555 名健康妇女的调查发现，从反式脂肪酸中摄取的能量每增加 2%，不孕的概率就会上升 73%。一名女性每天要摄取 1 800 千卡能量，而吃 4 克反式脂肪酸就能获得 2% 的能量，相当于一包炸薯条。关于大脑磁共振扫描检测还发现，摄入反式脂肪酸会造成脑组织萎缩。

2022 年 11 月 3 日，《南方周末》中的"奶茶里有没有'奶'，谁来告诉消费者"一文披露：市场上 2/3 的奶茶是用植脂末（奶精）配制的，植脂末的分类归属食用油脂制品，2023 年预计消费量达 76.82 万吨。公众担心被青少年大量消费的奶茶，是否存在潜在的健康风险。

2. 加工食品中隐藏的脂肪更危险

摄取过多脂肪会诱发肥胖，脂肪堆积在肝脏内会形成脂肪肝。伴随肥胖也会给身体带来患有"五病综合征"的风险，即肥胖、高血压、高脂血症、心脑血管病与糖尿病。这是一组相互关联，互为因果的慢性非传染性疾病。

全球早逝人口中近一半者所患疾病都与油脂有关。《首都市民健康膳食指导》强调要"减少烹调油用量"，特别要减少动物性油脂的摄入量。《中国居民膳食指南（2022）》则推荐成年人每天摄入烹饪油 25～30 克。炸薯条、炸薯片，火腿肠、热狗、汉堡包、油炸甜圈、西式甜点、蛋糕、饼干，以及冰激凌与沙拉酱中，都含有大量"隐性脂肪"。以沙拉酱为例，一般的沙拉酱所含的脂肪高达 20%，但许多用餐者并不了解，这些人们不了解的、容易被忽视的脂肪称为"隐性脂肪"。

烹饪时菜叶能裹住很多油，烹饪用油过多，使得蔬菜失去了低脂肪的特点。中国农业大学食品科学与营养工程学院对 99 家餐馆采样分析发现，炒一盘重量为 500 克的清炒油麦菜，平均用油就达到 50 克。茄子的海绵状组织吸附油脂的能力很强，油焖茄子是将茄子先过油煎炸，然后再加调料烹饪。一份油焖茄子就能吸附 100 克（二两）的油，所以这样的菜肴虽然美味，但千万不能常吃。

3. "沙发土豆文化"危害健康

坐在沙发上，边看电视边吃"不健康加工食品"的生活方式，被称为"沙发土豆文化"。其不仅会诱发肥胖，也能够使血糖水平升高。由于人体只能用两种方式处理体内多余的葡萄糖，首先在节约基因调整下，将葡萄糖转化为脂肪；其次是将多余的葡萄糖随尿液排出。过量食用碳水化合物后，多余的糖分转化生成的脂肪就会储存在体内。众所周知，过量饱和脂肪酸会增加患退行性疾病的风险。

七、膳食的油脂组成与健康关系密切

膳食中的油脂与健康关系密切，除了要关注摄入的油脂以外，还要特别关注糖类和淀粉的摄入量。因为两者都是碳水化合物，像一对孪生兄弟，是产生饱和脂肪酸的"幕后推手"。

1. 谈谈所谓"以色列之谜"

以色列居民摄入的脂肪和热量比美国人少，但肥胖病与糖尿病发病率却高于美国，被称为"以色列之谜"。调查发现，以色列居民摄入的亚油酸比世界上任何民族都多，这可能就是以色列健康问题的关键所在。1965年英国的"玉米油膳食计划"，发现将玉米油用于心脏病患者治疗后，增加了死亡率。发现在缺乏ω-3脂肪酸的条件下，ω-6脂肪酸供应过量，会严重危害心脏健康。

2. 希腊克里特岛的健康秘密

20世纪60年代，一项涉及希腊、意大利、荷兰、芬兰、前南斯拉夫、日本、美国等七国，约12 000人的调查发现，希腊克里特岛居民健康状况优于其他地区。该岛居民癌症死亡率仅为美国的一半，冠状动脉疾病的死亡率是美国的1/20。当地居民脂肪摄入量高达40%，是日本的3倍还多，但各种疾病总死亡率仅为日本的1/2。令人不解的是，与吃地中海式饮食的意大利人相比，各种疾病的总死亡率也仅为其一半。20年后科学家终于得出结论：原因是该地居民大量食用野菜马齿苋。马齿苋中的ω-3脂肪酸远高于栽培的蔬菜。100克马齿苋含400毫克α-亚麻酸，比普通生菜高15倍。最终的结论是：膳食中必需脂肪酸配比合理，给克里特岛居民带来了健康。

20世纪末，法国开展了精心设计的"里昂心脏病膳食研究"，安排了302位因心脏病岌岌可危的患者，食用由美国心脏病协会（AHA）提供，脂肪含量为30%的食谱。而"对照组"是"克里特岛膳食食谱"，食用油以橄榄油与油菜籽油为主，ω-6脂肪酸与ω-3脂肪酸比例是4∶1，摄入ω-6脂肪酸比美国心脏病协会提供的膳食要低很多。对照组的红肉和加工食物都比较少，鱼类、谷类、蔬菜水果比例较高，脂肪含量达35%。观察4个月后，发现对照组死亡率比治疗组的低很多。随着时间推移，两组患者存活率差距越来越大。持续两年的随访发现，接受"克里特岛膳食"的患者，心血管病死亡率、心力衰竭、心脏病发作、心律不齐等发病率竟然低了76%，"克里特岛膳食"表现出显著的健康功效。迄今为止还没有哪一种药物或膳食，能在 6 个月内显示出挽救心脏病患者生命的效果。

3. 脂肪只能在碳水化合物的火焰中燃烧

体内一旦血糖水平高了，就会刺激胰腺分泌胰岛素，调动葡萄糖进入线粒体，转化为能量。如果葡萄糖供应量超过了产生能量的需求，就转化为饱和脂肪酸，这就是为什么吃糖会导致血清甘油三酯升高的原因。但是人体却不能将脂肪逆转成糖类，多余的脂肪只能转化为酮体。

运动可以通过燃烧脂肪获取能量，但大脑却只能从葡萄糖，谷氨酸或酮类中获取能量。一旦严重缺乏碳水化合物，糖异生的代谢过程就会启动，这就是"脂肪只能在碳水化合物的火焰中燃烧"的道理。粗粮中的膳食纤维可减缓消化速度，维生素和矿物质能帮助碳水化合物充分燃烧。生活方式健康，多吃蔬菜、水果、谷物，就能有效控制体重，保持健康。

4. 清除体内代谢垃圾的三把"扫帚"

人体内有三把"扫帚"在不断地清除代谢垃圾：第一把就是物理扫帚——膳食纤维，其能吸附油脂，加强肠道蠕动，把过剩的脂肪排出，清除大肠内不良代谢产物。第二把是化学扫帚——具有抗氧化功能的食物，如富含抗氧化剂的新鲜蔬菜水果与菌类，包括芦笋、西蓝花、茄子、黑木耳、香菇、核桃、白薯、洋葱、大蒜，以及一些红色和紫色的蔬菜，还有苹果等水果也富含抗氧化酶，有清除过氧化脂质的作用。第三把是生物扫帚，就是肠道生态微生物菌群，所以，只有坚持以植物性食物为主的中华民族传统膳食结构，才能让"生物扫帚"充分发挥健康作用。

八、脂肪堆积与脂肪变性诱发的疾病

脂肪变性能诱发许多疾病，如多发性硬化症、腺体萎缩，胰腺脂肪变性，被称为"墓地花"的老年斑与脂肪肝等。

1. 悄悄找上门来的脂肪肝

人体内的中性脂肪含量随机体营养状况和体力活动发生变化，正常情况下肝脏脂肪约占肝重的 4%~7%，如脂肪达到肝脏湿重的 10%，就可诊断为脂肪肝。脂肪肝是以肝细胞脂肪变性和脂肪堆积为特征的综合征，是肝硬化的过渡阶段，与营养过剩、饮酒、肥胖、糖尿病、高脂血症等密切相关。

2. 脂肪变性诱发多发性硬化症

在欧美各国，多发性硬化症是除外伤外，出现神经障碍最常见的疾病。多发性硬化症是脂肪变性造成的，患病人群多习惯消费白面包、饼干等精加工食品，以及奶酪和美式快餐。被调查的 67 名患者中，仅有 2 人每月食用一次鱼和新鲜蔬菜。患者通过食用粗制的葵花籽油、亚麻子油、芝麻油、新鲜蔬菜、水果和全谷物，都能成功治愈该疾病。自身免疫系统紊乱，会产生诱发多发性硬化症的炎性因子，从而激发感染。在必需脂肪酸摄入量高的人群中，该病很少发生。而蔬菜中的 γ- 亚麻酸、鱼油中的 ω-3 脂肪酸等，都能抑制炎性因子的产生。

3. 腺体萎缩与必需脂肪酸缺乏有关

膳食中缺乏必需脂肪酸，会导致腺体萎缩。腺体分泌物、气管内的黏液和关节腔的润滑液都离不开必需脂肪酸。腺体萎缩还与脂肪变性有关。肝硬化、肾脏病、心脏和大脑中脂肪变性与食用油中的饱和脂肪酸、反式脂肪酸，以及变性脂肪等毒性物质造成的损伤有关。

4. 被欧洲人称为"墓地花"的老年斑

老年人群皮肤表面出现的褐色斑块被称为"老年斑"，也是脂肪变性的标志。老年斑通常出现在受阳光照射的皮肤，如手背与面部皮肤上。中国人有将老年斑称为"寿斑"的说法，欧洲人则给此斑起了个可怕的名称——"墓地花"。日常多吃些坚果如核桃、松子、榛子、花生、芝麻等，可防止不饱和脂肪酸氧化，阻止脂褐素沉积，防止出现老年斑。

5. 胰腺脂肪化与糖尿病关系密切

肥胖与 2 型糖尿病都涉及胰腺脂肪代谢异常，正确选择食用油，对预防 2 型糖尿病意义重大。胰腺脂肪化造成的脂毒性，是因血液中游离脂肪酸升高所致。高脂血症会导致胰腺炎发病率增加（已占胰腺炎病例的 10%）。胰腺脂肪浸润是因中性脂肪在胰岛细胞内蓄积造成的。胰腺分泌发生障碍，就会诱导 β 细胞死亡，出现胰岛细胞脂性凋亡。

九、食用油消费过量对健康的伤害

2002 年，在上海召开的必需脂肪酸与人类营养健康国际研讨会，对我国居民膳食中脂肪摄入状况做了概括性的总结——即"缺乏依然存在，过剩令人担忧"。近 30 年来，我国居民人均食用油消费量不断增加，居民人均年食用油消费量从 1996 年的 7.7 千克，上升到 2011 年的 20.5 千克，超过了世界人均年 20 千克的水平。20 世纪 80 年代，由于脂肪摄入量合理，慢性非传染性疾病的发病率很低，而现在"慢病"已成为威胁国民健康的第一杀手。

1. 北京居民膳食调查的启示

2002 年，笔者鲍善芬教授，在完成国际铜业协会科研基金课题《北京地区居民膳食铜摄入量调查》过程中，针对 6 个城郊地区的 12 个社区，在每个社区随机抽取 15 个家庭，共对 189 个家庭的 503 位居民进行了膳食调查。每家发一台电子秤，调查员入户跟踪 6 天，将每天所有吃的食物用电子秤称重，平行取样进行营养素检测。第一手调查资料和定量测定数据显示：北京居民每日植物油摄入量平均 28.2 克，顺义、昌平、宣武（现宣武区已撤销，归并入西城区）三个区为每日 29~32 克，东城区由于推广了油壶、开展了健康教育，植物油摄入量为每日 23.7 克，海淀区、朝阳区为每日 26~27 克。居民平均脂肪摄入量为每日 58.6 克，摄入总能量为每日 1 855 千卡，低于 2002 年全国平均水平，位于日推荐最低摄入量（DRI）的上限。尽管如此，仍发现居民中有大量高脂血症、高血压和糖尿病患者，调查发现，这些年居民的主食摄入量减少，但肉类和脂肪摄入量不断增加，脂肪提供热量的比值处于推荐量上限。因此，建议居民增加谷类、蔬菜水果摄取量，减少肉类与油脂的摄入。如果每天植物油摄入量小于 25 克，脂肪占总膳食的供热比能控制在 20%~25%，就会比较安全。另外调查还发现居民食物品种单调，李瑞芬教授认为，每天应吃到 25 种以上的食物才能保持健康。北京市居民的日常膳食中，包括调料和葱、姜、蒜，油、盐、酱、醋在内，每天摄入的食物种类平均才有 20 种。某些摄取食物品种少的家庭，每天只能吃到 8 种食物（包括调味料），根本无法满足平衡膳食的需要。同时，有些市民存在"植物油多吃了没事"的误区，食用油都用大塑料桶装，做饭时拎起油桶就往锅里倒。一家三口人每个月竟然要吃掉 3 升食用油，平均每人每天摄入食用油高达 50 毫升。

2.《首都市民健康膳食指导》的建议

2008 年，北京市卫生局编写了《首都市民健康膳食指导》，强调"减少烹调油用量"，减少动物性油脂的摄入量，并且要求居民要做到以下几点。

（1）减少肥肉的摄入量，少吃动物性油脂。因为饱和脂肪酸主要在肥肉中，脂肪含量可高达 90% 以上。富含胆固醇的食物有动物内脏、肥肉、蟹黄、鱼子、蛋黄等。

（2）油炸食物尽量少吃。油炸食品除了脂肪含量高以外，高温油炸还会产生危害健康的脂质过氧化物。炸鸡、炸鱼、炸土豆、油炸花生米、油饼、炸糕等都应少吃。

（3）尽量少吃含反式脂肪酸的食物，如人造奶油、西式糕点、奶油蛋糕、饼干（特别是威化饼干）、各种派、咖啡伴侣及速食食品等。

第六章

人类最重要的调味品——食盐

　　咸味是人类最基本的味觉体验，食盐（氯化钠）是天然咸味剂，是历史最悠久的天然调味品。烹饪界称之为"百味之主"。梁代名医陶弘景曰"五味之中，唯此不可缺。"氯化钾、氯化铵、苹果酸钠、葡萄糖酸钠、柠檬酸钾等虽然也有咸味，但多少有点异味，只有食盐的咸味最纯正，且来源广泛，物美价廉。食盐在人类日常饮食和宗教文化中占有重要地位，欧洲许多国家至今仍旧保留着用盐和面包欢迎尊贵客人的习俗。

一、"五味之中，唯此不可缺"

1. 食盐的种类

　　食盐从来源可以分为海盐、池盐、井盐、岩盐等。海盐是以海水为原料，用日晒或煎煮法制成的盐；池盐是从咸水湖提取的盐，成分和海盐相同；井盐是通过打井抽取地下卤水制成的盐；岩盐是典型的化学沉积矿物。

2. 食盐及其营养功能

　　食盐中除了主要含氯化钠外，还含微量氯化钾、氯化镁、硫酸镁等。氯化钠是人体中重要的电解质，具有调节渗透压，刺激唾液分泌，参与胃酸形成，促进消化酶活性等生理功能，临床上经常使用浓度为 0.9% 的氯化钠水溶液作为生理盐水。陆栖动物体内都存在着独特的获取和贮存氯化钠的调节方式。因出汗、呕吐、腹泻、失血而过量丢失钠元素时，大脑会记录血液中钠的浓度并进行调整，调整后血液中钠的浓度不足时，大脑会释放摄入咸食的信号，同时让肾脏减少盐分排泄，直到电解质平衡恢复为止。自然界的野生动物，都有自主寻觅含盐食物的本能，野猪甚至会通过咀嚼斧柄来摄取人类汗液中的盐分。吃了咸的食物后会口渴，这是大脑为确保血钠浓度稀释到正常值而发出的调节信号。

膳食中严重缺盐会使人食欲减退，头晕恶心，四肢无力，血压下降，心律不齐等。缺盐还会使少年儿童生长发育受限，严重损害健康。食盐摄入过多则会打破体内电解质平衡，加重肾脏与心脏的负担，诱发高血压和心脑血管病。正是钠和钾的共同作用在调节体液和细胞内水的平衡，协助机体排出代谢废物。有趣的是食盐也是一味中药，自古为医家所用。

由于世界上存在许多缺碘的地区，为了预防因微量元素碘缺乏引起的克汀病，在欧洲与中国都有加碘的食盐出售。在欧洲的超市里，普通食盐与强化碘的食盐外包装纸盒的颜色不同，非常容易分辨。但需要强调指出的是，居住在不缺碘的沿海地区的群众，不需要吃强化碘的食盐。

二、为什么食盐被指控为"秘密杀手"

《黄帝内经·素问》中有"多食咸，则脉凝泣而变色"的记载。唐朝名医孙思邈也说："咸多促（短）人寿"。中医认为：咸入肾经，摄入适量盐可补肾强骨，而多食盐则会伤肾，使人早衰。所以饮食要"味适中而不过咸"。

2022年5月，世界高血压联盟与国际高血压协会联合发布了《减少膳食钠（食盐）的全球行动倡议书》，呼吁从事高血压、心血管疾病治疗的医生和营养学家行动起来，共同努力减少人群膳食钠的摄入。有关资料指出：2019年，由于钠摄入过量致死的人数超过了180万。高钠饮食导致的血压升高可能是不可逆的，如每天钠摄入量增加1 000毫克（2.5克盐），那么患心血管病的风险就会增加18%。

在德国法兰克福举行的国际医学与营养学术会议上，食盐被指控为"秘密杀手"，原因就在于过量摄入食盐会出现以下副作用。

1. 口味过重会危害骨骼健康

在人体肾小管重吸收功能方面，钠离子会与钙离子竞争，使钙的排泄量增加。同时，钠离子还能刺激甲状旁腺，使甲状旁腺素的分泌增多，从而激活破骨细胞膜上的腺苷酸环化酶，导致骨细胞溶解。人体内骨质代谢的动态平衡被破坏，自然就容易诱发骨质疏松症。

2. 菜肴过咸容易诱发哮喘

体内氯化钠浓度过高时，钠离子可抑制呼吸道细胞活性，使细胞免疫力降低。由于唾液分泌减少，口腔内溶菌酶的浓度下降，感冒病毒就容易侵入呼吸道。血中氯化钠浓度高，会使细胞干扰素的分泌量减少，降低人体抵抗力。

摄入过量的盐会引起细胞膜上的钠泵活动增强，钠流入细胞的数量增多，平滑肌细胞反应性过敏。钠离子刺激支气管收缩与刺激血管收缩的原理类似，故会使哮喘病人病情加重。限制盐摄入量，在一定程度上可以预防支气管哮喘发生。

3. 食盐过量会加重糖尿病并发症

食物中的钠含量与淀粉的消化吸收速度，以及血糖水平之间都有联系，食盐通过刺激淀粉酶的活性，加速淀粉消化速度。代谢产生的葡萄糖在小肠被吸收，直接影响血糖浓度。所以医生提醒糖尿病患者要限盐，并作为防治糖尿病的措施。由于味觉感受是饮食习惯养成的，所以口重的习惯是可以改变的。日常烹饪要弃咸求淡，养成口轻的健康习惯。

三、食盐摄入过量与高血压

俗话说吃了咸的东西就会"叫水"，摄入盐过多会使人口渴，造成饮水量加大，钠离子和水在体内潴留，组织液含量和血容量增加，从而使血压升高。

1. "少盐益寿"的说法有科学道理

20世纪80年代，全国高血压抽样普查结果显示，北京约有1/5的居民患高血压，与"南甜、北咸"的饮食习惯相对应。高血压患病率存在规律性的变化，全国自北至南呈明显下降趋势。大城市中，北京居民高血压患病率高于天津、天津高于上海、上海高于广州，北京居民高血压患病率是广州的 4.4 倍。因此，改变"口重"的饮食习惯，科学的安排膳食，是控制高血压的重要手段。应该根据具体情况，控制烹饪时食盐的用量。汤羹更需清淡，烹饪加盐的量掌握在 100 克新鲜蔬菜用一克盐比较合适。流行病学调查发现，咱们国家各个省居民食盐摄入量和高血压患病率如下：山东农民每天食盐摄入量为 17.3 克，高血压患病率达 15.3%。吃盐最少的是广西壮族自治区农民，每天摄入 7.5 克盐，高血压患病率仅 8.2%。北极圈里的因纽特人，日食盐摄入量仅 4 克，高血压患病率也非常低，只有 4%。日本北海道秋田地区的居民有吃咸鱼的习惯，每天食盐摄入量高达 26 克，当地高血压患病率竟高达 38%。

1977 年，美国参议院营养特别委员会发表了预防与膳食相关疾病的饮食指标，要求每人摄取食盐应控制在每日 5 克左右。同年德国规定，成人食盐需求量每日为 5 ~ 8 克，世界卫生组织则建议每天食盐摄取量不要超过 5 克。《中国居民膳食指南（2022）》的食盐推荐量与其一致。

2. 保持电解质平衡非常重要

日常膳食中，每天应包含 3 ~ 5 克的盐，1 克左右的钙，还要有 400 ~ 800 毫克的镁。镁是"生命的激活剂"，摄取镁对保护心脏功能非常重要，国人自古吃卤水豆腐，不经意中就补充了镁。此外，还要保证 2 ~ 4 克钾的摄入，钾是细胞内的离子，对维持心脏功能很重要，钾含量高的食物就是新鲜蔬菜和水果。提高钾的摄入量，能有效改善高血压症状。

四、纠正高血压的"DASH 计划"

2001 年，世界卫生组织与联合国粮食及农业组织提出用膳食方法纠正高血压（Dietary Approaches to Stop Hypertension）的 DASH 计划。这项研究显示，食物中如果能摄入足量的蔬菜、水果、低脂（或脱脂）奶，以获得足够的钙、镁、钾等营养元素，并尽可能减少食用动物性油脂，可以有效地降低血压。

1. DASH 膳食受试者的血压得到有效控制

美国国家心肺和血液研究所支持了由四家医学中心合作执行的 DASH 研究计划。DASH 研究将与高血压相关的营养素的食物纳入该饮食计划中，观察该饮食结构是否具有降低血压的效果。受试者主要是收缩压在 160mmHg 以下，舒张压在 80～95mmHg 的人群，其中 27% 是高血压患者。三组人员在 8 周内，分别接受不同的膳食。第一组：美国传统饮食；第二组：美国传统饮食中额外增加蔬菜水果；第三组：DASH 饮食——富含新鲜水果蔬菜，低脂肪乳制品，低饱和脂肪、低胆固醇及低总脂肪的食物，如全谷类、鱼、家禽及坚果，减少红肉、甜食及含糖饮料。结果发现，接受 DASH 膳食的受试者在 8 周内血压平均降低了 6～11mmHg。随之而来的第二项研究为 [DASH-Sodium]，即观察坚持 DASH 饮食结构、搭配低盐（每日 4 克盐）的观察组，结果发现该组人群的降压效果最好。

2. "单纯性收缩期高血压"应当受到重视

目前高血压防治的重点正从观察舒张压（低压），转移至观察收缩压（高压）。研究发现，收缩压是高血压并发症更好的预测指标。许多高血压患者只存在收缩压升高（大于 140mmHg），舒张压则在正常范围，这被称为"单纯性收缩期高血压（ISH）"，在老年人群中普遍存在，可能是最常见的、未经治疗的高血压。经研究证实，减盐、减肥和加强运动，可作为低风险高血压的一线治疗方法。在 DASH 饮食的临床试验中，发现富含水果蔬菜和低脂乳制品的膳食，可以有效降低血脂水平，同时也可降低高血压。

参与 DASH 实验的人员中，72 名是"单纯性收缩期高血压（ISH）"患者，在以摄入典型的美国饮食（对照组）进行 3 周磨合后，参与者被随机分配到 3 种不同饮食的小组观察 8 周：包括①继续接受美国饮食组；②接受富含水果蔬菜的饮食组；③接受 DASH 膳食组。上述 3 种膳食中的钠含量相同，膳食热量也进行了调整，以防被观察者的体重发生变化。连续 8 周的观察表明：富含水果蔬菜和低脂乳制品的 DASH 饮食，作为高血压的一线治疗方法，效果明显。食用 DASH 饮食后可使收缩压降低 11.2mmHg，舒张压下降 5.5mmHg，说明 DASH 饮食的降压作用大大优于对照组，以及富含水果蔬菜的美国膳食组。

五、为了健康要控制食盐摄入量

过去几十年，中国居民食盐摄入量从每人每日的 12.7 克、下降到 10.5 克，但仍比《中国居民膳食指南（2022）》的推荐量（5 克）多了 5.5 克。中餐讲究"色香味俱全"，对"味"的要求甚高。为了吸引顾客，饭店与食品生产商想尽办法增加食品的口味与厚重感，这影响了控盐目标的实现。

建议大家尽量在家做饭，少上饭馆就餐，少吃咸菜、咸肉、咸蛋等腌制食品，烹调时少用盐、酱油、味精与鸡精，牢记"五味调和求本味"的烹饪原则，力求保持自然生态，摆脱味觉对调味品的依赖，从"好吃求口味"向"吃好求健康"的方向转变。

第七章

糖类的功能与摄入过量的危害

糖类包括单糖，如葡萄糖、果糖和半乳糖；二糖，如蔗糖（白糖）、麦芽糖、乳糖（来自奶类）；多糖，如淀粉等。用甘蔗、甜菜、高粱、玉米和枫树汁可以制备糖浆。

一、形形色色的糖类制品

我们日常生活中接触到许多不同的糖类食品，简要介绍如下。

1. 历史悠久的麦芽糖（饴糖）

麦芽糖浆三千多年前就有记载，战国时期就有饴糖生产，甜味柔和适中。农历过小年时，民间有吃麦芽糖的习俗和传说，即"糖瓜粘嘴，供奉灶王爷上天言好事"。麦芽糖是将大米蒸熟成饭，冷却后加入大麦芽浆，糖化发酵得到的糖水浓缩而成。饴糖有排毒养颜、补脾益气、润肺止咳之功。

2. 纯热能食物——白糖

现在家庭常用的砂糖与绵白糖，都是从甘蔗中制取的。在烹调与菜肴调味方发挥着重要作用，蔗糖摄入后能迅速纠正低血糖症状，使神经介质 5- 羟基色胺增加，有助于缓解忧郁，消除不良情绪。由于白糖在精制过程中损失了 90% 的天然成分，剩余的只有能量。将蔗糖甜度规定为 100 作为基准，来测试其他的糖类物质的甜度。

3. 补中益气，活血化瘀的红糖

红糖是民间工艺制作的粗糖。主要成分也是蔗糖，但含糖量低其富含核黄素、胡萝卜素，矿物质与微量元素。1 000 克红糖含钙 900 毫克，铁 100 毫克。中医认为红糖食性温，入脾、胃、肝经，有补中益气，活血化瘀，调经，降逆之功。食性温的红糖通过"温而补之，温而通之，温而散之"来发挥补血作用。《本草纲目》记载，红糖"和脾缓肝，补血活血，能通瘀及排恶露。"原子荧光光谱仪测定，红糖富含的微量元素有刺激造血功能的作用。

4. 中医食疗常用的冰糖

冰糖包括单晶冰糖、多晶冰糖、冰片糖。中医认为冰糖味甘、食性平，入肺、脾经，有补中益气和润肺的功效。冰糖养阴生津，润肺止咳，冰糖银耳羹、冰糖莲子羹，梨或橙肉与冰糖蒸熟后食用，对安神、久咳都有很好的食疗作用。

5. 蜂蜜代糖，有益健康

爱因斯坦曾说："如果蜜蜂从地球上消失，人类可能只能活四年。"因为地球上 80% 以上的植物授粉是由辛勤劳作的蜜蜂完成的，同时蜜蜂也为人类提供了大量的蜂蜜，蜂王浆，蜂胶等食品。

蜂蜜中含果糖和葡萄糖两种单糖（占 65%～80%），水分（占 16%～25%），还有少量蔗糖，麦芽糖等双糖，以及各种具有生物活性的物质。具有生物活性的物质有氨基酸，有机酸；各种生物酶如淀粉酶、超氧化物歧化酶、过氧化氢酶等；多种维生素，如各种 B 族维生素，维生素 E 等；多种矿物质，如钙磷和微量元素等；多酚类抗氧化剂等。虽然这些具有生物活性的物质含量不是很高，但是其有益成分功能显著，特别是融合在蜂蜜这样的基质中，具有生物活性的物质相互之间的协同促进作用，所产生的效果是蔗糖无法比拟的。

中医认为蜂蜜性甘味平，具清热解毒，补中润燥的功效。现代研究也证实，蜂蜜能改善贫血，缓解便秘，缓解痛经，调节血脂，预防血管硬化，有安眠和改善睡眠，抗疲劳，美容养颜等功效。便秘的朋友可以试用蜂蜜加香油（1：1）。对于蜂蜜对血糖的影响，糖尿病患者是否可以服用蜂蜜，学术界仍存在较多的争议，还有待于进一步深入的研究。研究人员观察到，蜂巢中潮湿但不宜长菌，分析认为，这与其中的蜂胶有关，也与蜂蜜的广谱抗炎作用有关。20世纪有调查表明，养蜂所工作人员的平均寿命在科学院系统中是最高的，这可能与蜂蜜中的生物活性物质具有的抗衰老作用有关。

蜂蜜有较好的养生效果，但是"物无美恶，过则为灾"，食用蜂蜜也有许多禁忌和注意事项。首先，要学会挑选质量好的蜂蜜；其次，正常人蜂蜜每日的摄入量应控制在1~2汤勺以内；最后，冲调蜂蜜水温不超过60℃为宜，以防止其中的生物活性物质被破坏。注意：一岁以内的婴儿不宜吃蜂蜜。

6. 食品工业中的"功能性甜味剂"

糖是烹饪中提鲜，调味不可或缺的食材，但食用过量会造成肥胖。内脏脂肪的增加，增加患糖尿病，心脏病等疾病的概率，食品工业中也因此出现了形形色色的甜味剂以"替代"糖类。甜味剂有两种：天然甜味剂和人造甜味剂。天然甜味剂主要有赤藓糖醇、罗汉果、甜叶菊等；而人造甜味剂主要有三氯蔗糖，安赛蜜，阿斯巴甜等。

二、伪装了50年的"糖业"骗局

2016年9月，《美国医学会期刊：内科学》（*JAMA Internal Medicine*）刊载的一份调查报告引起舆论轰动。加州大学一名研究人员查阅了美国糖业协会数百份内部文件和资料，通过认真阅读分析，揭露了被尘封半个世纪的商业阴谋——糖业资本家买通营养学家，编造虚假论文，制作的商业骗局。

1. 总统突发心脏病引起的警觉

1955年9月23日，艾森豪威尔总统突发心脏病的新闻传遍全球。但是通过极其细致的全身检查后发现，艾森豪威尔没有家族病史，血清胆固醇浓度非常稳定，血压一切正常，心电图也没有异常。军人出身的总统每天坚持锻炼，节制饮食，保持着良好的生活习惯。种种迹象显示，其心脏病发作有其他原因。从20世纪初开始，美国心脏病的发病率就以不正常的速度增高。截止总统发病前，该病已成为美国居民的头号杀手。民众迫切要求医学界给出合理的解释,医生和科学家也认为存在着某种神秘的力量,危害着心脏的健康。各个阶层的人,都不约而同地将注意力集中到过量消费的"白糖"上。

2. 糖业资本操控专家策划的商业阴谋

20 世纪初,美国生产甜品的商业巨头纷纷崛起,人均白糖的年消费量已达 45 千克。这引起了营养学界的质疑。糖业资本家终日提心吊胆,生怕科学家提出不利于糖消费的意见。于是美国糖业研究基金会主席拜访了明尼苏达大学人类营养学办公室的安塞·基斯教授,并且进行了长时间的交流。一场影响人类生活方式的商业阴谋悄然酝酿,基金会提出长期给该教授提供经费。最终,在 1958 年,美国营养学界突然宣布:导致心脏病的罪魁祸首是饱和脂肪酸。

与此同时,哈佛大学营养学教授海格·斯特也收到了美国糖业研究基金会的神秘来信,同时寄来的还有 6 500 美元。海格·斯特当即回复"我们非常看重您的意见,将尽可能搞定此事。"1965 年,《新英格兰医学杂志》(*NEJM*)刊登了海格·斯特教授的论文,在文章中他将矛头指向脂肪。两位顶级营养学家在资本的控制下前呼后应,进行学术造假,使"低脂高糖"的理论变成了饮食时尚。

三、白糖的过度消费

《中国居民膳食指南(2022)》中,糖类的推荐摄入量为每人每天不超过 50 克,最好控制在 25 克以下。世界卫生组织(WHO)则提出每日糖摄入量应低于日摄入总能量的 10%,并鼓励控制在 5% 以下,也相当于每人每天 25 克,与我国的标准一致。根据联合国粮食及农业组织(FAO)提供的数据,我国居民人均年消费食糖的数量为 7.6 千克左右。

美国居民人均白糖年消费量,从 19 世纪的平均每人每年 5 磅(2.268 千克),上升到现在的每人每年 135 磅(61.236 千克)。由于蔗糖在精炼过程中损失了 90% 的天然成分,剩余的只有热量,所以被称为"纯热能食物",其提供的"虚卡路里"是毫无营养的热量。短短几十年中,美国成年人从饮料中摄入的热量翻了一番，达到日摄入总热量的 21%，导致肥胖大规模流行。

饮食中白糖过多会诱发糖尿病、心脏病、胃和十二指肠溃疡，以及慢性感染和蛀牙。白糖的吸收速度惊人，瞬间就能出现高血糖症。大量摄入白糖后，胰腺无法分泌足够的胰岛素来调节血糖水平。过量的葡萄糖还会转化为饱和脂肪酸，这又导致胰岛素敏感性下降，诱发胰岛素抵抗。白糖在大脑中成瘾的途径与咖啡因、酒和烟草非常类似。过量摄取白糖还会使肠道生态微生物菌群失衡，念珠菌、真菌等致病菌大量繁殖。此外，体内过剩的糖还会转化成"顽固脂肪"，使得面部易长粉刺和青春痘。

四、果葡糖浆对儿童的危害

1971 年，日本科学家用廉价的玉米糖浆作原料，生产出富含果糖的果葡糖浆，其在低温下甜度增加，给人清凉愉悦的感受，同时因为价格低廉又有防腐作用，成为饮料工业界的宠儿，在各种饮料的标签上都能见到果葡糖浆的影子。然而，多年来对果葡糖浆危害健康的质疑从未停止。研究发现，平均每天喝一罐碳酸饮料的孩子，约 60% 体重超重。过多饮用橙汁会增加体内组胺的水平，会诱发过敏与哮喘病。过去 30 年，美国 2 ~ 5 岁的儿童和 12 ~ 19 岁的青少年中，肥胖症发病率翻了一番，6 ~ 11 岁的孩子肥胖发病率增加了 3 倍。

英国南安普敦大学发现了"儿童果汁饮料综合征"，这些儿童大的 7 岁、小的只有 2 岁，他们每天从碳酸饮料和果汁中摄取的热量竟然达到膳食总热量的 1/3。孩子们性格怪僻，浮躁好动，食欲不振，情绪不稳，时常腹泻，吃饭时吵闹，不好好进食，这都与滥用果汁饮料有关。如果吃糖的同时又贪吃油炸食物，就非常容易变得肥胖。孩子们每餐都要使性子，不好好吃饭，但早餐除外，原因竟是一夜没喝饮料的缘故。对南安普敦 100 名儿童的调查发现，70% 的学龄前儿童与 50% 在幼儿园就读的孩子，竟然都以饮料代替水。大约 90% 的父母对孩子喝饮料的习惯不以为然，家长们并不了解，如果从小就养成爱喝饮料的坏习惯，会严重损害孩子的健康。

五、糖类"徒取其适口"而"阴受其害"

果汁与饮料中含糖量达 10%，所以，伦敦儿科医生认为"糖会使人变得孤僻与放肆，以糖果形式出现的糖是健康的大敌"，难怪李时珍对糖类发出了"徒取其适口"而"阴受其害"的感叹。

1. 诱发尿酸高的"帮凶"

尿酸是人体正常代谢的产物，正常人体内尿酸的产生和清除维持着动态平衡，血尿酸水平是判断尿酸是否正常的指标。在患高尿酸血症的人群中，约 10% 的人有发生痛风的危险，多余的尿酸盐结晶沉积在足部第一跖趾关节、踝关节及膝关节等处，刺激关节发生炎症、红肿，并剧烈疼痛。尿酸盐沉积在肾脏会使肾脏负担加重，诱发尿酸性肾病。同时高尿酸还会诱发代谢性相关疾病，与多种器官的损伤有关，增加患糖尿病和心血管病的风险。

哥伦比亚大学和哈佛大学医学院曾对 4.6 万名 40 岁以上、无痛风史的男性，进行了 12 年跟踪调查，发现每天喝 2～3 罐果汁软饮料者，比每月平均摄入不足一罐的对照组，患痛风的风险要高 85%，这比酒精的影响还要严重。男性如果大量摄入果汁，以及橙子等富含果糖的食物后，痛风患病率就会升高。这解释了近几十年来，美国居民痛风发病率成倍增加的原因。

果汁饮料中含有天然果糖并添加果葡糖浆。果糖是葡萄糖的同分异构体，与葡萄糖不同的是，果糖摄入后虽然血糖不会升高，但是大量果糖可以转化为合成嘌呤的底物，促进嘌呤含量增加，而增加的嘌呤在体内可以经代谢转化为尿酸，从而促使血尿酸升高。

不仅如此，果糖还能够绕开食欲控制机制，迷惑大脑，经常食用可能会损害学习和记忆功能。2012 年，美国开展的一项研究，用果葡糖浆作为饮用水，喂养大鼠 6 周后，发现大鼠逐渐丧失了记忆功能。

2. 欧盟制定的限糖法规

2012 年，欧盟通过了禁止在果汁中添加糖类成分的食品安全法规，规定在果汁中不得添加任何外源性糖分。新法规实施后，欧盟市场销售的果汁中已禁止添加任何糖分。凡是添加有白糖等糖类成分的保健食品，进口到欧盟各国，都要对该产品征收 12% 的附加税。

喜欢喝碳酸饮料的青少年中，约 60% 因缺钙影响发育。已发现过量饮用可乐会导致钙/磷比例失调，骨钙流失，不仅影响儿童发育，也会诱发骨质疏松和龋齿发生。

3. 国际医学界提出了限制如下食品的忠告

（1）甜味饮料：市场上销售的甜味饮料，包括碳酸饮料、果汁、功能性饮料中都添加有果葡糖浆，其果糖含量非常丰富，所以痛风患者应谨慎饮用。

（2）富含果糖的蜂蜜：蜂蜜虽然营养价值高，但果糖含量高达 40%，故痛风患者必须节制食用。

（3）果糖丰富的水果：芒果、荔枝、哈密瓜、西瓜、甜瓜等都是含糖高的水果，是果糖的隐性来源。柑橘、桃、李和杏等含蔗糖较多，代谢后约一半转化成果糖。所以每人每日水果的进食量，应控制在 500 克以下。

（4）烘焙糕点：甜甜圈、蛋糕、布朗尼、牛角面包等糕点都是高糖食物。一定别吃太多，以防血糖与尿酸增高。

第八章

药食两用的香辛调味料

香辛料来源于植物的种子、果实、茎叶、树皮、花蕾等部位，是能给食品赋予香、辛、麻、辣、甜等风味，食用植物香料的简称。目前批准使用的香辛料有 80 多种。《神农本草经》中记载了秦椒、干姜、牡桂（肉桂）与甘草的药用功效。香辛料如丁香、八角茴香、小茴香、甘草、白芷、肉豆蔻、肉桂、花椒、姜（生姜、干姜）、高良姜、栀子、砂仁、黄芥子、紫苏、黑胡椒、橘皮、薄荷、淡豆豉、葛根、金银花等，也均被列入了药食同源的食材名单。

一、香辛料的历史与应用

香辛料最早被用于驱疫避邪，随后进入烹饪与饮食。现在，香辛料是食物加工离不开的调香料，日常生活中的"风味食品"都需要添加香辛料作为佐料。

1. 香辛料的使用历史追溯

远古时代人类在使用火的过程中，发现燃烧某些含树脂的树枝和柴草，能散发出令人愉悦的香气。在人类古文明中，都有使用芳香植物、香料和香精的习惯。在古埃及皇帝曼乃斯（公元前 3500 年）的墓葬考古中，发掘出的油膏缸内有类似树脂或香膏的物质，至今仍散发香气。公元前 370 年，古希腊记载了迄今仍使用的香料植物，并对"吸附"与"浸提"法进行了描述。

香辛料的栽培在我国历史悠久，野生花椒可追溯到公元前 11 世纪的周代，栽培历史有 1 500 多年。上古时代的先民就把有香气的植物和香料用于敬神和祈福。在夏、商代之前就开始使用香料，神农氏与黄帝时代就采集树皮与草根，驱疫避秽。中世纪亚欧贸易中，香料作为药品出现，随着丝绸之路远销欧洲。

2. 香辛料的食疗应用

香辛料能赋予食品香气，还有抑菌防腐作用。香辛料都含挥发性物质，不但对人体无害，还可以增进食欲，消除异味，增加香气，给食品着色。

张仲景在撰著《伤寒杂病论》过程中，搜罗民间经验，创造性地将最为常用，食之成俗的食物引为药用，奠定了"食药同源，寓医于食"的基础。该书113个方剂中，应用最多的药物是甘草、桂枝、大枣、葱白、生姜、芍药、干姜，淡豆豉、蜂蜜、饴糖、醋（苦酒）、酒等，也都是调味料。由此可见，调味料与香辛料的食疗功效很早就被发现。

二、香辛料的养生保健功能

多酚类赋予香辛料颜色和味道，包括黄酮、黄烷酮、黄烷醇、黄酮醇和花青素，这些物质都有抗氧化、抗菌、抗病毒、抗炎的功能。香辛料的挥发性精油，主要成分有萜烯、单萜和倍半萜。香辛料及其提取物可缓解背痛、风湿病、皮疹和其他炎症。黄酮类物质可减少炎症引起的疼痛，发挥镇痛效果。难怪李时珍称香辛料生姜"可蔬，可和，可果，可药"。

1. 香辛料的抗菌抗病毒作用

香辛料的防腐作用在古代就已被利用，古埃及人制作木乃伊就是将没药和肉桂末填入腹腔内防腐。古罗马人在牛奶中加薄荷，防止其酸败，还在果汁中加芥末，抑制其自然发酵。香辛料能抗菌的科学报道始见于1880年，记述了芥末、丁香、桂皮及其精油抑制细菌的效果。发现用大茴香、罗勒、孜然、莳萝等16种香辛料蒸馏得到的水溶液，在体外对短芽孢杆菌、蜡样芽胞杆菌、尼日尔枯草芽孢杆菌等15种细菌均显示抗菌活性。牛至和薄荷能有效抵抗潜伏期的各种细菌，大茴香、孜然和百里香的水溶液，也有较强的抗菌活性。酚类是香辛料精油抑菌的生物活性成分，其他还有萜类化合物、芳香族化合物、脂肪族化合物、含氮与含硫化合物等。丁香、肉桂、牛至和迷迭香最常用，其香精油中含香荆芥酚、肉桂醛、丁子香酚和莰酮等抗菌成分。芫荽叶（香菜）的精油，对真空包装火腿中的6种李斯特菌均有抗菌效果。迷迭香和甘草提取物混合，对导致肉类腐败的李斯特菌、大肠杆菌、荧光假单胞菌和清酒乳杆菌都有抗菌活性。香辛料抑制革兰氏阳性菌的数量，多于革兰氏阴性菌。

香辛料的精油还有抗病毒能力，酚类物质如鼠尾草酸、鼠尾草酚、芹黄素能抑制病毒的活性，姜黄素与丁子香酚可抑制单纯疱疹病毒活性，抑制柯萨奇病毒的复制。

2. 香辛料的醒脑开窍作用

油脂和含油食品容易酸败，出现毒性。20世纪30年代，发现香辛料能延缓植物油氧化，储存时不出现哈喇味。香辛料提取物与维生素E协同，可阻止食用油氧化酸败。在肉制品加工中，发现添加香辛料可防止其中的动物油脂变质。

香辛料的抗氧化功能与其含的邻羟甲基苯甲酸内酯、酚类及衍生物、黄酮类、香豆素和萜烯等成分有关。临床观察发现，香辛料的香味对神经系统能产生有益的影响，其浓烈的芳香气味，能提高警觉性和记忆力，减轻头痛症状。中医认为香气能醒脑开窍，对宿醉、头昏、晕眩、紧张性头痛等，均有舒缓的作用。

3. 香辛料有利于调节血糖

肉桂、姜黄和葫芦巴发现有很好的调节血糖作用。肉桂有胰岛素增敏效果，肉桂酚能够降血糖，膳食中摄入1～6克肉桂，可对调节血糖有辅助效果；姜黄不仅有利于降低空腹血糖，还能降低餐后胰岛素需要量；葫芦巴可以提高机体糖耐量。餐后高血糖是导致糖尿病并发症的危险因素，饮食疗法被认为是改善糖尿病的基础，饮食疗法里更重要的是食物结构的改善、体重的控制等。中医临床很早就有应用肉桂治疗消渴（糖尿病）的案例，但中医的疗法仅作为辅助治疗，而不能代替规范的现代医学降糖治疗。

4. 香辛料的降血脂作用

香辛料中的丁子香酚、辣椒素、胡椒碱、槲皮黄酮、姜黄素、肉桂醛和烯丙基化硫等，都有抗血小板聚集、抗动脉粥样硬化和降血脂等作用。香辛料桃金娘可以减少低密度脂蛋白胆固醇氧化，从而抑制多不饱和脂肪酸的氧化。香辛料中的小茴香、姜黄、辣椒都可以降低血液中的胆固醇浓度，降低游离脂肪酸和甘油三酯的浓度。香辛料还可降低脂肪的吸收，增加胆固醇排泄。

5. 香辛料的抗结石作用

很多香辛料都有抗结石的功能。对香辛料抗结石能力进行的大量研究中，分别用以下饲料饲养成年大鼠2个月：空白对照组、姜黄（0.5%）组、辣椒（15%）组、生姜（50%）组、黑胡椒（0.5%）组、孜然（1.25%）组、芥末（25%）组、葫芦巴（2%）组和洋葱（3%）组。实验组大鼠与对照组比较发现，除了芥末组，所有香辛料饲养的大鼠尿中皮质类固醇的代谢产物明显提高，表明香辛料对肾上腺产生了影响。此外，摄入洋葱和大蒜，可使胆汁中的胆固醇含量显著下降，血清和肝脏胆固醇水平降低。大蒜和洋葱可促进胆汁中胆固醇的去饱和作用，增加胆汁酸的输出，减少致石性胆汁形成。还有莳萝、香菜、独活草、茴香和薄荷也都能促进胆汁酸分泌，发挥抗结石的作用。

6. 香辛料的抗癌作用

香辛料所含乌索酸、鼠尾草酚、辣椒素、姜黄素等都有抗癌作用。迷迭香可抑制体内一氧化氮生成，迷迭香提取物可以保护DNA免受氧化损伤，减少恶性肿瘤发病率。姜黄素通过诱导癌细胞凋亡，减少结肠癌、白血病、乳腺癌、卵巢癌和胃癌等疾病的发生。辣椒素通过抑制异生体代谢酶的活性，而具有抗诱变的作用。辣椒碱通过抑制细胞内的蛋白酶活性，实现细胞凋亡，从而起到抑制宫颈癌、食管癌、肝癌、结肠癌、肺癌、前列腺癌和胃癌等疾病的作用。

三、厨房中的香辛调味料

香辛料广泛用于食物烹调和加工，发挥调香、调味、调色等作用。香辛料中含挥发油（精油）、有机酸、膳食纤维、淀粉、树脂、胶质等。日常家庭烹饪中，常要用到种类繁多的香辛料。

1. 俗称"大料"的八角茴香

大茴香又称八角茴香，俗称"大料"，我国云南省、贵州省，以及广西壮族自治区是八角茴香的原产地。以个大肥壮，红褐鲜明，形态完整，呈6~8个角，香味浓烈者为优。八角茴香中含有茴香醚、茴香醛等有浓郁的香气，是制作五香粉的原料，可消除肉食的腥膻异味，炖肉时随肉一起下锅，其香味会充分融入肉中。五香豆、茴香豆的制作，也以八角茴香为调料。五香豆腐干、五香茶鸡蛋的烹制，也离不开八角茴香。八角茴香能温阳散寒，理气止痛。中医认为八角茴香有驱虫健胃，兴奋神经系统的功能。

2005年10月31日，法新社发表中国的烹饪调料成了对付禽流感的关键武器的文章指出："当前，在人类抗击禽流感猪流感的斗争中，中国传统调料八角茴香大显身手。"这是不是就可以说八角茴香可以治疗流感了呢？并不是。虽然从八角茴香提取的莽草酸，可以作为甲型流感（甲流）的特效药奥司他韦（达菲）的原料，但是两者是完全不同的化合物，从原料到药物成分是要经过复杂烦琐的化学反应过程，产生的是植物里完全没有的新的化合物奥司他韦。因此，八角茴香与达菲不能划等号。

2. 温肾散寒和胃理气的小茴香

小茴香又名小茴、谷茴香、香丝菜，怀香、野茴香等。先秦时从西域传入，入馔已有2 000多年。唐代名医孙思邈称："煮臭肉，下少许，即无臭气，臭酱入末亦香，故曰茴香"，对小茴香的名称与应用作了说明。小茴香果实富含挥发性的茴香脑、茴香酮、甲基胡椒醛和茴香醛等，有浓郁芳香，微有苦味与炙舌感，有樟脑般的气味。小茴香气味香辛而温和，是制作五香粉的原料，咖喱粉的配制也需要小茴香。烹调鱼和肉品时，小茴香可去除腥膻味。茴香油除了能调香，还有防腐的功效。

小茴香食性温，味辛，归肝经、肾经、脾经、胃经，能散寒止痛，理气和中，温肾暖肝。《新修本草》称其："主诸瘘，霍乱及蛇伤"。《日华子本草》曰：小茴香"治干、湿脚气并肾劳颓疝气，开胃下食，治膀胱痛，阴疼"。小茴香所含挥发油能增强胃肠运动，减轻疼痛，用作驱风剂。

3. "祛腥解腻"的肉桂（桂皮）

肉桂是用桂树的树皮干制而成，可分为桂面、桂板、桂蕊、桂枝等。肉桂是中餐应用最早的香辛料，有持久而独特的木香，用于调味和矫正异味，是肉类烹调和腌制加工不可或缺的调味料，也是五香粉与十三香等复合调味料的原料。西餐中的肉桂咖啡、肉桂红茶，肉桂苹果派、肉桂面包，肉桂布丁及糕点中，都要添加肉桂粉。欧洲圣诞市场上常可以见到肉桂皮与肉桂粉出售，在圣诞饼干中也要加入肉桂粉。

肉桂食性热，味辛甘，入肾经、脾经、膀胱经，有补元阳，暖脾胃，除积冷，通脉止痛之功。桂皮可增进食欲、预防 2 型糖尿病，所含苯丙烯酸类化合物，对前列腺增生有防治作用。桂皮有补肾，散寒，强心的功效，所含肉桂醛和表儿茶素可预防老年认知障碍，肉桂的香气能提高大脑的警觉性和判断力。肉桂水浸出液对大肠杆菌、痢疾杆菌、伤寒杆菌、金黄色葡萄球菌、白色葡萄球菌、白色念珠菌等都有抑制作用，也能够抗真菌。肉桂挥发油对革兰氏阳性菌及阴性菌，均有体外抑菌的效果。

4. "温中止痛，和胃暖肾"的丁香

丁香又名公丁香，丁香以花大油足，颜色紫红者为佳。丁香气味强烈、芳香浓郁，味道辛、辣、麻，是芳香味最强的香辛料，在用量上要严格控制，例如肉制品的添加量要少于 0.02%。丁香用于火腿、牛排、红肠，蔬菜沙拉，腌肉、泡菜、炒货、蜜饯、糕点、面包等的制作，也会作为风味料添加在酒和软饮料、口香糖中。

丁香也是一味中药，主治脾胃虚寒，有温中止痛、和胃暖肾、降逆止呕之功。《开宝本草》称丁香"味辛温，无毒"。丁香入肺、脾、胃、肾四经，可温中

暖肾，降逆，有消肿抗炎，促进伤口愈合的作用。

5. "肠胃寒湿者宜之"的胡椒

胡椒是果实干燥后制成的，果皮黑色的名"黑胡椒"，去除黑色种皮后得到"白胡椒"。胡椒气味芳香，有强烈的辛辣味，黑胡椒以粒大饱满、色黑皮皱、气味强者为佳。胡椒含胡椒碱、胡椒脂碱、挥发油，可增进食欲，是世界上用量最多的香辛料。

胡椒有胡椒粉、碎粒和整粒三种形式，在肉制品、鱼类及腌渍类食品的调味与防腐处理中用整粒胡椒。在蛋类、沙拉、肉类、汤类的调味汁及蔬菜调味方面，多用胡椒粉。胡椒可去腥提鲜、增香，胡椒粉所含精油易挥发，故不宜长时间保存。白胡椒气味峻烈，中医入药多用白胡椒。胡椒食性温热，有散寒解表，温里止痛的功效。

6. "坚齿，乌发，明目"的花椒

花椒其气味芳香，有辛、麻、辣的味道。花椒树的果实为蓇葖果，花椒取用果皮，作为调料已有两千多年的历史。生花椒味麻且辣，是中餐麻辣味型的调料。花椒香味浓郁，用于除腥起香或配制复合调味料，如五香粉、葱椒盐等。整粒花椒与生料相拌后用于腌制肉类，可增香去腥。焙干后磨成粉，可用做花椒盐。也可直接将花椒粉撒在菜上，以突出麻味，如麻婆豆腐等。熬成花椒水则可调入馅料中，去膻增香。还可炼制成花椒油，用作炝菜与冷拌菜的调料，但使用花椒一定要适量。

花椒食性热，味辛，归脾经与胃经。《本草纲目》记载花椒："除风邪气，温中，去寒痹，坚齿发，明目。久服，轻身好颜色，耐老增年通神。"食用花椒可促进唾液分泌，增加食欲。花椒有芳香健胃、温中散寒、除湿止痛之功，可杀虫解毒、止痒解腥、降血压。中医认为花椒能除风祛邪、驱寒湿，有坚齿，明目，止痛的作用。

7. "温中行气，涩肠止泻"的肉豆蔻

肉蔻学名肉豆蔻，又名玉果、豆蔻、肉果、顶头肉等。为肉豆蔻属植物的

成熟果实，除去厚果皮，将种仁干燥至摇动即响，就得到肉豆蔻。其含萜烯类、肉豆蔻酸等挥发油。肉豆蔻食性微寒，味甘淡，有芳香化湿，醒脾开胃，发表解暑之功。用作调味料可去异味、增辛香。肉豆蔻是西餐常用的香辛料，也是咖喱粉的原料之一。可添加在巧克力、冰淇淋中，会产生奇妙的香味。还可用于调制沙司、甜点、布丁。中餐烹饪肉豆蔻用于肉制品的调味，酱卤制品必备。

肉豆蔻食性温，味辛香，有行气止泻、祛湿和胃、解酒毒之功。肉豆蔻衣比肉豆蔻辛香味更强，并略带果香，用量比肉豆蔻少 1/5。可用作焙烤食品的风味料，美式甜点、奶油蛋糕加工时，也会加点酒和肉豆蔻衣。其也是肉制品，腌制品与泡菜的调味料。

注意：肉豆蔻服用量不宜过大，过量可出现神昏、瞳孔散大及惊厥等副作用。

8. "温中暖胃"的砂仁

砂仁以广东阳春砂仁最为有名。其干果气味芳香浓烈，常用于肉制品、卤制品的调味，有增香去腥，增强食欲的作用，可作为酿酒，腌制品，糕点与饮料的调香料。砂仁食性凉，味辛、微苦，其有健脾消食。理气安胎，祛湿养颜等功效，可用于药膳与食疗。

砂仁食性温，味辛，归脾经、胃经、肾经，有化湿开胃，温脾止泻，理气安胎之功。中医称砂仁"湿浊中阻，脘痞不饥，脾胃虚寒，呕吐泄泻，妊娠恶阻，胎动不安"。

9. 有抗衰老功能的姜黄

姜黄又名郁金、黄姜等。有近似甜橙与姜、良姜的混合香气，略有苦味和辣味。姜黄与胡椒能很好地契合，混用可增强胡椒的香气。姜黄既是增香剂，又是天然着色剂，是配制咖喱粉的主要原料之一。姜黄在西餐中应用广泛，主要用于畜禽肉类、蛋类的着色和增香，还用于贝壳类水产、马铃薯、泡菜、沙拉、芥菜、汤料、布丁、酱菜的加工。姜黄素是世界上销量最多的七大天然食用色素之一，姜黄食性温，味道苦、辛，为芳香类兴奋剂，有行气活血、祛风疗痹、通经止痛等功用。

10. 能温胃散寒的高良姜

高良姜，产于广东、海南、福建和广西等地。高良姜气味芳香，有类似生姜和胡椒的温和辛辣气味。其是制作五香粉的原料，常用于卤肉味调料中。高良姜与八角、花椒等调味料配合使用，效果会更好。高良姜挥发油的主要成分是桉精油、桂皮酸甲酯、良姜酚等，并含黄酮类化合物。高良姜以肥大结实，油多色红棕，干爽者为佳。

高良姜有暖胃、散寒止痛、驱除瘴气之功，民间常用来治疗皮肤病。

11. 开胃消食，理气止痛的山奈

山奈，其食性温，味辛，归胃经。《本草纲目》称其能"暖中，辟瘴疠恶气，治心腹冷气痛，寒湿霍乱"。用于胸膈胀满，脘腹冷痛，饮食不消，急性肠胃炎，腹痛泄泻，风湿性关节炎，跌打损伤的食疗。

山奈，根与叶皆似生姜，有似樟木的香气。其根块状茎有浓郁的芳香味道。炖肉或卤制时加入山奈，可突出卤菜的风味。山奈经切片干燥粉碎后，用在五香味与卤肉味的调料中，也是五香粉的成分之一。在鸡肉烹调中发挥增香作用，是制作熏鸡、扒鸡的常用香辛料。

山奈食性温，味辛，归脾经与胃经。有温中化湿，行气止痛的作用。山奈素对金黄色葡萄球菌，伤寒杆菌，铜绿假单孢菌，痢疾杆菌等均有抑制作用。

12. 烤羊肉串离不开的孜然粉

孜然又名藏茴香、安息茴香，有黄绿色与暗褐色之分，前者色泽新鲜籽粒饱满，具有独特的薄荷与水果状香味，同时略带适口的苦味，以去腥膻味和增香为主。孜然粉去除腥膻味的作用明显。可用于制作新疆特产烤羊肉串、孜然鹌鹑、孜然臭干、孜然牛肉等菜肴，也用于糕点、洋酒、泡菜等的增香。孜然与辣椒粉合用，可以形成餐饮大排档的独特流行风味。

中医认为，孜然粉还有增进食欲，提神醒脑的功效。

13. 印度式辣椒酱中的胡芦巴

胡芦巴又称苦豆根，香气浓郁，略带苦味，搓下种子磨碎后，可用作食品调料。胡芦巴的茎、叶洗净晒干磨碎后也用作调料。

胡芦巴略有苦味，有浓烈的焦糖味和肉的香味，是印度人喜爱的香辛料，是制作咖喱粉的原料，也是印度式辣椒酱的重要成分。胡芦巴用于制作西餐蛋黄酱，可使食品口感柔和，也可用作炖煮肉类的调料、腌制品及焙烤食品的调料。胡芦巴提取物可作为仿椒树风味和朗姆酒风味的饮料。

14. "理气健脾，燥湿化痰"的陈皮

陈皮又名橘皮，是柑橘的干燥果皮，以陈者良，故名"陈皮"。陈皮以片张完整，内外颜色鲜艳，气味香甜浓郁者为佳。陈皮富含挥发性油，有柑橘的特征香气，故用于卤制肉类与豆制品的加香。陈皮是中餐烹调的佐料，在畜禽类菜肴制作中能形成独特的"陈皮"味型，也是果脯、话梅等休闲食品调香用料。"九制陈皮"是用橘皮加工制作的特色休闲食品。

陈皮含柠檬苷和苦味素等苦味物质，有助于消化。烹制菜肴时陈皮的苦味与其他味道相互调和，形成独具一格的风味。陈皮含挥发油、橙皮苷、B族维生素与维生素C。陈皮对胃肠道有温和的刺激，可促进消化液分泌，排除肠内积气。有通气健脾、燥湿化痰、解腻留香、降逆止呕之功。陈皮食性温，味苦辛，归肺经与脾经，适于胸脘胀满，咳嗽痰多者的食疗之用。

15. 开胃消食，解酒的小豆蔻

小豆蔻为姜科植物。小豆蔻有特殊的凉爽辛苦味，是世界上最昂贵的香辛料之一。因所含芳香油挥发性强，小豆蔻加工成粉后要即刻使用。其常用于咖喱粉与芥末等调料中，是烹饪蔬菜的风味调料，也可用于肉制品、奶制品、腌制品的调味。在食疗方面，小豆蔻有宽中理气，开胃消食，化湿止呕之功，并能解酒毒。

16. 燥湿健脾散寒的草果

草果，为姜科豆蔻属植物。果实内有种子，呈棕红色，以籽粒饱满、红棕色者为好。草果有特异香气，味道微苦。烹饪中有增香、除异味的作用，烹制鱼与肉类用之，包括火锅汤料、卤汤、复配酱油的调味。草果也用于菜肴烹饪或凉

拌菜，特别是其对兔肉有去腥作用，可提高风味。草果全株均有辛辣味。中医认为草果"温中健胃，消食顺气"，有燥湿健脾，散寒除痰的食疗功效。中医文献称草果可治"山岚瘴气"。

17. 利九窍的芥菜子

芥菜，是十字花科植物的种子，赤棕色的叫黑芥子，淡黄色的叫白芥子。芥菜自古就是蔬菜，腌后有特殊的鲜香味。芥菜子加工成粉或制成糊状，名为芥末。有利气散寒，消肿通络，促进血液微循环的作用，用于酸菜、蛋黄酱、色拉油、咖喱粉的加工。其多用于凉菜制作，如芥末肘子、芥末鸭掌、芥末三丝，以及用白菜做的芥末墩等。芥菜子及芥子油是生产芥末酱的重要原料，有去腥杀菌等功效，生吃海鲜时不可缺。

《饮膳正要》一书称芥菜"利九窍，明目，安中"。

18. 补五脏不足，利小便的香菜

香菜学名芫荽，以柔嫩的茎叶供食，是道家"五荤"之一。香菜的香气芬芳怡人，味道甜辛，微带苦味。《饮膳正要》称，香菜可"补五脏不足，通利小便"。香菜能去腥臭，增进食欲。用作凉拌菜辛香爽口，凉拌熟肉，豆腐丝与拼盘也用香菜配色。做汤羹可解油腻，是涮火锅必备的佐料。炒荤菜时，起锅前加入香菜，可提鲜增香。欧洲将香菜籽粉用于肉制品调味，如波兰式香肠，以重用香菜为特色。香菜籽油则用于蔬菜沙拉与西餐汤料的调味，也作为饼干、面包、甜点的风味佐料。

19. 有杀菌防腐之功的紫苏叶

紫苏原产中国，有低糖、高纤维、高胡萝卜素、高矿物质的特点。紫苏叶具有特异芳香，有很强的去腥除膻功用，可解鱼蟹之毒，是煮汤的调味佳品，烹饪时常与鱼类配伍。日本名菜生鱼片就要用紫苏叶为配料，煮鱼时放些紫苏叶味道会特别鲜美。紫苏叶拌以盐、酱油、辣椒等调味料，可腌渍成咸菜。鲜紫苏叶可生食，沸水焯后亦可食用。

紫苏食性温，有散寒解毒、行气和胃、清痰利肺的功效。食用晾干的紫苏

叶，可预防流行性感冒。

20. 既清凉又防腐的月桂叶

月桂叶，采收后晾干用。月桂挥发油气味芳香而幽雅，香气清凉，有辛香味和苦味。中餐月桂叶以去除食材的腥臭异味为主，可增香矫味，用于卤制汤类、红烧肉、烧烤汁等烹制。月桂叶含柠檬烯，有杀菌和防腐之功，并有很强的抗病毒能力。月桂叶一般多与八角、小茴香、肉桂等搭配使用。

月桂叶属于热性食物，可祛除风寒和湿气，能行气止痛，有健胃理气之功。月桂叶中的药用成分松油醇和芳香油含量比较高，能提神醒脑，活血止痛。

21. 清凉解表，清理头目的薄荷叶

薄荷属植物约30余种，均有芳香气味，但挥发油含量有所不同。薄荷味芳香，有清凉感，将采摘下的新鲜茎叶切成小段后，于通风处晾干，以叶多色绿，气味香浓者为佳。在中餐里，薄荷多以其嫩茎叶作为蔬菜食用，可软炸，凉拌，做汤，做配菜等。做汤时要注意，在出锅时才能放入薄荷，虽是热汤，却带有清凉的感觉。

薄荷在中西式复合调料中应用较多，可增加食品的自然香气。薄荷食性凉，味辛，有疏散风热，清利头目，透疹利咽之功。民间用薄荷叶贴在双侧太阳穴，以减轻头痛。美国的一项研究发现，薄荷（油）能提高视觉反应速度，增强记忆力和判断力，消除运动产生的疲劳，缓解精神紧张和焦虑。

22. 吃生鱼片的调味料——绿芥末（山葵）

山葵是十字花科植物，也是日本料理不可缺少的调味料。新鲜山葵剥掉叶柄，植物茎，磨碎后得到的糊就是绿芥末，是日式料理中的生鱼片、寿司及其他海鲜的高级调味料。其同时还有很强的杀菌功能。四川、贵州、云南等地都有野生山葵，绿芥末也可做成山葵沙拉酱，是熟花椰菜、火腿、生菜沙拉或涮火锅的调料。绿芥末与奶油混合可做成山葵奶油，涂面包食用，也可加入牛排或猪排，与面包片做成三明治。山葵嫩叶和花梗用开水微焯后，可与肉丝炒食。山葵的辛辣味来自所含的异硫氰酸盐，其可防止食物长霉，

并有预防蛀牙的作用。

23. 绿芥末的代用品——辣根

辣根又名西洋山葵菜、山葵萝卜，为十字花科辣根属中以肉质根为食的植物。原产欧洲东部和土耳其，有 2 000 多年的栽培史。新鲜辣根切成片再磨成糊后，可作为调料。辣根是肉食的香辛料和保鲜剂，辣根具有强烈的辛辣味。辣根磨碎干燥后储藏，可用作煮牛肉及奶油食品的调料，或加入罐头食品。辣根的幼叶可拌蔬菜沙拉，是日本料理必需的调味品。辣根还可加工成粉状，用来制造辣酱油、咖喱粉，也是制作食品罐头常用的香辛料，有增香防腐作用。中医自古将辣根入药，有利尿，兴奋神经之功效。

24. 补肾气，壮筋骨的莳萝（土茴香）

莳萝古名"慈谋勒"，俗名土茴香、茴香草。以干燥植株用作香辛料，气味类似茴香，但味道清香温和，没有刺激感。莳萝原产于地中海沿岸，唐代经丝绸之路传入我国。莳萝未成熟的花序和叶子可用于酸奶、鱼、肉烹饪的调味，莳萝籽是欧洲的酸黄瓜不可缺少的调味料，莳萝也是咖喱粉的主料之一。莳萝叶经磨细后，加进羹汤与凉拌菜、蔬菜色拉和水产菜肴中，能提高食物风味，促进食欲。莳萝的嫩叶可炒食，也可切碎后放在肉汤或蛋汤中，增加香味。

莳萝食性温，味辛无毒，有健胃祛风，催乳之功。莳萝籽有温脾开胃，散寒暖肝，理气止痛的功效。蒸馏莳萝草或莳萝籽所得到的精油，有强烈而持续的辛香，类似草莓味和淡淡的木香味，用于食品调味和配制食用香精。

25. 民间食用的罗勒（荆芥）

罗勒别名九层塔、金不换，其叶子用作调味品。罗勒叶用于烹饪，能突出和协调自然香气。在欧美普遍食用，而且变种很多。河南等地种植的"荆芥叶"被称作"丁香罗勒"或"东印度罗勒"。罗勒叶有芳香与清凉感，可直接放入凉拌菜或蔬菜沙拉中。罗勒叶与海鲜共食，有去腥的效果。罗勒也可用于调制醋品，配制调味油和酱汁。罗勒精油能为利口酒增加风味，在西餐复合调料中罗勒被普遍采用，尤其适合烹饪牛肉时的辛香调味。罗勒叶对肾上腺有刺激作用，罗勒叶泡的酒还有滋阴壮阳之功。

26. 可抗菌祛痰的牛至

牛至，别名土香薷或香薷，有浓郁的芳香，可作为肉类的调料。其鲜叶或干粉用于烤制香肠、家禽肉、牛羊肉，使菜肴风味俱佳。牛至鲜叶可做蔬菜沙拉与汤食，能增加饭菜的香味，促进食欲。

牛至也是中药，食性微温，味辛，有清暑解表，利水消肿，促进食欲，抗菌祛痰之功。

27. 昂贵的有色香料——番红花

番红花又名西红花、藏红花，香气随品种各异而不同。烹调中以番红花亮丽的黄色为主，有宜人的辛辣甜香，入口略苦，但却极有回味。伊朗人为了提味增香或调色，常在食品中加番红花，其赋色、赋香功能在食物被加热后才能显示出来，奶油可以固定番红花的颜色和香味。伊朗的百姓经常在大米饭或馕上加点番红花水，一顿饭用几根花蕊就够了。由于其是昂贵的香辛料，一般只用于非常有特色的菜肴上，如西班牙鳕鱼、斯堪的纳维亚半岛地区的糕饼等。番红花精油有强烈的朗姆酒样辛香味，可用于软饮料、冰淇淋、糖果及焙烤食品。

28. "养颜美容"的桂花

桂花，又名木樨、九里香，有乳白、黄、橙红等颜色。食用桂花有祛痰止咳，行气止痛，活血化瘀的作用。烹调常用的糖桂花与咸桂花，是以桂花为原料，加糖或盐腌制而成。糖桂花多用于甜品制作，如桂花米酒羹、桂花糖炙骨等。以桂花为原料的食品还有桂花酒，桂花糕点，桂花糖等。桂花浸膏是名贵的香料，有养颜美容之功。

29. 用作食品香料的玫瑰花

玫瑰花是蔷薇科植物玫瑰和重瓣玫瑰的花，其食性温，味道微苦，入脾经和肝经，有理气解郁、和血散瘀的作用。

玫瑰花加糖后制作的糖玫瑰香甜可口，可用于制作甜品，具有增香提味的作用。玫瑰花制作的玫瑰酒、玫瑰酱，均是玫瑰香型的调味品。玫瑰花也用于软饮料、果酒、果汁的加香。从玫瑰花中提取的玫瑰花精油，是制作高级香水的重要原料。

四、中餐烹饪用的料酒

中餐的料酒有广义与狭义之分，广义的料酒涵盖了各种烹饪用酒。狭义的料酒则专指以黄酒、香辛料、鲜味剂配制的，用于中餐菜肴烹调的酒。料酒的成分主要有酒精、糖分、糊精、有机酸、氨基酸、酯类、醛类、杂醇油及浸出物等，酒精度一般在12%左右。料酒主要用在肉类、家禽、海鲜和蛋品等食材的烹调，为了增香，可以与酿造醋搭配使用。

在烹调过程中，酒精能帮助溶解菜肴内的有机物，料酒所含的挥发性香气成分与菜肴原料中的化学成分相互作用，能够产生新的香味物质，减少食材的腥膻味和油腻感。酒精与醋或有机酸反应，能产生气味芳香、有挥发性的酯类化合物。在中餐烹调时，优秀的高档料酒，其调味作用是黄酒、葡萄酒、啤酒等都难以替代的。市面上出售的料酒中，所含黄酒的比例相差很大，一般来说，含黄酒比例高的料酒是质量好的料酒。料酒的颜色呈淡黄色，黄酒的颜色会相对深一些。料酒是以黄酒为原料，加入香料和调味料勾兑配制而成，料酒用于烹饪，发挥去腥增鲜作用，而黄酒则是国人的饮用酒。

知识小贴士

如何看料酒商标，要注意以下几点。

（1）是否注明用途：如佐餐凉拌用料酒，烹饪炒菜用料酒。

（2）是否注明名称：如料酒、香菇料酒、紫苏料酒等。

（3）是否有产品标准号：SB/T 10416。

（4）还要关注配料：除水、黄酒、食用酒精，以及食盐外，看还有哪些食品添加剂（鲜味剂、甜味剂、焦糖色、防腐剂等）；酒精度是多少；保质期和生产日期是否也标注清楚，购买时要结合购买的日期，以及产品保质期，综合加以选择。

伍

自然界的果品
与花粉类食物

第一章

"遍尝百果能成仙"的美好愿望

果品作为食物的重要组成部分，伴随着人类文明的发展。在 200 万年前，当人类的祖先直立于地球上的时候，野果就是日常食物的重要内容。

一、果品在饮食文化中的地位

在古老神话与宗教典故中都能见到水果的踪迹，《圣经·旧约》开篇就以伊甸园中的禁果为引子，描述了亚当和夏娃，成为西方传说中人类繁衍的起始。中国古典名著《西游记》中，美猴王就出生在花果山，并以各色野果为食。被封为齐天大圣后，被安排管理王母娘娘的蟠桃园，可见当时的蟠桃也是珍稀水果。这些故事都反映出果品在人类饮食文化中的地位。

1. 中医为什么认为水果能治病

两千多年前的中医学专著《黄帝内经》就指出"五谷为养，五果为助，五畜为益，五菜为充"，这里"五果"指的就是干鲜果品。《本草纲目》共收录 127 种果品，称其"丰俭可以济时，疾苦可以备药"。随着经济的发展，果品在膳食中的比例有所增加。我国居民每年的人均果品消费量已达到 10 ~ 15 千克。

《本草纲目》一书中，对李、杏、梅、桃、栗、枣、梨、山楂、柿、石榴、柑、橘、橙、枇杷、樱桃、荔枝的食性、气味、药用功能与主治均有详细记载。如：梨能退六腑之热，有清热止咳，平喘化痰之功。秋冬之际易上火感冒，吃梨对烦渴、咳嗽咽痛、失音等均有防治效果，咳嗽时就会买秋梨膏吃；俗话说"门前一棵枣，红颜直到老"。《本草备要》称：枣能"补中益气，滋脾胃，润心肺，通九窍，和百药"，所以在日常饮食中必不可少。《本草纲目》记载："柿乃脾肺血分之果也，其味甘气平，性涩而能收，故有健脾涩肠，治咳止血之功"。通过仔细阅读《本草纲目》等中医药典籍，可获得很多应用水果食疗的知识。

2. 水果中奇妙的生物活性物质

水果中除了富含已知的各种维生素以外，还含有许多生物活性物质，如类胡萝卜素、黄酮，多酚、植物苷、功能性脂类、植物雌激素、蛋白酶抑制剂等。食用水果能改善胃肠功能，调节血脂与血糖水平。

水果常见的颜色有绿色、黄色、红色等，这些颜色与水果中所含的生物活性物质有关。决定水果颜色的色素有绿色的叶绿素，橙黄色的类胡萝卜素与黄酮类。黄酮和黄烷醇呈黄色，花青素呈紫色，其与金属离子结合能产生蓝色，与酸相遇则形成红色的化合物。果实未成熟时，由于表皮细胞含叶绿体，故呈绿色；果实成熟后叶绿体转化为类胡萝卜素，故出现红色与黄色。菠萝的果肉由于富含类胡萝卜素，故呈现黄色。苹果成熟时会出现青色或红色，也是表皮细胞中的花青素造成的。果实在发育过程中，光照与温度都会影响色素形成，成熟的果实还会产生蜡质，赋予果实表面光泽和质感。

富含花青素的水果有葡萄、红醋栗、黑醋栗、草莓、苹果、樱桃等。花青素分子中含有葡萄糖、鼠李糖、半乳糖及阿拉伯糖，其清除自由基的能力是维生素E的50倍、维生素C的20倍。花青素可被身体完全吸收，并有跨越血脑屏障的能力，能保护大脑组织。花青素还能增强血管弹性，改善微循环，保护皮肤润泽，并改善关节的柔韧性。自然界约1/4的植物富含黄酮，柑橘类水果中最高。黄酮有抗炎作用，能强化血管和抑制凝血；增加冠状动脉与颈动脉血流量，促进脑组织代谢。食用富含黄酮的蔬菜水果，对预防心脑血管病有益。

叶黄素与玉米黄素等色素，均属于类胡萝卜素，在柑、橘、橙、柚、葡萄柚、柠檬等水果中含量最高。叶黄素在眼组织中的浓度很高，特别是晶状体和视网膜黄斑中。叶黄素有助于滤除对眼睛有害的蓝光，防止自由基损伤；故服用叶黄素与玉米黄素，可预防老年黄斑变性和白内障的发生。膳食中叶黄素摄入量高的人群，冠心病与中风发病率也都比较低。

3. 果品富含膳食纤维

水果所含膳食纤维包括可溶性和不溶性膳食纤维：前者有果胶、菊粉、低聚糖；后者有纤维素、半纤维素、木质素等。膳食纤维是肠道微生物菌群的食物，肠道微生物菌群繁殖正常，可缩短有害物质在肠道的停留时间。果胶吸水溶胀后可润滑肠道，预防便秘、痔疮及下肢静脉曲张发生。可溶性膳食纤维吸水后可延缓葡萄糖的吸收，改善机体糖耐量。膳食纤维还能促进胆汁酸排泄，抑制血清胆固醇上升。一个中等大小未削皮的苹果，可提供 3.9 克膳食纤维。果胶还能促进消化道中铅、汞等重金属与有机毒素排出体外。苹果是减肥食品，欧洲有每周安排一天节食，该日只吃苹果的减肥方法，被称为"苹果日"。

4. 能使容颜美丽的水果

美容绝非表面处理，均衡的饮食是肌肤健康的基础。水果富含维生素和多种抗氧化剂，有助于强化皮肤功能，防止黑色素细胞过度活动，保持肌肤美白。水果中富含的有机酸有柔软角质层，护肤的功能。水果中所含芦丁可与维生素 C 共同维持毛细血管强度和通透性，避免出血。一个人血气足、气色好，容颜就美丽照人。

5. 过量食用水果与果汁存在的危害

需要强调的是，蔬菜是生存型食物，每天进食 400～500 克新鲜蔬菜对健康是有益的。由于水果是享受型食物。进食量一定要有节制，要遵照古代先贤的教诲："五果当为助，力求少而数"。

水果中含大量果糖。果糖也是单糖，是葡萄糖的同分异构体，即分子量相同但化学结构与性能不同。作为大脑必需的能源，葡萄糖吸收后进入血液，迅速被大脑利用，就会刺激胰岛素和瘦素分泌，从而抑制食欲。而果糖会抑制大脑产生饱腹感，故过量摄取果糖会造成进食过量，导致肥胖。果糖激酶主要存在于肝脏中，果糖在肝脏内代谢能转化成甘油三酯，实用过量的果糖所产生的脂肪囤积在内脏与血管中，是诱发脂肪肝和产生啤酒肚的罪魁祸首。果糖代谢速度是葡萄糖的 7 倍，吸收后迅速磷酸化，消耗大量三磷酸腺苷（ATP），转化成 6- 羟基嘌呤与 2、6- 二羟基（酮基）嘌呤后，最终代谢产物是尿酸。所以痛风患者要避免喝果汁，包括鲜榨果汁。需要注意的是，有些人因果糖不耐受，摄入的果糖代谢通路不畅，葡萄糖的合成会受到抑制，可能诱发反应性低血糖。

二、核果类水果

核果类水果有许多，包括桃、杏、李、梅、樱桃、荔枝、龙眼等。

1. 生津涤热的"肺之果"——桃

国人把桃子作为福寿祥瑞的象征，如"寿桃"或"仙桃"。按果实形状，可分为圆形桃与蟠桃；按果肉颜色可分为白肉桃和黄肉桃等。桃含糖（果糖、葡萄糖等），有机酸（苹果酸、柠檬酸等）。中医认为桃食性温，味甘酸，入肝经与大肠经，有生津涤热、润肠通便、消积活血之功。中医称肺为"娇脏"，其"喜湿润，恶干燥"。孙思邈称桃是"肺之果"，主张"肺病宜食之"。桃富含果胶等可溶性膳食纤维，可预防便秘。桃仁也是一味中药，有行血之功。主要作用于下焦，小儿睾丸肿大可取桃仁数个，去皮不去尖，捣烂如泥后外敷。近年，中医用"桃仁四妙丸"治疗脉管炎取得良效。

古话说"桃饱人，杏伤人"，桃子"多食令人有热"——吃多了会上火，出现口干、口渴、咽喉疼等症状。桃子碰伤后容易腐烂，所以在搬运仓储过程中都要格外小心。

2. 求医栽树，蔚然成林的杏

"杏林"一词，出自《神仙传》，记载医德高尚、医术精湛的医生治病后栽杏树，数年后，杏树成林。杏的栽培历史近三千年，杏味香多汁，可鲜食也可加工成杏干、杏脯、杏话梅、杏汁、杏酱等。杏味酸甜，有润肺定喘，生津止渴之功。杏长于补肺，可润肺燥而止咳喘，应季时可选择食用。太平洋岛国斐济居民癌症发病率极低，据说与吃鲜杏有关。杏果食性温，味酸甘，有生津止渴、止泻之功。杏也是荒年可用于救灾的水果。

多食杏会心烦，生痰热，发痈疖等，故孕妇不宜食杏。新疆产的杏干含糖量高达 75%～84%，不宜过多食用。

3. "养肝，泻肝，破瘀" 的李子

李子又名嘉庆子，《齐民要术》中专设 "种李" 一节。李子品种繁多、色泽艳丽、风韵各异。《诗经》中有 "华如桃李" 之句，形容女子美丽称 "艳如桃李"；教师培养的学生数量多，称为 "桃李满天下"。黑李子系从美国引进，名 "黑布林"，其能促进胃酸与消化酶分泌，增加肠胃蠕动，促进消化。黑布林口感甘甜，皮微酸，与冰糖炖食可润喉开音。

李子酸中泌甜，爽脆可口，除鲜食外还可制成 "雪花应子" 和 "话李"。

《医林纂要》称李子有 "养肝，泻肝，破瘀" 之功。李子食性平，味甘酸，有清肝涤热，生津利水之功，是 "美容之果"。将李子仁去皮研细，用鸡蛋清调后涂面，次日晨洗去，可治疗妇女面干。立夏饮用李子汁或李子酿造的酒，名曰 "驻颜酒"，可使面部皮肤保持弹性，有光泽。

《滇南本草》称：李子 "不可多食，损伤脾胃"。李子鲜果的散结祛瘀与润肠作用较强，故孕妇、大便泄泻与遗精者，最好不要吃李子。

4. "好颜色，美志性" 的樱桃

樱桃俗称 "早春第一果"。樱桃色泽红艳、果肉鲜嫩、肉厚多汁、酸甜爽口。孙思邈在《千金要方·食治》中称 "樱桃味甘，平，涩，调中，益气，多食可好颜色，美志性"。樱桃益气，能滋润皮肤，具有祛风湿，清血热，有补血补肾之功。生食或煎汤服用能补脾益气，浸酒饮用能除风湿。樱桃大补元气，滋润肌肤，有美容作用。白居易曾描述唐皇赐食樱桃的情景：将樱桃去核盛在盘中，浇上乳酪和糖浆，用小匙舀食，真是美不胜收。

古人将樱桃装入坛内，封严埋入地下，一年后化为汁液。麻疹流行时，取此汁给儿童饮用，可预防感染。患汗癣时可将樱桃捣烂取汁，涂擦患处；用樱桃汁频繁涂抹烧伤部位，能即刻止痛。樱桃也是补铁佳品。此外，经常使用电脑的工作者视网膜内感光物质大量消耗，如不及时补充会导致视力下降，樱桃所含类胡萝卜素比苹果、葡萄要高，食之对视力大有裨益。车厘子是欧洲甜樱桃栽培品种，其是樱桃英文名（cherry）的音译。特指产于美国、加拿大、智利等美洲

国家的个大、皮厚的樱桃。其具有补中益气，祛风湿之功，对病后体虚，倦怠少食，关节不利者有食疗作用。

古人云："爽口物多终作疾"，因樱桃食性温，容易诱发内热，故有热病及喘嗽者慎食。

5. 被称为"岭南果王"的荔枝

荔枝享有"岭南果王"的美誉，文人墨客对荔枝的赞誉很多。荔枝鲜美甘甜，口感软韧，有补脑健身，开胃益脾之功。荔枝味甘酸，食性温，入脾经与肝经，有补脑健身，开胃益脾，延缓衰老之功。食荔枝可促进血液微循环，防止雀斑发生，令皮肤光滑润泽。

民间有"一颗荔枝三把火"之说，荔枝吃多了会"上火"，素有内热的人不宜食用。

6. 能治疗失眠健忘的龙眼（桂圆）

龙眼又名桂圆，《本草纲目》称："资益以龙眼为良"，龙眼自古就是滋补佳品。新鲜龙眼肉质鲜嫩、色泽晶莹，甜美爽口。可加工成桂圆肉（龙眼肉）及龙眼糕等。龙眼富含腺嘌呤、胆碱等生物活性物质，可降血脂，并能增加冠状动脉血流量，有抗衰老之功。龙眼食性温，味甘，有补心健脾，养血安神，补精益智，壮阳强体的功效。治疗心脾两虚的方剂"归脾丸"中，就配有龙眼肉。家中如有学生因学习紧张，出现失眠症状时，家长可用龙眼熬汤作为食疗方给孩子喝。

7. "望梅止渴"话青梅

梅又名青梅，为我国特产，分白梅、青梅、花梅三类。《尚书·说命》曰"若作和羹，尔惟盐梅"。在历史上，梅最早被用作调料，因为其能赋予食品酸味。青梅富含苹果酸、柠檬酸、琥珀酸、齐墩果酸等有机酸，味道特别酸，有机酸可促进钙的吸收。青梅可加工成陈皮梅、话梅、乌梅、梅酱、梅汁等，也可发酵后制成青梅酒与梅醋。

望梅止渴与青梅煮酒论英雄是家喻户晓的三国故事。青梅食性平，味酸，有生津止渴，涩肠止泻之功。吃梅子能促进胆汁分泌，青梅所含丁香树脂醇，可有效抑制幽门螺杆菌。吃青梅还可有效降低血尿酸水平，预防痛风。

8. 生津止渴，和胃消食的杨梅

杨梅果于初夏成熟，色泽艳丽、甘中沁酸、含之生津，回味绵绵。杨梅富含葡萄糖，果糖，柠檬酸，苹果酸，草酸，乳酸、维生素、矿物质与微量元素，花色素和蜡质。《饮膳正要》称："杨梅味酸，甘，温，无毒。主去痰止呕，消食，下酒"。杨梅有生津止渴，和胃消食，止痢之功。夏日吃几颗酒浸杨梅，能消痧开胃，气舒神爽。杨梅干果可入药，有收敛作用，腹泻时抓一把杨梅干熬汤饮下，即可止泻。杨梅还可酿制果酒、果醋，将杨梅干制成话梅味道更胜一筹。《本经逢原》一书指出："杨梅，能止渴除烦，烧灰则断痢，盐藏则止呕哕消酒"。

中医称："血热旺之人不可多食杨梅，恐动经络之血而致衄也"，就是说体质血热之人，杨梅吃多了会流鼻血。

三、有多枚种子的仁果类水果

仁果类水果包括苹果、沙果、梨，山楂、枇杷、海棠等，果核内有数枚种子。

1. 每天吃个苹果，医生远离我

苹果名列世界四大水果（苹果、葡萄、柑橘、香蕉）之首，据考证新石器时代人类就开始食用苹果，古埃及人在尼罗河谷种植苹果，认为是能治百病的"圣果"。欧洲有句民谚："An apple a day keeps the doctor away"，即"每天吃个苹果，医生远离我"。苹果有解暑除烦，生津止渴，和脾止泻之功。将苹果制成果泥加温后，常给儿童和老人食用。苹果汁可防治咳嗽和声音嘶哑，可用于小儿轻度腹泻的食疗。

《随息居饮食谱》称：苹果"润肺悦心，生津开胃，醒酒"。苹果富含苹果酸、柠檬酸、酒石酸、奎宁酸、鞣酸等有机酸，100 克苹果含糖 15g（有 6g 果糖）。苹果还富含生物活性成分，其中的儿茶素有抗氧化功效，可抵御肺部疾患。所含的可溶性膳食纤维果胶则能降血脂。果皮中的二氢查耳酮能预防糖尿病，原花青素能改善血小板减少症，预防结肠癌。

美国康奈尔大学研究发现，老年人每天吃一个苹果，可预防阿尔兹海默病。每天坚持吃两个苹果（约 400 克），并连续 3 周，血液中的中性脂肪含量能降低 20%，而维生素 C 含量会增多。选择一组过敏症患者，连续 3 周每天服用 8 克苹果果胶，结果血液中能诱发过敏反应的"组胺"水平下降 24%。常吃苹果不仅可以降低血液中的胆固醇，还能增加胆汁分泌，预防胆囊结石形成。

苹果食性凉，味甘，有生津润肺，消炎止渴，安眠养神，解暑除烦，开胃消食之功。苹果的香气能改善压抑感，是催人入眠的"良药"。笔者在参观故宫博物院时，曾听解说员讲，当年慈禧太后身边常放两大盘新鲜苹果，苹果的香气有消除心理压抑感的作用。精神抑郁的人闻了苹果香气后心境会大为改善，压抑感随之消失。失眠患者闻着苹果的香味，能帮助尽快入眠。

2. 味道类似苹果的沙果

沙果古称"林檎"，《本草纲目》称为"文林郎果"。沙果富含糖类、有机酸、维生素等，味道似苹果，酸甜可口。《食疗本草》称林檎"味苦涩，平，无毒""主谷痢，泄精。……主止消渴"。沙果味甘酸、食性平，有生津止渴，消食除烦，化积滞、止泻痢的作用。但是《随息居饮食谱》指出：沙果"多食涩脉滞气，发热生痰。"

中医文献记载：沙果的根水煎服，有驱除肠道寄生虫的作用。沙果的叶子有泻火明目的作用。

3. 润肺化痰的"百果之宗"——梨

民众将梨称为"百果之宗"。《本草纲目》曰："梨品甚多，俱为上品，可以治病"。梨食性凉，味甘，微酸，入肺经与胃经。有生津润燥，清热化痰，解酒的作用。民间有"秋燥润肺梨为先"的说法。《本草纲目》称梨能"解疮毒，酒毒"。梨含多种糖类、有机酸和维生素，对肝脏有保护作用。可以取鲜梨榨汁，每次服用 300～500 毫升饮用。

《本草通玄》对梨的食疗功能高度评价，称梨"生者清六腑之热，熟者滋五脏之阴"。故吃新鲜的梨适宜肺热咳痰者的食疗，调查发现好吃梨的人患感冒的概率可能会更低。小儿风热咳嗽、食欲不振，可取鸭梨煎汁，加入大米煮粥服用。梨叶中含熊果酚苷、鞣质等生物活性成分，煎汤或捣汁内服可治蕈类中毒与小儿疝气。梨有润肺之功，将梨和川贝母一起熬汤能强补肺气，与百合联用能养阴安神。秋冬之际常吃些梨，对烦渴，咳嗽，咽痛失音均有疗效。

《温病条辨》中收录的五汁饮：即梨汁、荸荠汁、鲜苇根汁、麦冬汁、藕汁（或甘蔗汁）各斟酌适量，均用鲜品取汁，和匀后服用。适合温热病余热未清，伤津口渴者。五汁饮凉服或温服均可，对孩子与患热病者的食疗非常有效。吃梨还有助于清除牙齿中的牙菌斑，连皮吃效果更佳。梨的果皮和果肉里有一种柔软的颗粒石细胞团，其有助于清除牙缝中的牙菌斑。

中医认为：梨"产妇及脾虚泄泻者禁之，以其过于冷利也"。由于梨食性寒凉，体虚或体寒之人不宜生吃，要蒸熟吃或熬梨汤饮用。

知识小贴士

用梨制作秋梨膏源于唐代，系《本草求原》中所载"秋梨蜜膏"配方，经宫廷御医用秋梨、蜂蜜和有祛痰功能的中药配伍，加工而成，清代传到民间。秋梨膏亦可自制，原料为梨、百合、枣、生姜、蜂蜜、冰糖等。秋天咳嗽时适当服用秋梨膏是不错的选择。

4. 消肉食积，降血脂的山楂

山楂为蔷薇科植物山楂的果实，又称红果、山里红。山楂果肉有红肉、粉肉和青肉之分。山楂果、山楂片、糖葫芦等均有散瘀消积，化痰醒脑，活血提神，清胃解毒之功。《本草纲目》中有山楂"去皮，核，捣和糖，蜜，作为楂糕"的记载。历代中医药典《本草》均称山楂"气味酸冷，无毒"，中成药降血脂片和心脉通中就都配有山楂。

山楂富含红色素与果胶，可促进脂类消化，山楂黄酮也能降脂。三萜烯酸、果酸和山楂酸可促进血液循环，槲皮苷有扩张气管、排痰平喘的功效。炖肉时放点山楂，肉就更容易煮烂。山楂富含有机酸，包括柠檬酸、苹果酸、酒石酸、抗坏血酸、山楂酸、齐墩果酸等。中医认为山楂食性微温而无毒，味酸甘，有消积食，散瘀血，收敛止泻的功效，是重要的消导药。有些孩子肉食量大，积食不化很常见。山楂可以消除肉类食积，为历代中医所推崇。《本草纲目》称："凡脾弱，食物不克化，胸腹酸刺胀闷者，于每食后嚼二三枚绝佳"。北京的"金糕"（即山楂糕），就是清代御膳房的食疗佳品。儿科成药小儿全宝丸，消食的大山楂丸，治疗脾胃不和的保和丸中，都配有山楂。消食常用的"焦三仙"，就是由焦麦芽、焦神曲、焦山楂三味中药组成。

老年人面部出现老年斑多因先天禀赋不足所致，山楂有养血化瘀及抗氧化功能，食用山楂有利于消除皮肤色素沉着。取生山楂10克，白菊花5克，绿茶适量，放入杯中，沸水冲泡。长期代茶饮用，对淡化老年斑有效。

山楂能促进脂类消化，降低血压。所含配糖体能调节与增强心肌功能，增加冠脉血流量，降低心肌耗氧量，有强心和预防心绞痛的作用。山楂所含齐墩果酸和山楂酸能改善大脑及冠状动脉的血液供应，降低患心脑血管病的危险。山楂所含黄酮有持久的降压与降脂作用，高血压患者每日可取生山楂15~30克，水煎后代茶饮。

但山楂食性寒凉，孕妇千万不要因嗜酸而吃山楂，以防诱发流产。

推荐食疗方

（1）山楂消食粥：鲜山楂15克，大米50克，莲子15克，红枣6枚，葡萄干10~20粒。先将山楂、红枣去核切片，与莲子、葡萄干一起浸泡20分钟。大米入锅后加足量水，武火煮开后转文火炖20分钟，放入莲子，煮15分钟后放入山楂、红枣片与葡萄干，不断搅拌，数分钟后略加蜂蜜或砂糖调匀即成。此粥有健脾消食之功。

（2）山楂桃仁露：鲜山楂500克，桃仁50克，蜂蜜100克。将山楂洗净后打碎，桃仁洗净后加足水，浸泡1小时，连水同入砂锅，大火煮沸再改文火慢炖一小时后滤出汁液，再加入适量温水，煎煮30分钟后取汁。合并两次汁液加入蜂蜜，上笼隔水蒸1小时，晾凉后装瓶备用。每日两次，每次服用10毫升，饭后温开水送服。山楂桃仁露适合高血压、高脂血症患者食用。

5. 可通肺止咳的水果——枇杷

因枇杷树的叶子像乐器琵琶，故谐音得"枇杷"之名。枇杷与樱桃、梅子并称"果中三友"。中医认为枇杷是"果中独备四时之气者"，枇杷的果肉橙红柔软多汁，酸甜适度，香气宜人，被誉为"果中之皇"。

枇杷食性平，味甘酸，有润肺止咳，利尿清热之功。《本草纲目》称："润五脏，利肺气"，枇杷果有祛痰止咳，生津润肺，清热健胃之功。还有健脾利水，化痰之功，是有减肥功能的果品。

枇杷果含少量苦杏仁甙，有润肺止咳、祛痰作用，可治疗各种咳嗽。将鲜枇杷 50 克，洗净去皮，加冰糖 5 克，文火熬半小时，即得冰糖枇杷露。其对扁桃体发炎、咽喉肿痛等有疗效。孩子咳嗽可服用枇杷膏，制作方法很简单：将冰糖 500 克于沸水中溶化，加枇杷肉 500 克，用文火煮成浓稠膏状。此膏润肺化痰，止咳平喘，护喉利咽，清热养阴，自古就是食疗名方。

6. 生津止渴的海棠

海棠，果皮色泽红艳、果香馥郁，鲜食酸甜香脆。海棠食性平，味甘酸，归脾经与胃经，有生津止渴之功。海棠果健脾促消化，能治疗消化不良，食积腹胀。海棠富含糖类、有机酸及维生素，可提高免疫力。《饮膳正要》记载：海棠"味酸、甘、平，无毒。治泻痢"。海棠有收敛止泻之功，适于泄泻下痢，大便溏薄的食疗。

四、果肉充满汁液的浆果类水果

浆果包括葡萄、草莓、蓝莓、桑葚、香蕉、猕猴桃、柿、无花果、石榴、杨桃等。常吃浆果会使思维敏捷，能通过多种方式保持大脑健康。其所含色素有抗氧化功能，可保护脑细胞免受自由基损伤。所含生物活性成分还能防止炎症发生，修复受损的神经元，提高大脑的控制能力和认知能力。

1. 葡萄是园中的"百果之尊"

葡萄古代称蒲陶、蒲桃。《神农本草经》中将葡萄列为上品，称葡萄"味甘平，主筋骨湿痹，益气，倍力，强志，令人肥健，耐饥，忍风寒。久食轻身，不老延年"。葡萄食性平，味甘酸，有滋阴补血，强健筋骨，通利小便之功，是胃肠功能虚弱者的理想果品。葡萄在欧洲被称为"百果园中之尊"，葡萄汁则被誉为"植物奶"。

欧洲人吃葡萄习惯不吐葡萄皮。笔者在欧洲做访问学者，多次出席宴会时发现，德国朋友吃葡萄既不吐籽也不吐皮。据说吃葡萄皮具有降低血液黏度的功效。葡萄皮富含多羟基酚类化合物白藜芦醇，其有降血脂、抗血栓形成的作用。葡萄皮中的单宁能抗过敏，葡萄颜色越深，含的黄酮就越多。葡萄能有效阻止血栓形成，降低血小板凝聚，对预防心脑血管病有作用，效果可能优于阿司匹林。

对高血压患者而言，将葡萄汁与芹菜汁等量混饮，每日 2~3 次，连服两周，有一定的降压效果。

> **知识小贴士**
>
> 提子又名美国葡萄。提子的果实个大，甜酸适口，耐贮运。提子食性平，味甘酸，有补气血，益肝肾，强筋骨，生津液，补益气血的功效。

2. 有"果中皇后"美誉的草莓

草莓食性凉，味甘，入脾经、胃经与肺经，有润肺生津，健脾和胃，利尿消肿，解热祛暑之功。适于肺热咳嗽，食欲不振，小便短少，暑热烦渴者的食疗。鲜草莓有清热解毒、清肝明目之功，是春季上乘水果。

草莓色泽红润，柔软多汁，酸甜适口，鲜美红嫩，果肉多汁，有浓郁的水果芳香。食草莓可以助消化，固齿龈，清新口气，润泽喉部。草莓中的膳食纤维和鞣酸，可吸附和阻止致癌物质的吸收。

3. 能除痰醒酒的树莓

树莓属于蔷薇科落叶灌木，中国最早的词典《尔雅》就有记载。树莓有红树莓、黄树莓、黑树莓、双季树莓等。其富含糖类、有机酸、维生素，鲜食酸甜适口。树莓具有醒酒，止渴，除痰的功效，还可缓解腰腿酸痛。

500年前，欧洲开始种植红树莓，此后红树莓始终保持着"水果之王"的地位。黑莓原产北美，富含果胶、果糖、抗衰老物质及维生素，被称为"生命之果"。东北地区的欧洲树莓又名覆盆子。《尔雅·释草》称覆盆子为"缺盆"。研究发现，覆盆子可以保护视力。随着农耕文明的兴起，红树莓逐渐转入生态药物链中。在水果中，红树莓（红莓、覆盆子）、黑莓、紫莓，俗称"三莓"。

4. 养颜抗衰，保护视力的蓝莓

蓝莓果实呈蓝色，外披一层白色果粉，果味酸甜。蓝莓除富含糖、有机酸、膳食纤维、维生素和矿物质外，还含有超氧化物歧化酶（SOD）、熊果苷、花青苷等生物活性成分。被联合国粮食与农业组织（FAO）认定为是人类五大健康食品之一，被称为"黄金浆果"。

在欧美，富含花青素的蓝莓被用于防治糖尿病的食疗。蓝莓还有养颜的功效，常吃蓝莓有助于改善皮肤弹性，预防生成皱纹，并能淡化色斑。

吃蓝莓还能保护夜视能力。第二次世界大战时，英国空军飞行员在执行任务前都会服食蓝莓，用来增强夜晚的暗适应能力。蓝莓中富含的花青苷、β-胡萝卜素确实有增强视力的功效。

5. 能消食开胃的醋栗与黑加仑

醋栗，有白、红、黑三色，红色穗醋栗也称红醋栗。醋栗能促进食欲，消食开胃，所含果胶能保护胃黏膜，缓解酒精与辛辣食物的刺激。醋栗中植物黄酮含量很高，有软化血管、降血脂和降血压之功。红醋栗是消除疲劳、治疗视力障碍，以及关节炎的食疗佳品。红醋栗的药膏，可外用治疗皮肤病。黑加仑学名黑穗醋栗，又称黑醋栗。从黑加仑中分离出15种水溶性花青素成分，还包括多酚、萜类、酯类、羰基类化合物等。黑加仑含矿物质钙较高，由于富含黄酮类物质，故能软化血管，预防动脉粥样硬化。

6. 久服能黑发明目的桑葚

　　桑葚其食性微寒，味道甘酸。桑葚酸甜多汁，是国人常食的水果之一，桑果有白色与紫红色两种。《本草新编》称"紫者为第一，红者次之，青则不可用"。桑葚入肝经与肾经，有补肝益肾，熄风，滋阴养血，消瘰疬的功效。《滇南本草》称桑葚"益肾脏而固精，久服黑发明目"。桑葚与枸杞子或何首乌配伍，可治疗肾虚引起的须发早白，眼目昏花，阳痿等症。《随喜居饮食谱》称桑葚"甘平，滋肝肾，充血液，止消渴，利关节，解酒毒，祛风湿，聪耳明目，安魂镇魄。"桑葚提取液具有促进淋巴细胞转化的作用，加速淋巴细胞成熟，防止因白细胞减少而引起的疾病。桑葚还含有名叫紫檀芪的物质，外敷治疗牛皮癣有很好的疗效。

　　成熟的桑葚富含花色苷（花青素与糖通过糖苷键结合的化合物），其也属于黄酮类化合物。桑葚、枸杞子、山药、茯苓等中药组成的降糖颐寿饮，桑葚、虎杖、败酱草、甘草等组成的五味肝泰冲剂，都是很受民众欢迎的食疗方剂。《粥谱》中的桑葚粥做法如下：取鲜桑葚 60 克、糯米 60 克。桑葚与糯米洗净，放入锅中后加水适量，武火烧开，文火煮熟。此粥适合阴亏血虚，耳鸣目眩，须发早白与患消渴病（糖尿病）者。

> **知识小贴士**
>
> 　　桑葚蜜是以桑葚、蜂蜜为原料熬制而成，有养血润燥、止渴生津、滋补健身之功。家庭自制法：将桑葚洗净、捣烂，入锅煮开后改文火熬成稀膏状，取少许滴于吸潮的纸上检视，不渗渍即可。然后兑上适量蜂蜜，小火下搅匀，就做成了纯天然食疗佳品桑葚蜜。

7. 美容佳品猕猴桃

　　猕猴桃又名羊桃，《诗经》有"隰有苌楚，猗傩其枝"的诗句，其中的苌楚即猕猴桃。唐代诗人岑参"中庭井栏上，一架猕猴桃"就是生动的写照。《本草纲目》称猕猴桃"其形如梨，其色如桃，而猕猴喜食，故有诸名。"猕猴桃是少有的、成熟后仍含有叶绿素的水果。

　　猕猴桃食性寒，味酸甜，可调理中气，解热除烦、生津润燥，通淋之功。

其富含膳食纤维，是低热量、低脂肪的食品，每颗猕猴桃仅有45千卡热量，所含膳食纤维1/3是果胶，食用后能清除体内有害代谢产物。研究发现，忧郁症的发生与大脑神经递质缺乏有关，猕猴桃所含"血清素"有稳定情绪，镇静心情的作用。猕猴桃所含天然肌醇能加强脑部神经活动，有助于走出情绪低谷。

猕猴桃富含维生素C，吃一个猕猴桃就可以摄入满足人体一天所需的维生素C。猕猴桃还含猕猴桃碱、叶黄素等生物活性物质，可阻断致癌物亚硝胺的合成，抑制癌细胞增生，有预防癌症的效果。

推荐食疗方

下面推荐几款方便自制的、爽口又美容的猕猴桃果汁。

（1）猕猴桃苹果薄荷汁：猕猴桃三个，苹果一个，薄荷叶两三片。把猕猴桃、苹果、薄荷叶洗净。猕猴桃去皮切块，苹果去核带皮切块。然后将猕猴桃、苹果、薄荷叶放入榨汁机中一起打成汁即可，此果汁适合夏季，冷藏后口感更佳。

（2）猕猴桃柠檬汁：猕猴桃两个、柠檬小半个、砂糖50克（或木糖醇40克），以及凉白开水250~500毫升。猕猴桃去皮切大块，将柠檬挤汁与凉白开水混匀，加入砂糖溶解，再与猕猴桃一起入榨汁机榨成汁。

（3）猕猴桃莲耳羹：猕猴桃1个、银耳1朵、莲子10颗、冰糖与水适量。银耳用清水泡发后撕成小朵，入锅后放入足量清水，大火烧开然后加入莲子，改文火熬煮40分钟，至汤羹呈黏稠状时，放入冰糖溶化即可。将汤羹晾至温热，再将去皮后切成小粒的猕猴桃倒入拌匀。此羹别有风味。

8. 降逆顺气的柿子

柿子因富含单宁（鞣酸），故口感发涩，但脱涩后的柿肉软甜如蜜。北方人有吃冻柿子的习惯。柿子除鲜食外，还可晒制成柿饼。柿蒂、柿叶、柿饼、柿霜均可入药，柿蒂含羟基三萜酸与鞣酸，味苦涩、性平，用柿蒂3~5个，煎水服可治疗呃逆与夜尿症。柿蒂擅长降气止呃，《本草纲目》载："古方单用柿蒂煮汁饮之，取其苦温能降逆气也"。如果患者气逆、打嗝不止，可以煮点柿蒂水喝，或用丁香、柿蒂、人参、生姜四味药组成的丁香柿蒂汤，水煎服饮用。

古人认为，螃蟹与柿子不能一同食用，有"柿蟹同食命断肠"的说法。《本草图经》也称："凡食柿不可与蟹同，令人腹痛大泻。"

柿子的胡萝卜素含量比其他水果都高，在体内可转化为维生素 A，对维持视力有益。柿叶还可加工成柿叶茶，其富含维生素 C，可降脂，能够预防肥胖。

柿子的脱涩方法

（1）温水法：即将柿子放入容器中，倒入温水没过柿子，水温保持 40℃左右，1~2 天后便可食用。

（2）混果法：即将 10 个柿子与 4 个苹果混放，放入缸内密封，保持 20~25℃，5 天左右便可脱涩。

9. 能强化动脉，保护心脏的石榴

石榴，西汉中期传入我国。西方将石榴汁用于调制鸡尾酒，配制软饮料，用于火腿调味。石榴食性温，味甘、酸，入大肠经与肾经，有涩肠、止血、止咳的功效。石榴果实含石榴酸、生物碱、熊果酸等生物活性物质，有收敛与抑菌作用。石榴有极好的解酒功效，石榴汁与柠檬汁混合，当饮料喝下，能明显改善醉酒症状，古代就有酸石榴解醉的药方。红石榴中特有的红石榴多酚和花青素，能将导致肌肤色素暗沉的过氧化物排除。石榴中所含鞣花酸成分有抗衰老作用，能滋养细胞，润泽肌肤，减少发炎与过敏。

中医认为石榴全身都是宝，其花、果（果皮）、根皮、籽皆可入药。石榴皮提取物对痢疾杆菌、霍乱弧菌、溶血性链球菌和金黄葡萄球菌等均有抑制作用。石榴籽提取物有降低血糖的作用，石榴花晒干研成粉有良好的止血功效，可治疗赤白带下等妇科疾病。

10. 健胃通便，利咽喉的无花果

无花果，新疆维吾尔族称为"圣果"，唐代传入中原。《本草纲目》称无花果"味甘平，无毒，主开胃、止泄痢、治五痔、咽喉痛"。可用于咽喉痛的食疗。无花果因富含膳食纤维与脂类，有润肠通便的作用。对习惯性便秘，痔疮出血，慢性胃炎等均有效。

无花果的水提取液有降血糖作用，可取无花果 15 克，枸杞子 10 克，水煎代茶饮。可用无花果 50 克，苦瓜 100 克，分别切片加水煮汤食，作为降血糖的食疗膳。无花果所含脂肪酶、水解酶等，有降低血脂的功能，可减少脂肪在血管内皮的沉积。无花果果实榨的汁对肉瘤、乳腺癌、白血病等均有抑制作用。

11. "智慧之果"是香蕉

香蕉是芭蕉科植物甘蕉的果实，原产东南亚与我国南部。印度称香蕉为"智慧之果"。在欧洲香蕉被认为是"能结束烦恼的快乐水果"。香蕉食性寒，味甘，入脾经与胃经，有清热润肠、止痛、填精髓、解酒毒的作用，还有润肺之功。由于富含可溶性膳食纤维，吃香蕉能够通便。香蕉富含碳水化合物，每百克香蕉可产生热量 87 千卡。土耳其人视香蕉为安眠药，因香蕉含 5- 羟基色胺的前体，可消除焦虑。香蕉富含钾和镁，《美国心脏病学会杂志》(*JACC*) 的一项研究指出，每餐吃一根香蕉可使中风概率降低 21%。

12. 利小便，解酒毒的杨桃

杨桃因横切面如五角星，故又名"星梨"。杨桃分酸杨桃和甜杨桃两类，甜杨桃清甜无渣，味道可口；酸杨桃大而酸，俗称"三稔"，制作调味品或加工蜜饯之用。杨桃利小便，生津止渴，和中消食，能补充人体水分，可解热毒或酒毒。杨桃对口疮、慢性头痛，跌打伤痛有食疗功效。杨桃也是清热利咽，医治咽痛的能手，可洗净鲜食，每次 1~2 个。但需注意，由于杨桃含大量草酸盐，食用过量或空腹食用易伤害肾脏。

五、柑橘类水果

柑橘类水果包括橘、柑、橙、柚、金橘、柠檬等。李时珍曰："橘、柚、柑三者相类而不同。橘实小，其瓣味微酢，其皮薄而红，味辛而苦。柑大于橘，其瓣味甘，其皮稍厚而黄，味辛而甘。柚大小皆如橙，其瓣味酢，其皮最厚而黄，味甘而不甚辛。"

1. 顺气止咳，疏肝理气的橘子

橘子果皮薄容易剥离，橘子含糖 10%~17%，还含苹果酸、柠檬酸、琥珀酸等有机酸，以及橘皮苷、β-谷固醇、川陈皮素和醛类、醇类物质。橘子味甘酸，食性微凉，生津止渴，开胃宽胸。有顺气止咳，健胃止呕，化痰，消肿止痛，疏肝理气等功效。对日本静冈县 1 073 名居民调查发现，习惯食用柑橘的居民患肝脏疾病、动脉硬化、胰岛素抵抗的风险都比较低。橘子在预防皮肤癌、大肠癌方面效果显著。橘子中含防癌物质——β-隐黄素，柑橘类水果中只有橘子含此成分，每个橘子含 1~2 毫克，在预防骨质疏松症方面有很好的功效。

橘子浑身都是宝，橘络、橘皮、橘核均是中药。橘子瓣外的白色网状丝络叫橘络，因含芦丁而略带苦味，橘络可直接吃或泡水喝。新鲜橘皮中含有大量维生素 C 和香精油，有理气化痰、健脾和胃之功。橘皮可清新口气，咀嚼后吐掉残渣，重复数次可去除口腔异味。橘皮苷能增强毛细血管韧性，橘皮泡茶味道清香，能通气提神。陈皮是晒干并陈放三年以上的橘皮，可健脾开胃。陈皮也是香辛料，作为肉类烹调的佐料或用来炖汤。橘核理气止痛，可治疗睾丸肿痛，疝气与腰痛，同仁堂的著名成药"茴香橘核丸"至今仍广为应用。橘子吃多了会"上火"，故脾胃虚寒，腹泻、腹痛的人不宜多吃，风寒咳嗽者也不宜食。

知识小贴士

高胡萝卜素血症又称柑皮症，如果短时间内摄入大量的橘子或胡萝卜汁，会造成胡萝卜素沉积在皮肤与皮下脂肪内，使得皮肤的颜色变黄。但只要停止摄入这些食物，1~2 周后症状就会自行消失。

2. 滋味甜美，香气通达的柑

柑比橘大，剥皮比橘子要难。柑肉多汁，清甜微酸。中医认为柑食性凉，味甘酸，入脾、胃与膀胱经；有理气化痰、生津止渴，润燥，和胃，利尿，醒酒的功效。《饮膳正要》称：柑"味甘，寒。去肠胃热，利小便，止渴。多食发痼疾。"柑中所含陈皮苷有提高毛细血管弹性的作用，高血压与肥胖患者食之有益。柑皮功同陈皮，被称为广陈皮。用柑皮煎水代茶频饮，有清咽利喉的功效。

推荐食疗方

冰糖炖柑：准备鲜柑子 1 个，生姜 2 片，冰糖适量。将柑子洗净带皮切块，与生姜、冰糖及适量清水一起放入碗中，上屉蒸 30 分钟即成。此食疗方有止咳化痰，醒酒生津的功效，适于久咳痰多，饮酒过度及老年慢性支气管炎的食疗。

3. 开胃、宽膈、健脾的橙子

橙子"似橘而非，若柚而芳"，有甜橙、脐橙、血橙等。脐橙果顶有脐，包埋了一个发育不全的小果实。橙色水果都有清肺与养肺之功，对肺热引起的咳喘，咯痰有食疗效果。

《饮膳正要》称橙子："味甘，酸，无毒，去恶心。多食伤肝气，皮甚香美。"中医认为橙的食性凉，味酸，入肺经，有和中开胃，宽膈健脾，醒酒之功。食用橙子可降低胆固醇，增强毛细血管韧性。橙子的果肉和络，都富含纤维素与果胶，有助肠道微生物菌群的增殖。

4. 果之美者，云梦之柚

柚子别名文旦，原产我国南部，有四千多年栽培史。《吕氏春秋》称"果之美者，云梦之柚"。柚子有白心柚、红心柚、沙田柚 3 种。柚子的果肉食性寒、甘、酸，有止咳平喘，清热化痰，健脾消食，解酒除烦之功。孩子大便干燥时吃些柚子有通便之效。柚子带有独特的苦味，主要来自柚皮素，柚皮素能提高对胰岛素的敏感性，经常吃柚子有助预防糖尿病。

研究发现，在不改变饮食习惯的前提下，每天饭前吃半个柚子，坚持十二周以上，受试人群体重平均下降 1.6 千克。柚子中含有能加快脂肪燃烧的成分，所以也是天然减肥水果。每天吃一定量的柚子，能使低密度脂蛋白胆固醇与甘油三酯水平下降，深红色的柚子对保持心脏健康的效果更好。柚子所含黄酮类物质，能降低患中风的危险。长达 14 年的调查发现，经常吃柑橘或柚子的女性，中风发病率明显降低。黄酮类物质能增强血管弹性，有消炎作用，经常食用能保护心脑血管。柚子富含果酸与维生素 C，对合成胶原蛋白有促进作用，能令皮肤紧致，保持弹性。柚子富含抗氧化物质，能有效淡化皮肤色斑。将柚子肉切碎与蜂蜜拌匀，涂抹、按摩皮肤，会有一定的美白作用。柚子皮又名橘红，是常用中药。广橘红性温，味苦辛，有理气化痰，健脾消食，散寒燥湿之功。将柚子皮内的白肉刮掉，然后切成丝，与水同煮代茶饮，可消食开胃。

推荐食疗方

蜂蜜柚子茶：取柚子一个，水、冰糖、蜂蜜各适量。剥开柚子，去除果肉后将外皮扣好，并将果肉切成小块。把柚子皮洗净，撒上一层盐，搓一两分钟后再洗净，在温水中泡20分钟取出，挤干水分。接着削去白色的皮瓤，将黄色外皮切成细丝，柚子皮放入锅中，加水和冰糖，大火烧开后文火煮约1小时，待变黏稠后加入果肉，再煮约1小时，至果肉和柚子皮黏稠即可。等晾凉后加入蜂蜜，搅拌均匀，装入洁净的玻璃瓶中冷藏保存，随吃随取。

知识小贴士

葡萄柚又称西柚，1750年前后在加勒比海的巴巴多斯群岛发现。葡萄柚果皮呈淡黄色，果肉颜色与沙田柚差不多。其富含维生素C及果胶，能降低低密度脂蛋白，维护血管壁的健康，预防心脏病。葡萄柚中还含类胰岛素样生物活性成分，有助降低血糖。葡萄柚饮食作为显著疗效的减肥食谱，备受女性追捧。

5. 食疗价值高的水果——柠檬

柠檬富含维生素C与有机酸，可抑制皮肤色素沉着，是一款美容食品。经过调配的柠檬汁可作为不错的减肥饮料。柠檬汁也是酸味调料，患有肾脏病或高血压者可用柠檬汁代替盐。新鲜蔬菜或肉里滴几滴柠檬汁，可使淡然无味的食物别具风味。柠檬汁也常被用来消除异味，吃海鲜或喝葡萄酒时加些柠檬汁，可使味道更加鲜美。柠檬汁有很强的抑菌作用，有助于食品保鲜。食用柠檬能够抑制钙盐结晶，阻止泌尿系结石的形成。有机酸与维生素C能增强血管弹性和韧性，西方远洋船队膳食中都搭配足量柠檬，以预防船员患坏血病。

柠檬祛痰功效比柑橘强，柠檬汁加温开水和盐，饮用后可将喉咙里积聚的浓痰顺利咳出。柠檬皮富含维生素C和芳香物质，所以在榨柠檬汁时，最好连皮一起。

知识小贴士

　　蜂蜜柠檬茶是民间缓解感冒症状的秘方，感冒时每天喝
500～1 000毫升柠檬水，可治疗相应的症状。柠檬水能降低血液
黏稠度，每天早晨喝一杯温的蜂蜜柠檬汁（半个柠檬为宜），会
使眼睛更明亮，皮肤更红润。

6. 可预防流行性感冒的金橘

　　金橘又叫寿星橘，形状小巧，皮黄如金，有特殊的芳香。其富含糖和维生素C，还含挥发油、金橘苷等生物活性物质，金橘80%的维生素C都在果皮中，故要带皮吃。金橘食性温、味甘，可治胸闷郁结，肝胃不和，食滞胃呆、口渴等证。还能行气解郁、生津消食、化痰利咽，是患有脘腹胀满、咳嗽痰多、烦渴、咽喉肿痛时的食疗佳品。民间有"食金橘不知感冒"之说，金橘上市的时候，可让老年人和孩子每天吃几个新鲜金橘，以预防感冒。

六、瓠果类瓜果

　　瓠果包括西瓜、甜瓜（白兰瓜、哈密瓜、香瓜）等。木瓜属于蔷薇科植物，因外形似瓜，亦在本类中介绍。甜瓜有厚皮瓜与薄皮瓜两种，哈密瓜与白兰瓜属于厚皮瓜，香瓜则属于薄皮瓜。

1. 有"天生白虎汤"之誉的西瓜

　　西瓜别名寒瓜。原产非洲南部，埃及栽培西瓜有近六千年的历史。汉代时传入中原，故得名"西瓜"。西瓜皮有绿皮、黑皮、白皮、网纹等，按瓜瓤颜色分有红、黄、粉、白瓤等。

　　西瓜食性凉，味甘，有宽中下气，清热解暑，止渴除烦，利尿之功。"白虎汤"是中医临床用于祛内热，消除高热的大寒之剂，西瓜被誉为"天生白虎汤"，是消暑解渴的夏令佳果。《本草纲目》称其"消烦止渴，解暑热"，能"宽中下气，利小水，治血痢，解酒毒，治口疮"。夏日小儿患暑热症，发热持久不退可

服西瓜汁，收效显著。西瓜有利尿作用，可消除泌尿系感染，对急性热病与发烧均有缓解作用。西瓜所含的配糖体有降压作用。西瓜瓤中含高效抗氧化剂番茄红素，能保护心脏。西瓜汁有增加皮肤弹性与美容作用。

西瓜皮可做肴馔，其清热解暑功能比西瓜瓤要好，西瓜皮制成的中药"西瓜翠衣"或"西瓜霜"，可治疗咽喉肿痛。

知识小贴士

三白瓜是西瓜中的一个特殊品种，特点是白籽、白瓤、白皮，内蒙古河套地区栽培。由于该地区夏季昼夜温差大、日照时间长，因此种植的三白瓜瓤沙、汁多、甜爽宜人，别有一番风味。

2. 新疆的特产哈密瓜

哈密瓜古称甜瓜、甘瓜，原产新疆的吐鲁番鄯善县一带。传说哈密王曾进贡甜瓜给乾隆皇帝，哈密瓜由此得名。《长春真人西游记》一文，赞誉哈密瓜"甘瓜如枕许，其香味盖中国未有也"。哈密瓜味甘如蜜，奇香袭人，有奶油香气的、有柠檬香的，不一而足。哈密瓜食性凉，味甘，入心经与胃经，有消暑除烦，补血养心，生津止渴，清热消炎之功。食用哈密瓜对造血机能有促进作用，可用作贫血患者的食疗之用。

要特别注意，哈密瓜食性凉，不宜过多食用。

3. 皮白瓤绿的甘肃白兰瓜

白兰瓜又名兰州瓜、华莱士，白兰瓜甜度高、汁液多，味道甘美。在兰州的餐馆，还有酿白兰瓜这样的夏令肴馔，白兰瓜内藏八宝，色彩绚丽、莹美如玉，风味独特，食之妙趣横生。

白兰瓜的汁富含蔗糖、果糖、葡萄糖，柠檬酸、矿物质、维生素等。白兰瓜食性凉，味甘，入肺经与胃经，有清暑祛热、健脾开胃之功。

4. 普遍种植的甜瓜——香瓜

甜瓜古称东陵瓜，是夏令消暑瓜果，其所含芳香物质、矿物质、糖分和维生素 C 含量均高于西瓜。甜瓜食性凉，味甘，有消暑热，解烦渴，利小便的功效。

香瓜因味甜且清香袭人而得名，生食香瓜可止渴清燥，消除口臭。香瓜含苹果酸、葡萄糖、氨基酸、维生素 C 等生物活性物质。香瓜子清热解毒，有利尿之功，可治肠痈与肺痈。香瓜蒂食性寒，味甘，有催吐之功，可将胸膈内的痰涎排出。但因瓜蒂有毒，生食不可过量。民间将香瓜蒂焙干成粉外用，将其直接喷入鼻内，可治疗急性黄疸性肝炎。

5. 有"百益之果"美名的木瓜

木瓜是岭南四大名果之一，有"百益之果"之称。产自拉丁美洲的名"番木瓜"。木瓜有去湿止痛之功，食之宜人，野木瓜入药有绝功。木瓜是百果中唯一不能生食的。蒸熟、煮熟或糖渍后，方可供食用。《本草纲目》记载："木瓜性脆，可蜜渍之为果，去子蒸烂，捣泥入蜜与姜作煎，冬月饮尤佳。"木瓜含有具广谱抗菌作用的齐墩果酸。中医认为木瓜食性温，味酸、涩，能和脾健胃，平肝舒筋，祛湿热，利筋骨，解酒顺气。民间至今有用木瓜食疗，如木瓜羊肉汤用于足肿痛麻木症的食疗。木瓜煎汤浸青布裹足，可治脚气病。而野木瓜片则早已成为治疗风湿痹症的中药成药。

第二章

"久服轻身益气力"的花粉类食物

花粉是植物的精细胞，未干燥的天然花粉中含蛋白质 20%～25%，碳水化合物 40%～50%，脂肪 5%～10%，矿物质 2%～3%，水分 15%～20%。还有核酸、酶、辅酶、植物激素、黄酮类、多肽类、微量元素等生物活性物质，是当之无愧的"微型营养库"。

一、奇妙的花粉类食物

花粉类食物在欧洲很常见，遍布德国各个城市的改良食品专卖店中，不仅出售各种植物药茶，也有蜂花粉与保健食品。欧洲市场上出售的天然花粉，几乎都是蜂源花粉。

1. 以蜂花粉为代表的虫媒花粉

蜜蜂是深受人类喜爱、最早被人类驯化的物种之一。蜜蜂的主要活动是采集花蜜，工蜂回巢时腿上带有两团花粉，蜂农将其收集起来，就是最早的花粉类食物。

2. 自然界的风媒花粉

风媒花粉颗粒直径在 20～45 微米之间，主要有松花粉、蒲黄、蒲公英花粉等，依靠人工采集获得。松树家族中最负盛名的是马尾松花粉，是亚热带常绿针叶树种，南北朝时我国先民就已了解其生长习性和种植方法。

3. 花粉类食物的健康功效

花粉类食物能保肝护肝，抗疲劳、耐缺氧。花粉是理想的开胃剂，对便秘与肠炎有效。花粉类食物也是美容剂，有抗衰老功能。食用花粉能改善精神状态，对治疗神经衰弱有效，还对治疗前列腺疾患、阳痿等有效果。此外，花粉对白细胞减少症和贫血也有食疗效果，同时还有提高血浆免疫球蛋白的作用。花粉类食物能加快机体对放射性损伤的修复，对妇女更年期综合征也有疗效，同时还有很好的减肥作用。

不同植物的花粉保健效果各异：欧洲蜂农发现，荞麦花粉可以防治心血管病；黑麦花粉可防治前列腺疾病；苹果花粉有抗衰老和预防心肌病的作用；山楂花粉能调整神经系统平衡，有止痛作用；油菜花粉对静脉曲张性溃疡有一定疗效；虞美人花粉可防治咳嗽和支气管炎；欧洲烹饪用香料百里香的花粉，有健脑益智功能；蒲公英的花粉则有利尿和消除泌尿系炎症的作用；洋槐树的花粉可以健胃，还有镇静作用；挪威的国花——欧石楠的花粉，对膀胱炎与前列腺炎有食疗作用。

花粉中还含有细胞分裂素、生长素和生长抑制剂等，食用花粉可调节生长。从油菜花粉中提取的脂肪含大量磷脂和多种不饱和脂肪酸，有抑制血小板凝集和降低胆固醇的功能。樟树花粉富含不饱和脂肪酸，有维护生物膜稳定的功能。1972年，以花粉为有效成分的药物被瑞典药物管理局批准上市，用于治疗前列腺疾患。国内以油菜花粉为主要成分的药物前列康也早已投入使用。

二、来自马尾松的纯净花粉——松花粉

松树浑身都是宝，松从脂、松树皮、松针、松树根、松籽到松花粉，都具有药用功能。松花粉是从松树雄性花蕊中采集的纯净花粉，属于风媒花粉，依靠人工采集才能获得，也是全球唯一食药兼用的纯净花粉。

1. 松花粉是宝中宝

松花粉是我国乡土树种松树（马尾松、油松或云南松）的花粉。每年春季采集马尾松的花穗，加工干燥后即可得到纯净的松花粉。马尾松等松树清明前后

开花，成熟的雄花穗呈微黄色，用手轻捻能散落出黄色的花粉。天然松花粉含水率高，所以《本草纲目》有"但不堪停久，鲜用寄远"的记载。民间将松花粉收集后，蒸食或做成松花糕食用，也可酿酒。由于花期短，采摘期只有 2 ~ 3 天。在古代，松花粉也是时令贡品。

每年清明时节，伴随温暖的气候降临，马尾松会开花。淡黄色的花粉颗粒随风纷纷扬扬飘洒在田野里，漂浮在水面上，形成美丽的花粉雨。松花粉是马尾松的精细胞，产生于雄蕊的花蕊中，担负着繁衍后代的重任。大自然创造了四季常青的松树，自然界赐予的松花粉给国人带来了健康。20 世纪 80 年代，原国家卫生部确认松花粉为新资源食品。

2. 松花粉采集贮存方法的突破

我国的林业科学家在 20 世纪 80 年代，突破了松花粉的科学采集与干燥工艺，使其含水量降低到 5% ~ 6%，保存 2 ~ 3 年后仍可进行有性繁殖。松花粉大规模人工采集、贮存、保鲜技术的突破，获得国家科委发明奖。对松花粉急性毒理试验、微核试验、精子畸形试验，以及动物喂养实验等毒理学研究说明，松花粉作为保健食品是非常安全的。中德合作的有关松花粉的研究发现，松花粉中酵母菌、霉菌及嗜中温细菌的含量极低，说明生态食品松花粉有很高的安全性。

3. 中国松花粉具有的四大特点

历代医学文献和药典，对松花粉的食疗价值和功效都有记载和评价。江浙居民在清明时节，习惯用米粉和松花粉制作特色糕点。比较有特色的松花粉糕点有宁波的松黄金团、奉化的松花米团、钱塘长安镇的松花糕、江西赣南的松黄粑。此外，在云南，还会有一年一度的松花会。古代也有用松花粉酿酒的记载，唐代诗人白居易有诗云："腹空先进松花酒，膝冷重装桂布裘。若问乐天忧病否，乐天知命了无忧。"

1985 年版和 2020 年版的《中华人民共和国药典》都将松花粉收录。1995 年中国松花粉第一次走出国门，参加了在德国科隆举办的第 25 届国际食品博览会，并在健康食品馆展出。

中国松花粉具有以下四大特点。

（1）是世界上第一部国家颁布的药典——唐代《新修本草》收载的花粉。

（2）是世界上唯一食药兼用的非蜂源纯净花粉。

（3）是世界上唯一解决了大规模人工采集和贮存技术的花粉。

（4）是世界上唯一被人类大量消费的生态纯净花粉。

4. 松花粉的营养成分与生物活性物质

松花粉是松树的雄性花蕊中的花粉，是松树的生殖细胞。它担负着松树繁衍的重任，包含着孕育新生命所必需的全部营养物质，被称作"完美的微型营养库"。

松花粉含蛋白质 11%～13%，由 18 种氨基酸组成，特别是含有全部人体必需的 8 种必需氨基酸；脂肪含量 8%～11%，其中脂肪酸的配比合理，如短链脂肪酸棕榈酸含量占 24%，属单不饱和脂肪酸的油酸占 44%，还有 3% 左右的 α- 亚麻酸；松花粉中碳水化合物的总含量大约为 26%～35%，膳食纤维含量为 34% 左右。这些营养成分所占的能量比合理均衡，与营养界推荐的人类膳食摄取营养成分所占能量比例非常接近。松花粉还含有人体必需的矿物质，如钾、钙、镁；微量元素如锌、铁等；富含各种维生素，如维生素 A、维生素 E 以及叶酸等。需要强调的是，松花粉中膳食纤维含量约 34%，其中木质素高达 29%。木质素是植物细胞壁的三大组成成分之一，是植物体内的抗病物质，能对病原体的入侵产生抗性。木质素中含有芳基、酚羟基、酮基及羧基等官能团，赋予松花粉抗氧化与抗紫外线辐射等性能。

松花粉除了含有各种营养素之外，还富含多种生物活性成分，如核酸、类胡萝卜素、卵磷脂、酶、胆碱、三萜烯酸、植物多酚等。每百克松花粉中含胆碱 200～250 毫克，可用作体内解毒的甲基供体，也是神经递质乙酰胆碱的前体。松花粉中生物活性物质虽然含量不高，但对维护人体健康，调节生理功能，在抗癌、抗氧化、免疫调节、抑制炎症、调节血压和血糖等方面发挥着重要作用。

中德合作的结晶——松花粉的科学研究

二十世纪七八十年代，全球营养学界出现了微量元素研究热潮。1985 年，我们在中国人民解放军总医院建立了国内医院第一个微量元素研究室。1987 年中国农学会微量元素与食物链分会成立，这是国内首个立足保护生态环境、研究生态食物链与人类健康的学术机构，横跨多个学科，从农业种植到家畜养殖，从动物营养到人类营养，从生态资源到食品加工，从生物化学到营养生理学，从环境保护到地球化学等。学会的专家中有曾到德国进行考察的科学家，他们介绍说：慕尼黑工业大学是德国排名第一的精英大学，同时慕尼黑工业大学营养生理研究所在微量元素代谢的研究方面也非常著名。

一、国际学术会议打开中德合作的大门

为了开展中德合作，笔者曾利用 1991 年参加国际会议的机会，到慕尼黑工业大学营养生理研究所学习和考察。从此开辟了中德科研合作的契机。

1991 年 1 月 1 日，在德国环境与健康研究中心，召开了第六届医学与生物学领域微量元素分析化学学术会议。26 个国家的 150 多名学者出席了会议，笔者完成的研究，被列为大会报告，即肝癌组织微量元素谱的模式识别研究心脏直视术患者血尿锌铜的变化及其临床意义。会议专门设有微量元素和疾病的关系议题，各国学者还对必需微量元素的矛盾性开展了学术讨论。

二、考察慕尼黑工业大学营养生理研究所

慕尼黑工业大学共有三个校区：第一个是在慕尼黑市，包括建筑学、土木工程与测量学、企业经济学、地球科学、化学、电子与信息工程、医学，体育科学等学科。第二个是加兴校区，在高速公路上路过时，能看到远处矗立着一座白色鸡蛋状的中子反应堆。该学区有化学、数学与计算机科学、机械、物理等学科。第三个校区是位于弗赖辛市的生命科学学区，包括营养学、生物学、农业科学、林业科学、景观设计与规划、食品工程、生物技术，以及土地规划与环境科学等学科。

弗赖辛市是个非常整洁与安静的小城市，被称为"大学城"，该市只有三万多人口。弗赖辛市的历史非常悠久，比慕尼黑市建市时间还要早。笔者在当时还收到了一位德国朋友赠送的礼物，一枚纪念该市建立 1 000 周年的银质方牌。

弗赖辛市是德国巴伐利亚州弗赖辛县的首府，位于伊萨河畔，与慕尼黑国际机场相邻。该地也是德国南部农业、林业、食品与营养科学研究的中心，总计有 30 余家研究所。

1991 年，笔者借此次出席国际学术会议的机会，应慕尼黑工业大学营养生理研究所所长、德国营养生理学会主席 Kirchgessner 教授（简称 K 教授）的邀请，利用一周的时间考察该所。该研究所是微量元素营养代谢研究的中心，大批博士研究生在此工作，是欧洲最先进的营养生理研究所。该研究所前面有个小广场，圆形的池子里有座金属雕塑，是站立着的人体，但这个塑像既没有小腿也没有头部，表明了研究所关注的就是人体的消化系统。

K 教授是该营养生理研究所的所长，也是这个校区的主席。同时还担任德国营养生理研究会的理事长，他对笔者的考察很重视，日程安排得很仔细。在一周的时间里，笔者每天与各个研究室的专家座谈，使个人在营养生理学领域学术思想的拓展，知识领域的延伸，都得到了巨大的提升。

慕尼黑工业大学营养生理研究所是南德地区营养生理学研究的中心，配备有各式各样的动物营养代谢研究设备，包括牛、羊、猪、鱼、鸡、兔子与大鼠的营养代谢研究装置。此外，研究所还装备了大型金属代谢舱，开展动物与人类营养代谢研究。该所专注于微营养素代谢，在维生素与微量元素方面开展了许多工

作，在国际上名列前茅。在花粉类食物中，唯独中国有人工采集的纯净花粉——松花粉，也是世界上唯一的药食兼用的纯净花粉。亚热带林业研究所解决了大规模采集与储存技术，松花粉储存三年后仍保持生物活性。因此综上考虑笔者与德国方面的专家都认为非常值得研究。双方一拍即合，即开始了松花粉研究的征程。从1991年结识K教授开始，我们和德国营养学家持续进行了30年的合作研究，前后经历了两代人，现任研究所所长的W.Windisch教授，就是首次访问该研究所时，接待我们的博士，他对松花粉情有独钟，多次来中国交流松花粉研究进展。

三、享誉科隆国际食品博览会的松花粉

1995年10月，笔者应邀参加在德国科隆举办的第25届科隆国际食品博览会，负责松花粉展台的英文解说。科隆是德国西部莱茵河畔的历史文化名城，马克思与恩格斯曾在此创办了《新莱茵报》。

当时欧洲生态食品盛行，出现了生态食品商店，笔者生活的城市虽然只有三万人口，当时已有两家生态食品店，反映出在食品工业发展的潮流中，欧洲有识之士已经开始从生态角度关注食品安全。

科隆国际会展中心在市中心东北2公里处，毗邻莱茵河，与科隆大教堂隔河相望。会展中心共有11个展馆，室内展览面积约28.4万平方米，室外展览面积为10万平方米，是全球最富魅力的会展中心。在科隆举办的国际食品博览会起始于1951年，每隔两年一次，是世界食品行业的先导性展览会，也是了解世界食品技术发展的窗口。展会各个角落都分布有来自五大洲各国的食品公司展台。进入大厅后，首先映入眼帘的就是各大食品公司的展台，中国公司中最醒目的就是李锦记这个品牌。展会把食品业、餐饮业、酒店业、非家庭市场的食品和饮料等都汇集在展览中心，共有100多个国家的6 000多家公司参展。欧洲的产品主要是生态橄榄油，高级玻璃瓶装橄榄油都是绿色的。另外就是形形色色的乳制品，品种丰富的果酱，有的果酱中还添加有果粒，口感出色。还有欧洲酿造的醋，啤酒与果酒，以及层出不穷的饮料。发展中国家展台普遍都比较小，但其食

品却有一个共同的特征——生态特色和民族特色相结合。出席这次展会，给笔者留下的最深的印象就是——民族的就是世界的。

科隆国际食品博览会设立的健康食品馆，显示了对生态食品的推崇。松花粉被安排在此馆陈列。参展期间到此馆参观的人很多，松花粉展台前熙熙攘攘。除了旅欧华人外，外国友人也很多，其中还有不少专业人士。食品与营养学从知识结构来说是一个面上的学科，其涉猎的知识面比较广，涉及很多学科领域，没有一定的阅历与知识的积淀是不能胜任讲解工作的。

在健康食品馆内还有一个德国的水果茶公司的展台。这种水果茶就是用干燥加工处理后的小块水果，混合后制成保健茶。由于营养生理研究所所长每天都要泡一大壶这种水果茶喝，所以引起了笔者的兴趣。此外，韩国用高丽参制作的口服液，保健饮料等也很醒目。日本推出的一种添加了β-胡萝卜素的橘红色冰棍受到了大家的欢迎，很招揽观众。还有一个日本养生酒的展台，即在"清酒"里加入用金箔做成的各种小天使、小爱神等精美图案，在酒瓶中上下飘动，很吸引人。

在欧洲，市场上常见的花粉全部是蜂源花粉。德国家庭养蜂很普遍，所以很多民众食用花粉。由于蜜蜂采集花粉受到环境植被的控制，所以无法保证纯净。人工采集的纯净的中国松花粉自然引起了观众的兴趣，特别是中国独特的低温高速气流粉碎破壁技术。该装置泵入的是被制冷后的空气，花粉破壁后出口温度只有6℃，保证了生物活性物质不被破坏。高速气流粉碎技术还具有灭菌功能，破壁松花粉细菌培养结果都呈阴性。这一切都说明了中国松花粉背后所蕴含的科技水平。

但花粉过敏症仍是困扰欧洲居民的常见病，每年春季花粉飘散时，都有大量过敏性鼻炎患者出现，欧洲学术界认为花粉诱发过敏与所含的毒蛋白有关。花粉诱发的过敏性疾病，仍旧是有关花粉医学文献的主要内容。德国国家环境与健康研究中心，就有专门研究植物花粉所含毒性蛋白质的研究室。松花粉品质纯净，是中医典籍中唯一药食兼用的花粉，由于是人工采集的花粉，故杜绝了昆虫与异体花粉的污染，这使欧洲参观者非常感兴趣。

科隆国际食品展对参会工作人员考虑得非常周到，为了参展人员能在周围城市的旅店住宿方便，用展览会工作人员的身份证，就可以免费乘火车去周围的几个小城市。

走出博览会的会场，抬头就能够看到莱茵河对面宏伟的科隆大教堂，是该市标志性的建筑物，在全球教堂中的高度位居第三。科隆大教堂是哥特式教堂中最完美的建筑典范，被列入"濒危世界遗产名录"。其建筑过程竟然历经了 630 多年，1880 年才建成。大教堂塔尖高 161 米，登顶可眺望科隆市区全景与莱茵河风光。

科隆市离恩格斯的故乡伍珀塔尔市不远，笔者曾抽时间在晚上乘火车访问了该市。其坐落于伍珀河畔，是德国纺织工业发源地。进入市区映入眼帘的首先是一对对钢铁支架，支撑着空中的铁轨，盘旋在半空，这就是 1903 年建成的、世界上最古老的单轨悬挂列车，至今仍旧是该市的主要交通工具。恩格斯故居是一幢独立的巴洛克式建筑，四层楼房的门口铜牌上刻着"恩格斯故居—— 1775 年建"字样。由于原故居在二战中被炸毁，市政府在原址上对其进行了重建。1970 年，恩格斯诞辰 150 周年时，市政府将此楼命名为恩格斯博物馆，它也成为了该市的景点，并被列为中小学生教育基地。

四、松花粉的中德合作研究

1. 幼鼠的动物实验确认松花粉的安全性

根据德方专家的经验，成年老鼠人工半合成饲料中松花粉的添加量可达 6%，由于选择的是刚刚断乳的幼鼠，故确定添加量为 5%。在各组能量与营养素完全匹配的情况下，大鼠的生理生化指标、血液学指标等均处于正常范围，验证了中医药典《本草纲目》中，松花粉"无毒"的记载。

2. 同位素稀释法发现松花粉能排出大鼠体内重金属

用 ^{63}Zn 同位素稀释法研究发现，各组大鼠体重和血浆锌含量都未见差异，食用添加天然和破壁松花粉（6%）饲料的大鼠，粪便中锌的排泄量分别比对照组增加了 53% 和 38%，说明食用松花粉有排除体内重金属的作用。

3. 松花粉的抗氧化功能研究

为了更好地解读松花粉的前期研究和临床应用结果，笔者鲍善芬教授等赴慕尼黑工业大学生命科学院植物病理研究所，开展了有关松花粉抗氧化功能评价的体外实验研究。该研究模拟体内活性氧在炎症，脂质过氧化，肿瘤发病过程中的氧化反应，对松花粉提取液的抗氧化效能进行了全面评估。针对活性氧种类不同，观察了十个不同的生物化学反应模拟实验系统。实验发现松花粉在抗炎症，推迟低密度脂蛋白胆固醇氧化，以及减少活性氧对蛋白质的损伤方面，均表现出明显的量效关系。松花粉对以上反应系统所产生的过氧化氢，超氧自由基、羟自由基及次氯酸产生的活性氧自由基等，都具有较好的清除作用。松花粉对涉及炎症反应的髓过氧化物酶（MPO）活性也有很好的抑制作用。

4. 松花粉改变肠道菌群，减轻体内氮负荷

饲料中添加 6% 的松花粉后，大鼠粪便中微生物菌群浓度和数量均显著高于对照组，乳酸菌和双歧杆菌等益生菌数量成倍增加，肠道微生物菌群总量超出对照组约一倍。由于粪便含氮量约 80% 来自肠道微生物菌群，故松花粉组大鼠粪便排氮量比对照组高出了一倍，使能够诱发尿毒症的"含氮毒素"从粪便排出，为慢性肾功能衰竭患者提供了非透析治疗的重要发现。

家猪实验的研究，进一步验证了上述结果。家猪饲料中添加 3.5% 松花粉后，粪便体积成倍增加，微生物菌群排泄量远高于对照组与添加麦麸（3.5%）组。家猪粪便中的内源性氮、未消化膳食中的氮、细菌氮等，都处于最高水平，各项含氮组分排泄量都大幅度上升，内源性氮排泄增加对减少机体氮负荷，改善肾脏功能有重要价值。

5. 松花粉对机体脂代谢产生重大影响

食用添加松花粉饲料的家猪，粪便甘油三酯排泄量增加了 2 倍，胆固醇排泄量增加了 0.8 倍。粪便中分子碳链长度从碳 12 到碳 22 的十余种脂肪酸，排泄量都大幅度上升，最多增加了 7 倍。粪便胆酸的排出量也是松花粉组最高（415 毫克/天），胆酸排泄增加可以抑制次级胆酸形成，从而减少胆固醇的重新合成，对调整脂肪代谢意义重大。

6. 食用松花粉使家猪促炎基因表达下调

2005 年，中德又合作开展了仔猪实验动物模型有关松花粉益生元效果的研究，对 148 头幼猪开展研究，发现食用添加 3% 松花粉的饲料后，可改善小肠空肠和回肠中小肠绒毛的高度。基因检测发现，服用松花粉组的幼猪肠道组织中，促炎基因表达出现明显下调趋势，降低了肠道炎症发生的可能。

7. 研究发现，松花粉中含有某种特殊的生物活性物质，其具有适度提高巨噬细胞活性，从而提高人体免疫功能。

著名中医大师叶桔泉先生曾说，"对花粉的营养和抗衰老作用活性物质的探索，将窥探大自然的奥秘。"松花粉是大自然对中华民族的馈赠，我们的研究仅仅揭示了松花粉奥秘的冰山一角，期待通过长期深入的研究，能够掀开它神秘的面纱。写到这里，我们由衷感恩中华民族的先贤，他们的智慧为子孙后代留下了宝贵的财富。历代中医典籍中，都有松花粉食药兼用的详细记载，我们坚持科学研究的动力也来源于此。

陆

寓医于食，
推广中医食疗

中华养生理论是中国传统文化的延伸，今天的生存智慧与几千年的中华民族的文化遗产密切相关。中医的发生发展依托的都是农耕文明，所有的食物与药物都源于大自然，在此基础上，祖先创造了各种生态食疗方法。

第一章

中医食疗的理论与实践

　　食疗与中医是同步产生的，所谓"软技术"就是来自社会科学或非自然科学的、能解决实际问题的、可操作的知识系统。人类软技术的应用要比硬技术更加古老，物质发明能显示硬技术的存在，但发明的过程和硬技术的应用，却都要依靠软技术。硬技术遵循自然规律，软技术则求助于事物内在的本性，以及古代人类的认识论。科学是理性的探索，艺术是情感的创造，中医辨证论治就是具有典型意义的软技术。高水平的中医大师，其卓越的思辨能力与诊断治疗技术，可以与现代化的仪器设备相媲美。

一、取类比象的思维方法

　　中医通过将人体与自然界事物类比，来认识与解释世界。自然界由木、火、土、金、水五种物质组成，具有生、长、化、收、藏的特性。人体内相应有五脏、五腑、五水，这就是在"五脏系统"理论中取类比象思维方法的基础。既能将世间万物纳入此框架，又可按此框架进行类推与比拟，将似乎互不关联、无相通之处的事物之间，建立起意象与物象、物象与物象之间的联系。将复杂纷繁、互不连贯的世间万物进行整合，将其系统化与简约化，这是中医哲学思维的一大特色。

1. 中医"近取诸身，远取诸象"的哲学演绎方法

　　《千金翼方》曰："医者意也，善于用意，即为良医"，中医的取类比象或援物比类思想，是按照自然界物质类同的原则，由一般到个别、从已知推导未知的

演绎思维模式。在中医起源、形成和发展过程中，该思维模式都发挥了重要的作用。《黄帝内经》称"若能览观杂学，及于比类，通合道理"，并认为"不引比类，是知不明也"。借助取类比象的方法，可以用来推理中药、食物与人体间的关系，理解食物与药物的功效。取类比象是"格物"的学问，其揭示了生命与自然界的内在联系，而且历经了几千年的临床验证。

中医认为万物皆有"象"，依据同象同类、从一般延伸到个体，从已知推导到未知。这就是国学中"以类万物"的理论，古代先贤根据此逻辑演绎来认识世界。学习中医一定要领会"象"的含义：症有象、方有象、药有象、穴有象，掌握取类比象的思维方法，就能将时间和空间相互结合，融会贯通。中医治病用药也遵循比象用方，如名医叶天士用梧桐叶催生，因落叶禀金气（"五行"中秋季为金）而降，类比孕妇产子不下，遂采用"近取诸身，远取诸物"的演绎方法。"取类"就是事物存在的矛盾普遍性，而"比象"则揭示了事物矛盾的特殊性，二者结合，正是"天人合一"思维方法的生动体现。

2. 中药学是"格物致知"的学问

中药学并不依赖药物的化学成分而论，而是依据取类比象的思维方法。中医称"发为肾血之余"，就是人的头发得肾气才会乌黑发亮。若肾气亏虚，就会出现白发与脱发，故治疗多从补肾入手，常用女贞子与侧柏叶入药。因这些植物四季常青，故取类比象，认为其肾气旺盛，用之食疗补肾。采于秋冬季的菊花与瓜蒌，由于其食性从凉，故善于清热。而桑树上的"桑寄生"，如同婴儿寄生于母体，故有安胎之功。生在夏季的荷叶与青蒿能祛暑热，生于高山雪线以上、雪中盛开的雪莲则阳气十足，为食性大热之物。穿山甲最善穿土打洞，故有破症瘕、通经络之功。蝉鸣叫声清亮，且昼鸣夜息，故用此昆虫的蝉蜕治疗喉部失音与小儿夜啼。昆虫类均善走窜，有搜剔之性，故有活血、祛风湿之功，如蚯蚓、水蛭，土元、蝎子、蜈蚣等均可入药。清代药学著作《神农本草经百种录》一书，就是依据取类比象演绎法而写成的。

中医用取类比象的思维解析各种天然药物，花类中药也是如此。植物之花皆生长在植株枝叶上部或顶部，如同人的头部，故有升散之象。所以各种花类药物都有"轻清宣畅，善走上焦"之功，具有清、扬、升、散的特点。

花类中药多主升浮，善走上、走表，因此入上焦者居多。植物的花朵娇嫩轻柔，质地轻灵，有开郁通闭、宣散透达的作用。花香沁人心脾，有开窍之功。古代医家用花类中药治疗情志类疾病，即所谓"七情之病也，看花解闷，听曲消愁，有胜于服药者矣"。花类中药大多归肝经，能疏肝解郁，对改善焦虑与抑郁情绪有益。通过赏花色、闻花香，可以陶冶情操，增添情趣，缓解情志类疾病的症状。坚持饮用花卉茶可治疗抑郁症。桂花香味扑鼻，气息清纯，可舒缓紧张情绪。有人将干桂花和茶叶 1∶2 混合，开水冲泡后温服进行食疗。桂花茶能温补阳气，故用于头晕、畏寒、肢冷患者的食疗。桂花搭配菊花能清热润肺，清肝明目，若搭配玫瑰花，则有强肌滋肤，润喉活血之功。吸入桂花香后，人的心率会有所减慢，使微血管扩张、血流速度增快，对健康有益。

中医认为：凡芳香之物，皆能治头目肌表之疾，但香者无不辛燥，"唯菊花得金秋清肃之气，不甚燥烈。且菊花晚开晚落，乃花中之长寿者也，故其益人。"菊花是生命力顽强的植物，有亳菊、滁菊、祁菊、贡菊、杭菊、济菊、黄菊、怀菊等许多品种，药用历史有三千多年。菊花秋季开放，不与群芳争艳，故有"君子花"之称。

花香对人的心理与精神状态，以及记忆力都有积极的影响，民间自古就有佩戴或悬挂香囊的习俗。香囊中装有各种干燥的芳香植物，随身佩戴或悬挂于室内，可防病辟邪。芳香花类中药是制作香囊的原料，如刺槐花、薰衣草花等都可以使用。槐花的香气有缓解精神压力，调节心情的作用。失眠患者用薰衣草花闻香治疗，睡眠能有所改善。

3."同形相趋，同气相求"的原理

中医认为"物从其类，同形相趋，同气相求"，所以有"皮以治皮、节以治骨，核以治丸，子能明目"的临床用药理论。"以形补形"的范例有方剂五皮散，所谓"皆用皮者，因病在皮，以皮行皮之意"，用五皮散治疗水肿，乃依据"皮水为病，四肢肿，水气在皮肤中，四肢聂聂动者"。植物药的颜色与药用部位也同临床疗效有关：如丹参、茜草因颜色赤红，能入血分，故有补血之功；山药与白术是白色，能入气分，故可以补肺；陈皮表面有棕眼似的毛窍，内侧呈白色，故可入脾经与肺经。紫苏叶质轻飞扬，故可发散风寒；紫苏梗质硬体轻，故能理气宽中；紫苏子质重降下，故有降逆止咳之功。《寿世保元》一书中的食疗方三子养亲汤，就选择了紫苏子、白芥子和莱菔子（萝卜籽）三种食物，用来治疗痰涎壅盛，胸闷咳喘，气逆痰多，脘腹胀满，舌苔白腻之证。该方中的白芥子可以化痰，紫苏子能够行气，莱菔子有消食之功，故"三子养心汤"有行气，降火，消痰的综合食疗功效。

二、以形补形理念的食疗应用

中医将自然科学、生活技巧、实用技术与人文内涵融为一体，形成了独特的整体观念和辨证论治的思维方法。在食疗方剂的应用中，也非常注重"以形补形"的理论。

1."藏居于内，形见于外"

中医立足"天人合一、形神合一、藏象合一"的理论，认为脏腑的生理与病理状态与精神活动有内在联系，故坚持物质与精神的辩证统一。取类比象是最具特色的意向思维模式，食疗中的"以形补形"就是取类比象思维的延伸。其取于"形象"、归于"抽象"，反过来用于形象思维，然后依托生活经验进行矫正。"象形药食"应用于食疗，被称为"以形补形"：如核桃仁形状像大脑，故有补脑之功；豆类外形像睾丸和肾脏，故有补肾之功；杏仁形状像心脏，故食之能补心；百合多瓣的外形像肺，故有补肺之功。冬天如果咳嗽，可以煮"百合大枣汤"（10个大枣，两头百合）服用。芡实的种子在南方叫鸡头米，由于外形像妇女的乳房，故食之对乳腺有保健作用。

植物的叶片和花粉质轻、能飘舞飞扬，故多具发散和清热解毒作用。矿物药的质量沉重，有趋下之性，多用于重镇安神与潜阳。《本草思辨录》中称石膏"丝之纵列，无一缕横陈"，表观形状非常类似人体的肌肉纹理，故可解除人体中横溢之热邪。中医用配有石膏的方剂白虎汤，用于治疗肌肤大热，即流行性大脑炎引起的高烧，临床疗效显著。

2. "蔓藤舒筋脉，枝条达四肢"

自然界树木的枝干纵横交错，犹如手足四肢，故有通利关节，疏通经络的作用。中药牛膝与木贼，其节部形状与膝盖非常相似，故中医用其治疗膝关节病。杜仲以树皮入药，皮里有许多条状的"筋骨"，故能强筋健骨。伸筋草的外形与筋脉极其相似，所以有舒筋通络之功。藤类植物在生长过程中缠绕蔓延，无所不至，有诗云"蔓藤舒筋脉，枝条达四肢"，故将其"比象"于人体的经络和筋脉。临床应用发现，藤类中药都有通络散结的功效：如络石藤、忍冬藤、葡萄藤、鸡血藤、首乌藤、海风藤、青风藤等，皆用于治疗风湿久病入络者。中药川续断的主根为长圆锥形，类似人的大腿，故用于腰膝酸痛、肌腱损伤与骨折的治疗。川续断可加快骨折愈合，川续断接骨汤、补肾断续汤等方剂均能通过细胞水平的生物学途径影响骨代谢，促进成骨细胞生成。在颌骨疾病治疗方面，发现川续断能加速牙周组织的改建。此外，补骨脂外形扁长、略弯如肾，可补肾强骨。肉苁蓉有"沙漠人参"之誉，具有补肾壮阳的功效。牛膝植株节大、如耕牛之膝，故能强筋骨，壮腰膝。

《本草纲目》中说道："人身法象天地，则治上当用头，治中当用身，治下当用尾，通治则全用，乃一定之理也。"说明中药当归的归头、归身、归尾有不同的药效。当归身有养血之功，当归尾能够破血，而全当归有补血与活血之功。具体的应用方剂有：补中益气丸一方采用当归身，取其养血之意；补阳还五汤一方则使用当归尾，取其善动，能破恶血之意；而四物汤中则使用全当归，取其补血与活血之功。

三、以脏补脏的食疗理论

唐代名医孙思邈创立了"以脏补脏"和"以脏治脏"的理论：肾主骨，就用羊骨粥治疗肾虚怕冷；肝开窍于目，就食羊肝治疗夜盲症；天麻鱼头汤可益智健脑，预防阿尔茨海默病；黄豆炖猪蹄则用于治疗腰腿痛和预防妇女骨质疏松症的发生。中医还有食用新鲜猪胰脏治疗消渴症（糖尿病）的方法，这与现代医学的口服胰岛素的治疗手段不谋而合。

1. 脏器疗法与现代生物制药

在出土于湖南长沙马王堆三号汉墓的帛书《五十二病方》中，脏器疗法已初见端倪。《太平圣惠方》介绍了用羊肺羹治疗上焦消渴的方法。清代名医王孟英用猪大肠配槐花对痔疮进行食疗。由于动物脏器气味醇厚，是"血肉有情之品"，临床应用有调养和补益效果。"脏"一般指肝、心、脾、肺、肾，如果泛指内脏，还包括胆、小肠、胃、大肠、膀胱等。动物脏腑与人体相应的内脏在组织形态、生理功能、生化组成方面都非常类似。脏器疗法立足于"同气相求"和"以脏补脏"的理论。故现代生物制药从动物胰腺提取胰岛素，治疗糖尿病；从猪肝提取核糖核酸，治疗慢性肝炎；从猪胃提取胃泌素，治疗萎缩性胃炎；从猪十二指肠中提取的肠促胰酶素，服用后能促进胰岛素分泌；从鹅胆汁中提取的鹅去氧胆酸，则能够治疗胆结石。

2. 食疗大法——"以骨入骨，以髓补髓"

中医认为人体有"三髓"，即骨髓、脑髓、脊髓，三髓功能减弱或紊乱就会诱发疾病，如贫血，智力发育迟缓，阿尔兹海默病，骨质疏松等。中医典籍中都记载了行之有效的"以脏补脏"疗法，如"肾主骨，骨生髓"，故食疗则"以骨入骨，以髓补髓"。骨髓是造血器官，著名的中医药医学家叶橘泉教授治疗血小板减少性紫癜和再生不良性贫血时，会选用新鲜羊胫骨1~2根，敲碎后与红枣、糯米一同煮粥食用，临床疗效明显。

药膳朱砂炖猪心一方，用于惊悸、心跳、心慌等证的食疗。补血以羊、猪、兔的肝脏入药效果最佳。补肺气可用猪肺、羊肺或牛肺：猪肺有清补之功，与青萝卜同煮，食用后效果最好；羊肺则适用于肺虚与小便不利者，可与杏仁、柿霜、白蜜同烹；牛肺则适合肺虚气逆的患者。猪脑能补益虚劳、滋肾补脑，与枸杞、天麻同用，食疗效果更为显著。羊脑有补脑益髓之功，适于头痛不愈者的食疗。动物骨骼富含钙、骨胶原、蛋白质、多糖等，能增强骨质，促进骨折愈合。皮肤中的胶原缺乏时，可以吃猪皮做的肉皮冻，其对皮肤也有良好的补益作用。在治疗尿频与遗尿方面，可在猪膀胱中填入芡实、山茱萸、五味子、桑螵蛸，然后烹制成药膳食用，治疗效果明显。对胃虚引起的食欲不振与消化不良，则可在猪肚内放入山药、莲子、党参、白豆蔻、扁豆，炖成药膳服用，有补脾助胃之功。

3. 治疗眼疾的中医食疗与药膳

中医认为"肝开窍于目"，肝脏功能虚弱时会导致视力下降，食用肝脏就可以达到提高视力的目的。有一种眼病叫"雀盲"（夜盲症），黄昏时分或光线昏暗的环境下即视物不清。患者进食羊肝后，视力便会逐渐恢复。《普济方·卷八十五》载有"兔肝丸"一方，治眼睛不明，寒则泪出，肝脾所损，该方由兔肝、柏子仁、干地黄、茯苓、细辛、蕤仁、枸杞子、防风、川芎、薯蓣、车前子、五味子、甘草、菟丝子等14味中药组成。

在朝鲜战争中，志愿军进入坑道作战，由于营养不良，许多指战员患夜盲症，严重影响战斗力。这时朝鲜群众献出来自中国的、治疗夜盲症的偏方——即把马尾松或油松针叶采来，洗净后放在锅中，加足水后煮1个小时，然后饮松针水。连续饮用六、七天后，夜盲症就自然消失了。志愿军卫生部电告全军，推广此食疗方法，取得明显的效果。在洪学智司令员的回忆录中，还记述了这段史实。

4. 植物的生物活性

2011年，南京大学张辰宇教授在国际学术杂志 *Cell Research* 发表了微小核糖核酸的研究报告，展示了外源性植物的微小核糖核酸（稻米中的微小核糖核酸）可通过食物进入体内，在血清和组织内与低密度脂蛋白受体衔接蛋白结合，抑制其在肝脏的表达，从而减缓低密度脂蛋白在血浆中的清除速度。哺乳动物血清与血浆中的微小核糖核酸，可从组织细胞中活跃地分泌，发挥细胞间信号传递的作用。上述发现表明，人类在进食的同时，也摄入了"信息"，即食物中微小核糖核酸的序列特征，其被吸收后能够调控潜在的、不同类型的靶基因，从而影响人体的生理功能。该发现为解释动植物跨"界"的相互作用提供了线索。

> **知识小贴士**
>
> 肝脏是人体的化工厂，有毒的代谢产物容易在肝脏蓄积，故肝脏也不宜多吃。《随息居饮食谱》曰："猪肝明目，治诸血病，余病均忌，平人勿食"。

四、以血补血食疗方法的科学性

中医倡导"以血补血"。《本草纲目》称"诸血，气味甘平，补人身血不足或患血枯"，即食用动物的血液，可以治疗血亏等虚证。猪血中蛋白质含量达19%，每百克猪血中含铁量达45毫克。李时珍认为："猪血气味咸，食性平，无毒。疗中风绝伤，头风眩晕及淋沥"。肴馔猪血豆芽汤是一例很好的食疗之品，可治疗贫血。论及羊血时，称其"气味咸，食性平，无毒"。动物血液中富含血红素铁，其中的铁生物利用度很高，有"生血"之功，食用动物血治疗"血虚"符合"治病求本"的原则。铁是人体必需微量元素，人体能利用的铁有非血红素铁和血红素铁两种。前者以三价铁的形式存在于植物性食物中，人体摄入后要将三价铁还原成二价铁才能吸收。而血红蛋白中的铁，却能在十二指肠与空肠上部以原卟啉的形式直接吸收。进入肠黏膜细胞后，在过氧化氢酶的作用下，血红蛋白分子中的卟啉环被打开，游离出的铁与运铁蛋白结合，然后加入骨髓，再合成血红蛋白。动物血液中的血红蛋白铁吸收率达20%，在缺铁状态下，血红素铁的吸收率可高达35%。

应用食疗的成功案例在诺贝尔奖的历史上，也有明确的记录。美国波士顿的三名医生乔治·惠普尔，乔治·理查兹·迈诺特与威廉·帕里·墨菲，由于在对贫血症患者治疗中采用了以猪肝为主的食谱，获得了惊人的疗效。为此，以发现治疗贫血的肝制剂（含维生素 B_{12}）的名义，他们共同分享了1934年的诺贝尔生理学奖或医学奖。

第二章

寓医于食需要毕生关注

中医将食物中的营养成分称为精微，即"水谷之精"。中医认为"饮食活人之本"，并且指出"由饮食以资气，生气以益精，生精以养气，气足以生神，神足以全身"，中华民族在长期的生活实践中积累了食物养生防病的丰富经验。

一、食物是最好的药物

中餐饮食文化以历史悠久，一脉相承，绵延不断、自成体系而著称于世。自古以来创造的食疗药膳，就是用蔬菜、谷物、肉类等各种食物，再结合人体的健康状况，烹制出的肴馔，从而进行补充和调节营养，利用食物的药效治疗疾病。

中国传统膳食的四大特点：

主副食分明。注重食用谷物，坚信"得谷者昌，失谷者亡"，"世间万物米称珍""食五谷治百病，米粥饭暖胃养气"。

"草能食者为蔬，蔬者疏通壅滞也"，关注蔬菜的健康作用。"五菜为充"——蔬菜来源广泛，食用量大：牢记"食不可无绿"的古训。

重视豆类蔬菜与食物的保健功能。强调"可一日无肉，不可一日无豆"民间更有"青菜豆腐保平安"的说法。

中华民族传统膳食坚持低温烹饪。古人从西方接受了小麦，却拒绝了面包。主食馒头、米饭、面条等烹制都采用100℃左右的温度，比烘烤要低得多。爆炒菜肴短时间完成，高低温结合的烹调方式，不仅有益于保持营养成分不受损失，而且满足了表面杀菌的需要，同时也减少油脂的氧化。

二、可内服外用的家庭食疗方法

无论从养生防病，还是治疗疾病的角度，国人在选择食物和合理安排膳食方面，都积累了丰富的经验，并形成了具有中国特色的营养膳食理论。明确指出膳食平衡在疾病预防中的意义。这里提到的食养就是中医遵循的重要理念，正如俗话所说"三分治病七分养"。

1. 绿豆内服外用，治疗皮肤病与皮肤瘙痒

绿豆食性凉，味甘，能消暑止渴，利尿下气，排除体内毒素。治疗瘦肉精中毒，效果明显。绿豆清热之力在皮，解毒之功在内，皮肤"热痒"是热毒引起的。将绿豆淘净，大火煮沸后 3～5 分钟即可。从中提出来的绿豆汤碧绿清澈，因此汤来自绿豆皮，依据"以皮治皮"的理论，用此绿豆汤擦身，有祛热与止痒之功，疗效非常明显。再将剩下的绿豆煮烂后食用，此时绿豆已煮开花，绿豆汤色泽浑浊，解毒作用非常强。两者结合，可治疗许多皮肤病。绿豆中含有一种具有解毒功能的碱性蛋白质（脂转移蛋白），有抑制细菌和真菌的功能，对金黄葡萄球菌也有明显的抗菌效果。

绿豆还可以引热下行。当年笔者在慕尼黑做访问学者时，有位博士因患顽固的牙疼前来求助。于是笔者将生绿豆用水泡发后捣碎，糊在她双脚涌泉穴上，再用纱布绑好。她睡了一夜后，牙疼明显减轻。

中医文献将绿豆的功用总结为"清热解暑，止渴利尿，消肿止痒，收敛生肌，明目退翳，解一切食物中毒"。还称绿豆煮食可"补益元气，和调五脏，安精神，行十二经脉，去浮风，润皮肤"。绿豆粉可解诸药毒，治疮肿，疗烫伤。绿豆皮可以解热毒，退目翳。绿豆芽则可以解酒，解毒。难怪李时珍盛赞绿豆曰："真济世之良谷也"。

2. 油菜泥外敷能治"流火病"——丹毒

油菜食性凉，味辛，归肝、肺、脾经，有解毒凉血，消肿化瘀之功。将新鲜油菜叶捣碎外用，可治丹毒、疮疖与无名肿毒。《本草纲目》中记述：思邈曰

"予思《本草》芸薹治风游丹肿，遂取汁捣敷，随手即消，其验如神也"。笔者曾遇到一位左腿有急性丹毒的阿尔茨海默病患者，住院后因不配合治疗，医生一筹莫展。患者病情发展很快，整条左腿都出现红肿，疼痛难忍，笔者遂建议用油菜叶捣烂外敷治疗。患者家属买了3卷绷带，将捣烂的油菜叶泥涂在整条左腿上，用纱布捆绑固定。仅仅一夜功夫，不仅腿部红肿消失，疼痛也消除了，非常见效。此外，油菜外用还可治疗乳痈，疮疖，无名肿毒等疾病。

油菜烹食可口，散血消肿，破结通肠。因菜籽可榨油故名油菜，油菜籽油能治疗急性阑尾炎。香港保健协会主席周文轩先生，曾讲述其亲身经历。周先生是苏州人，抗日战争时外出逃难时突患"绞肠痧"（急性阑尾炎），幸亏一位老农告知秘方——将一碗生菜籽油喝进去，仅5分钟后腹痛完全消失，此后15年都没有复发。油菜对口腔溃疡及牙龈出血，也有食疗作用。

3. 吃荠菜能治乳糜尿

乳糜尿症状见小便混浊，中医属"尿浊""膏淋"的范畴，此病多因湿热所致，治疗上须除湿热，突出清利之法。民间用荠菜治疗乳糜尿。现代医学认为：乳糜尿是由于肠道吸收体内的脂肪皂化后的产物，其不能从淋巴管回流入血液，却逆流进入泌尿系统的淋巴管，再渗出到尿液中，尿的颜色像牛奶一样，故称乳糜尿。患者同时会有排尿困难、尿频、尿痛，以及乳糜凝块堵塞尿道等症状，还可能因蛋白质丢失造成营养不良，引起免疫抑制。所以，对于泌尿科医生来说，这是一种非常棘手的疾病。

荠菜又名护生草，其食性平，味微甘，有清热解毒，利尿止血，软坚散结，益胃之功。荠菜原是野菜，现已可人工种植。荠菜治疗乳糜尿的方法具体如下：每日取半斤或一斤荠菜，连根用清水煎汤，不加盐与油。荠菜汤煮好后，分三次服完。一般而言，发病时间短的患者，经此食疗后，乳糜尿从好转到痊愈最快仅需3~4天。但发病时间较长（几年）的患者，则需连续服用荠菜汤，至少一个半月才能见效。此外，还可以饮用肾茶，即猫须草与荠菜各30克，加少许红糖，与水一起煎汤服用，日服2次，连服30天，对治疗丝虫性乳糜尿的效果比较好。

4. 伏龙肝有效治愈妊娠反应

20世纪50年代，联邦德国的一家制药厂生产了声称能有效治疗孕妇"妊娠反应"的药物"反应停"。问世6年后，发现在联邦德国、美国、加拿大，澳大利亚，日本，以及拉丁美洲和非洲的28个国家中，先后诞生了12 000多名没有四肢或短肢、肢间有蹼、心脏畸形的"海豹儿"。这一史无前例的药物毒害作用，被国际医学界称为"20世纪最大的药物灾难"。

中医自古用伏龙肝治疗孕妇妊娠反应，不仅非常有效，而且没有任何副作用。伏龙肝别名灶心土，是在烧杂草和木柴的土灶内腔，经炉火久炼而成的焦黄土，以釜脐下外赤中黄者为佳。拆修柴灶时将灶心土凿下，削去焦黑部分，即得伏龙肝。伏龙肝食性微温，味辛，入脾经、胃经与肝经，有温中降逆，燥湿止吐之功，主治虚寒泄泻、呕吐反胃等证。历代中医药典《本草》中，对此药均有记述。

2018年12月，笔者在安徽合肥出席航天营养与食品工程高峰论坛暨第五届学术研讨会时，突然接到一位高龄孕妇的电话。这名患者已经40岁，怀孕后因妊娠反应强烈，恶心呕吐不停。她先后到几所著名的大医院求医就诊，但都失望而归。孕妇非常紧张，唯恐孩子保不住，于是找营养专家帮忙。我接到电话后让她不要着急，请她丈夫立即到药店去买了一味中药伏龙肝，买好后取50克加足量水煮开，晾凉温服。第二天上午这位女士电话告知，恶心呕吐等症状已经完全消失，中药伏龙肝的临床效果令人称奇。伏龙肝药性平稳，安全性强。治疗呕吐无须区分虚实与寒热，伏龙肝液还可以防治其他原因引起的呕吐，并能消痰止咳、燥湿运脾，收敛止带，温中止血，健脾和胃。

将伏龙肝磨成粉后撒布创面，可使血管收缩，有止血功能，还可以治疗一岁左右的儿童大便久泻，一般饮用1~2日即可见效。

5. 食用核桃仁补脑，用生核桃油治中耳炎

相传核桃是汉代张骞出使西域带回的，因为进贡之物，故称"万岁子"。《本草纲目》称核桃"食之令人肥健，润肌，黑须发"。核桃食性温，味甘，可补肺益肾，滋阴助阳，润肠通便，止咳定喘。核桃仁含60%~70%的脂肪，主要为亚油酸、亚麻酸等多不饱脂肪酸，总量达90%，所以吃核桃有降低血清和肝脏中胆固醇水平的作用。核桃油还含有微量DHA、EPA、神经酸等，这些都

是大脑神经纤维和神经细胞的核心成分，能促进神经网络形成。核桃仁在人体中消化吸收后可合成卵磷脂，有营养脑神经的作用。每天坚持吃 2 个核桃，可以健脑益智。

当年笔者在德国做访问学者时，发现在当地儿童中，患有中耳炎的人数不少，但由于应用抗菌素治疗副作用严重，所以一些孩子的父母来求助笔者，希望通过中医的方法进行治疗。笔者用多层纱布包住生核桃仁，用擀面杖榨取核桃油，将收集起来的核桃油用滴管滴入患者的外耳道，治疗中耳炎屡收良效。

6. 用玉米须治疗慢性肾炎与糖尿病

玉米须是玉米的花柱和柱头，也是一味中药。其食性平，味甘无毒，能利水消肿，利湿退黄，降低血压。

民间流传着许多有关玉米须的食疗方法。它能利尿泄热，平肝利胆，降血压。不仅可作单味药煎服，也可与其他中药配伍使用。玉米须富含生物活性物质，包括矿物质镁和钾、油脂、生物碱、皂苷、葡糖苷、单宁、苦糖苷、黄酮、玉米黄质、多糖、谷固醇、豆甾醇，苹果酸、柠檬酸及维生素 K_3 与维生素 E 等。玉米须的抗菌成分主要是葡聚糖酶和壳多糖，其能够抗真菌。将玉米须脂提物加入面霜中，可增加面霜抗菌成分的稳定性，水提物则能抑制曲菌霉的生长。慢性肾炎患者饮用玉米须汤后，食疗功能表现在利尿与肾功能改善，浮肿消退，尿蛋白减少等。笔者在中学时曾患慢性肾炎，当时就每天大量服用玉米须煎水，疗效明显。研究还发现玉米须中富含镁，学术界认为"镁是生命的激活剂"，目前在核酸检测中被广泛应用的基因扩增技术，其所配套的试剂中就必须包括镁的化合物，否则基因扩增就无法启动。

玉米须制备的发酵制剂被证实有很强的降血糖效果。治疗糖尿病的中成药消渴丸中，就含有玉米须。含有玉米须的药有滋肾养阴，益气生津之功，可用于多饮，多尿，多食，消瘦，体倦无力，尿糖及血糖升高之气阴两虚型消渴症（糖尿病）患者。

7. 鲜榨胡萝卜汁可淡化妇女面部黄褐斑与蝴蝶斑

胡萝卜原产于亚洲西南部，属伞形科两年生草本植物。胡萝卜营养丰富，对消化不良、贫血、代谢障碍、视力减弱、头发脱落等都有作用。饮用鲜榨胡萝卜汁，可消除妇女面部蝴蝶斑与黄褐斑。胡萝卜富含类胡萝卜素，其中 β- 胡萝卜素与果胶含量较高。《本草纲目》称胡萝卜食性微温，味甘、辛，功能为"下气补中，利胸膈肠胃，安五脏，令人健食，有益无损。"我国著名的营养学家于若木同志曾亲自推荐饮用鲜榨胡萝卜汁，用于治疗女性面部蝴蝶斑与黄褐斑。一位国家级烹饪大师捐献的秘方，临床应用效果非常明显。制备方法也十分简单：选两根中等大小的胡萝卜，每天早晨削去皮后用榨汁机榨出汁，当即饮用，也可将胡萝卜汁储存在玻璃瓶中，分几次喝完。坚持饮用一段时间，面部的蝴蝶斑与黄褐斑就会淡化许多。

8. 松花粉用于妇女痛经与更年期综合征的食疗

原发性痛经中医学亦称为痛经，是妇科的常见病与多发病。现代女性学习、工作繁重，生活压力大且长期劳累，易导致肝失疏泄，肝气郁结则影响脾的运化，脾失健运就会使湿气滞留体内，导致筋脉不畅。进而筋脉失养，出现因"不通则痛"之实痛，或因"不荣则痛"的虚痛发生。当年笔者在德国进行松花粉营养生理学研究时，曾遇到某些痛经的年轻女研究生，食用松花粉后痛经症状迅速消除。

女性的更年期综合征中医称为"经断前后诸证"，系因女性年龄增大后，因雌激素水平陡然下降而引起神经与内分泌功能紊乱，出现的一系列临床症状。中医认为肾阴亏虚是病因，故补肾阴是此病的治疗原则。但由于更年期综合征患者往往原本身体很好，突然产生一系列临床症状，带来心理上的巨大落差，容易导致情志不畅，纳差食少等不适。中医认为此时应疏肝健脾，补益肾阴。更年期妇女服用足量松花粉后，更年期综合征的症状会迅速减轻。研究还发现，在观察食用松花粉治疗前列腺疾病的中老年男性患者时，发现伴随临床症状减轻，服用松花粉男性患者的血清雌二醇水平也会明显上升。

三、能够预防慢性疾病的家庭食疗方剂

当前，慢性非传染性疾病已成为威胁国民健康的主要疾病，这些疾病大都

与不健康的生活方式，特别是与日常膳食营养失衡有关。因此，正确地选择食物，保持膳食平衡，切实关注食疗，调整好血压、血脂、血糖与尿酸水平，是预防"慢性非传染性疾病"最有效的方法。

1. 清热降火的苦瓜

李时珍称苦瓜可"除邪热、解劳乏、清心明目、益气壮阳"，其能入心、肝、脾经，有清热解毒，明目祛暑，清肝降火之功。苦瓜生食性寒，熟吃可养血滋肝，润脾补肾；苦味可刺激胃液的分泌，提高食欲。苦瓜提取物有抑制多种致病菌的功能，包括革兰氏阳性球菌、杆菌和革兰氏阴性杆菌等，所以适合眼部、泌尿系统感染或有疖肿的患者食用。

香橙汁拌苦瓜不仅保健功能好，而且口味也很不错。取橙子 200 克、苦瓜 300 克、蜂蜜 20 克，苦瓜洗净后剖开去籽，然后放入沸水中余烫，捞出切成薄片，香橙则榨出橙汁，加入蜂蜜搅匀，淋在苦瓜片上即可食用。

2. 芋芳用于乳腺增生与淋巴瘤的食疗

芋芳又称芋头，据史书记载，在南宋以前是作为主食的，常见的品种有红芋、白芋、九头芋和槟榔芋等。槟榔芋是芋头中的珍品，因其肉质密布紫色与暗红色丝状纹，类似槟榔而得名。槟榔芋的锌含量为精制大米的 52.3 倍，小麦的 11.9 倍。钙含量为精制大米的 8.8 倍，小麦的 10 倍。芋头富含膳食纤维，可改善肠道生态微生物菌群，增加排便量，预防大肠疾病。红芋富含淀粉，膳食纤维含量比槟榔芋还要高，仅次于红薯。红芋中黏多糖的含量也比较高，被称为芋头中的精品。

每百克芋芳中含淀粉 20 克左右，由于淀粉颗粒直径非常小，所以非常容易吸收。芋芳中粗所含氨基酸种类高达 18 种，包含 8 种必需氨基酸，而且含有谷物中很少见到的色氨酸。芋头含矿物质和微量元素约 19 种，含量顺序为 K>Ca>P>Fe>Mg>Na>Cu。芋芳中的多糖有清热解毒、健脾滋补，宽肠胃和补脾胃之功。所含非淀粉多糖还能降低患直肠癌的风险，增强细胞免疫和体液免疫功能。

中医认为芋头食性平，味甘、辛，有补气益肾，和胃健脾，破血散结之功。能够"消瘰散结，治瘰疬，肿毒以及腹中癖块"。故凡气血郁结所致的腹中癖块，瘰疬肿毒者均宜食用芋头。中医认为芋头的抗癌作用来自所含黏液质中特殊的多糖，其有提升人体免疫功能的作用。芋头捣烂外敷，可以治疗蜂蜇与蜘蛛咬伤。芋头和大蒜一同捣烂外敷患处，可治疗银屑病。

芋头生食有小毒，故要煮熟后再吃，芋头食用过多，易引起闷气或胃肠积滞。

3. 降脂"六宝"：茄子、红薯、洋葱、香菇、竹笋、苹果

血脂是人体血液中所含脂类的总称，包括甘油三酯、磷脂、胆固醇和游离脂肪酸等。血液中脂类只占全身脂肪总量的很少一部分，但却运转于各组织之间，可以反映体内脂代谢的状况。所以保持膳食平衡，搭配有调整脂肪代谢功能的蔬菜水果等食物，对控制血脂与血胆固醇水平意义重大。咱们老百姓生活中常吃的这六种食物：红薯、茄子、洋葱、香菇、竹笋、苹果，可谓是"降脂六宝"。

（1）茄子：可降甘油三酯。茄子原产印度，有紫茄、白茄和青茄。茄子的海绵状组织吸附油脂能力很强，所以生食或蒸熟后食用，可减少对脂肪的吸收。对冷冻干燥的茄子粉进行营养生理学研究发现，其有明显的降脂功能，所以吃生茄子降脂是有科学依据的。紫茄子中富含芦丁，能提高毛细血管弹性。茄子食性凉，味甘，无毒，入大肠经、脾经与胃经，有"活血化瘀，消肿止痛，祛风通络，清热止血"的功效。《本草纲目》称茄子能"治寒热、温疾、五脏劳"。茄子的碱性成分可加强齿龈，故民间用茄子粉刷牙，可以固齿。茄子煮食，对温热毒邪所致的发热、恶寒、寒战都有食疗作用。鲜茄子捣烂外敷可治蜂螫肿痛；鲜茄子水煎后去渣，取汁加蜂蜜调匀，治老年人咳嗽效果极佳。

（2）红薯：又称白薯、甘薯、番薯，《本草纲目》称甘薯能"补虚乏，益气力，健脾胃，强肾阴"。红薯富含蛋白质、淀粉与可溶性膳食纤维，以及氨基酸、维生素和矿物质，食用红薯后可调节体内胆固醇水平，该能力是其他上百种食物的十倍。红薯还含有名叫"脱氢表雄酮"的生物活性物质，可促进脑细胞和内分泌腺活力，延缓智力衰退。红薯富含的黏液蛋白可以提高免疫力，维持血管壁弹性，阻止动脉硬化的发生。同时还可以减少皮下脂肪，防止肝脏与肾脏结缔组织萎缩，预防胶原病的发生。红薯黏液蛋白对呼吸道、消化道、关节腔和浆膜腔，都有很好的润滑作用。红皮红心的番薯能够"补气养血，补肺生津"，有"长寿食品"之美誉。

（3）洋葱：洋葱的外表皮中富含多酚与类黄酮，含量是内部鳞茎的2～6倍。植物黄酮及多酚具有清除自由基的能力，是高效抗氧化剂。洋葱的精油中含大量有机硫化合物，约占总重量的0.05%。成熟的洋葱富含蒜氨酸，这是洋葱挥发油的前体物质。正是蒜素类化合物衍生的二硫化物和硫代磺酸脂，赋予洋葱刺鼻、辛辣的特有风味，同时使其具有杀菌作用的成分。所以食用洋葱能降低血清中低密度脂蛋白胆固醇水平，增加高密度脂蛋白胆固醇水平。在分子中含二十个碳的不饱和羟酸被称为"前列腺酸"，其是一类由不饱和脂肪酸组成的、有很强生物学活性的激素类物质。洋葱是目前自然界发现的、唯一含有前列腺素A的蔬菜，其有扩张血管的作用，能增加动脉血流量，从而降低血压和预防血栓形成。洋葱中还含有益健康的甾体皂苷类化合物及生物多糖等。

（4）香菇：香菇中富含蛋白质、氨基酸、微量元素，以及多种维生素，如B_1、B_2和B_{12}。此外，香菇还富含麦角甾醇，其经紫外线照射后能转化为维生素D_2。香菇有消食去脂，降血压等功效。所含膳食纤维能促进胃肠蠕动，防止便秘，减少肠道对胆汁酸的吸收。香菇还富含香菇嘌呤，能促进胆固醇分解。香菇有调节血脂的作用。香菇多糖作为香菇的主要活性物质有调节机体免疫力，抵抗病毒和抑制肿瘤等功能。香菇多糖具有调节免疫功能的能力，被认为是T细胞活性恢复剂和免疫增强剂。香菇多糖还可以促进淋巴细胞活化因子产生，增强巨噬细胞的吞噬率。此外，虽然香菇以宿主介导的T淋巴细胞免疫为主，但动物试验已证实其有促进B淋巴细胞合成IgG、IgM的能力。

（5）竹笋：竹笋素有"寒土山珍"之称，其特点是含高膳食纤维、低脂肪，为纯天然绿色健康食品。日常生活中经常吃些竹笋，不仅能够克服便秘，还能够降低血脂。竹笋富含植物甾醇，次生代谢产物甾醇的含量最高，其次是多糖。竹笋甾醇中相对含量高的是谷甾醇，还有豆甾醇、胆甾醇、麦角甾醇和谷固烷醇等，所以竹笋有降低血清胆固醇的作用。

中医认为竹笋食性寒，味甘，入肺经与胃经，有清热化痰、解毒透疹，和中润肠之功。《本草纲目》认为，竹笋有"化热，消痰，爽胃"之功。清代养生学家王孟英在《随息居饮食谱》中说"笋甘凉，舒郁，祛浊升清，开隔消痰，味冠素食。"竹笋还有清胃热和肺热，安神之功，能改善支气管炎的痰多之症，在食治、食养中被广泛应用。

（6）苹果：一个中等大小未削皮的苹果，可提供约 3.9 克膳食纤维。苹果富含水溶性膳食纤维果胶，果胶在体内能够与胆汁酸相结合，吸附胆固醇和甘油三酯，并将其排出体外。果胶吸水溶胀后有助于润滑肠道，预防便秘与痔疮，以及下肢静脉曲张的发生。可溶性膳食纤维果胶吸收水分后，可延缓消化道对葡萄糖的吸收，改善机体糖耐量，而且容易产生饱腹感，有利于糖尿病患者的治疗。

这里介绍几款苹果的食疗方剂。

生吃苹果可以解酒；脾虚久泄可以吃"苹果山药羹"；消化不良者可以喝"苹果山楂红枣粥"。

阴虚便秘者可以饮用"苹果生地蜜汁饮"：将 15 克生地煎水取汁 200 毫升，苹果 1 个（约 300 克）切碎榨汁，蜂蜜 30 克，上述三者调匀即可，早晚温服。

胃脘胀闷者可饮用"苹果金橘饮"，取苹果 1 个（约 300 克）、金橘 15 个、胡萝卜 100 克、蜂蜜适量。前 3 味食材洗净切碎榨汁，再放入锅内煮沸后，调入蜂蜜即可。早晚温服，有健脾和胃、理气化痰之功。

4. "厨房里的药物"——芹菜

芹菜素有"药芹"之称，在我国有二千多年的栽培史。芹菜有水芹和旱芹之分，旱芹的食疗功能胜于水芹。芹菜"食性凉味甘，无毒，入肺、胃、肝经"，有平肝清热，化痰下气，健胃利尿，祛风利湿，镇静降压，明目益气、补血健脾之功。

芹菜煮粥，食之能去热，利大肠；芹菜捣汁饮能解毒，可用于高血压、糖尿病、咳嗽痰多、小便淋痛，无名肿毒的食疗，并有减肥的功效。笔者发现，晚上睡觉前半小时饮用一小杯鲜榨芹菜汁，夜间血压能得到很好的控制。意大利米兰的研究人员发现，芹菜含有能加速脂肪分解的物质，芹菜的黄酮提取物对血脂有调节作用。芹菜还有控制血糖的作用，其富含的膳食纤维能阻挡消化道对葡萄糖的吸收。研究发现芹菜中提取的芹菜素，可有效抑制多种癌细胞的增殖。芹菜籽中提取出的苯酞类化合物，具有镇静作用。

芹菜自古就被作为药用，《生草药性备要》称：芹菜能"补血，祛风，祛湿，敷洗诸风之症"。《本草推陈》一书说，芹菜能"治肝阳头晕，面红目赤，头重脚轻，步行飘摇等症"。芹菜在维吾尔医药中广泛应用，芹菜的维语名称叫"乌拉盖"，以其籽和根入药。芹菜根的食性比较干热，有健脑安神，活血祛风，除湿之功，"乌拉盖"也是维吾尔医药中多种成药的原料之一。

《本草拾遗》一书认为芹菜能"祛小儿暑热、大人酒后热毒和鼻寒身热，利大小肠"。所以，夏季配餐不妨给孩子们吃些芹菜。芹菜叶中的维生素 C 含量远远超过芹菜梗，所以食用芹菜时要注意芹菜叶的摄入。在寒冷干燥的天气，感到口干舌燥，气喘心烦，身体不适时，吃些芹菜有助于清热解毒，祛病强身。

芹菜汁与葡萄汁等比例混合，每日饮用可以作为治疗高血压的食疗之用。

5. 妇女补血的灵丹妙药——四红汤

中国素有"女子不可百日无糖"的民谚古训，此处的"糖"指的就是红糖。自唐太宗遣使去印度学习蔗糖制作技术，以及明火熬煮方法普及以后，伴随甘蔗种植面积的扩大，红糖逐渐进入了百姓家。红糖有活血和补血之功，妇女产后体内多瘀、八脉空虚，易致腹痛。偏瘀者中医常处以生化汤、失笑散或金铃子散，并嘱此药煎好后要加红糖调服，目的就是利用红糖的"通瘀"和"排恶露"之功。对绝大多数产妇而言，红糖已被约定俗成地出现在产后的饮食中。

所谓"四红汤"即用等份的红小豆、红枣（去核）、带红皮的花生仁，以及0.5 份的红糖制作而成。将前三味食材清洗干净后放入砂锅中，加适量清水。将水煮开后改为小火慢炖，到酥烂成为浓稠的粥后加入红糖，晾凉后放入冰箱冷藏储存。食用时取出，加适量水加热后即可食用。红小豆养心的功效自古就被医家认可，五色配五脏，红豆赤红，红入心，故李时珍称为"心之谷"。红豆既能清心火，也能补心血，适合心血不足的女性食用。花生又名长生果，《本草纲目拾遗》记载：花生"味甘气香，能健脾胃，饮食难消者宜之"。中医认为花生食性平味甘，入脾经、肺经，有润肺和胃、化痰利尿、下乳、滋养调气的功效，适于脾胃失调、咳嗽痰喘、乳汁缺乏者的食疗。同时花生仁的红皮有提升血小板的功能。

中医称枣为"脾之果"，吃枣有健脾之功。《本草备要》称：红枣"补中益气，滋脾胃，润心肺，通九窍，和百药"，对脾胃虚弱，气血不足，食欲不振等证均有疗效。红枣富含环磷酸腺苷、生物碱、黄酮、氨基酸、微量元素及维生素。环磷酸腺苷是细胞内的第二信使，能将第一信使传递的信息增强，分化整合后再传递给效应器，调节细胞内酶和非酶蛋白的活性，从而控制细胞的生命活性。红糖食性温，味甘，入脾经，有健脾暖胃，缓中止痛，益气补血，活血化瘀之功。四者搭配烹制食用，对妇女贫血或血亏的治疗有良效。

传统工艺制作的红糖，含有增强机体免疫活性的物质，包括多酚、植物甾醇、高级烷醇、矿物质、维生素等。由于红糖是非精制糖，含形状不规则的天然无水晶体，保留了具有药理活性的酚酸和黄酮。故红糖广泛用于中成药颗粒剂、酒剂、丸剂、膏剂，以及口服液的生产，中成药新生化颗粒、舒筋活络酒、山楂化滞丸、产妇安口服液中均有红糖入药。

6. 蜂蜜 + 香油：治疗习惯性便秘

蜂蜜是指蜜蜂采集的植物花蜜或蜜露、甘露等植物分泌物，经加工酿造、混合并用蜂蜡封盖后，贮藏在巢脾内的物质。蜂蜜中含大量碳水化合物和少量的矿物质、蛋白质、维生素、微量元素、有机酸、黄酮、酚酸、生物酶和其他生物活性物质。蜂蜜所含复杂多样的物质使其具有多种生物活性，如抗菌性、抗氧化性、抗炎性等，故有良好的食用和药用价值。蜂蜜中蛋白质的主要来源是蜜蜂自身的分泌物，少部分来源于花蜜或花粉。蜜蜂在酿造蜂蜜的过程中，将自身分泌的王浆蛋白质和防御素等成分，转移到蜂蜜中。生物活性酶也是由蜜蜂自身分泌产生，维生素则来源于蜜源植物，是蜂蜜中重要的营养成分。蜂蜜是成年蜜蜂的食物，其含葡萄糖和果糖 65% ~ 70%，还含蔗糖、糊精、矿物质、有机酸、酶、芳香物质与维生素等。市场上有刺槐蜜、荔枝蜜、枣花蜜、紫云英蜜、椴树蜜和荞麦蜜等，荞麦蜜颜色比较深、含铁量高，pH 为 4 ~ 5，呈酸性。

《本草纲目》曰：蜂蜜"生则性凉，故能清热；熟则性温，故能补中；甘而和平，故能解毒；柔而濡泽，故能润燥；缓可去急，故能止心腹、肌肉疮疡之痛；和可致中，故能调和百药，而与甘草同功。"坚持早晚各饮一杯蜂蜜水，有降压润肠之功。肝功能不好的人应坚持每天食用 2 ~ 3 次蜂蜜，每次 1 勺，能增强体内中性白细胞和巨噬细胞的吞噬作用，对病毒性感冒的抵抗力可提高 3 ~ 4 倍。蜂蜜还有杀菌和防腐作用，能吸湿、收敛生肌，消炎止痛，加速伤口愈合。

蜂蜜与香油混合，可用于便秘的食疗，效果很好。制法非常简便：将 50 克蜂蜜盛在瓷碗内，用筷子不停地搅拌，见出现小浓密泡时，将 25 克香油缓缓注入，然后搅拌均匀即得。每天早晨伴温开水空腹喝一汤勺，对津液亏损所致的老年热结性便秘，以及习惯性便秘等均有良效。

7. "安神菜、解忧草"——黄花菜的食疗菜谱

黄花菜的根、茎、叶既可食用又可入药，在中医食疗中占有重要地位。黄花菜食性平、微凉、味甘，有平肝养血，利湿清热，利尿消肿，健胃通乳，安神等功效。主要治疗头晕耳鸣，心悸，腰痛，水肿，尿路感染，缺乳，关节肿痛等。用法为煎汤、炖肉内服或捣敷外用。黄花菜的叶子也具有解毒功能。

中医认为"黄花菜安五脏，利心志，明目疗愁"。黄花菜即金针菜，又名"安神菜"或"忘忧草""解忧草"。据说看到黄花菜，不管有多少忧愁也会烟消云散。每天用黄花菜 50 克（干品发制）炒菜吃，或用水发木耳和黄花菜加瘦猪肉、豆腐一起炖汤，再加面筋与西红柿，然后添入鸡汤，坚持食用对防治抑郁症有非常好的食疗效果。甘肃省在抗击舟曲特大泥石流灾害时，救灾人员将黄花菜熬成大锅汤供应给灾民。孙中山先生曾用黄花菜、黑木耳、豆腐、豆芽烹调成"四物汤"，作为日常食用的健身汤羹。

新鲜黄花菜中含天然秋水仙碱。因秋水仙碱有毒，故用开水焯后的新鲜黄花菜少量食用，可防治痛风。自古认为黄花菜有利胎儿发育，为孕妇与产妇必备食品。孩子常吃黄花菜，也有利于保持心理健康。家庭烹制的菜肴木须肉中，一定要搭配黄花菜，这是中餐菜肴中营养能达到"一菜平衡"的食疗肴馔。

黄花菜富含黄酮、生物碱、蒽醌类、萜类、甾体及苷类物质等，植物黄酮有降血脂、抗氧化、降血压、提高免疫力四大功效，对肝脏也有一定的保护作用。

8. 吃好葱姜蒜，病痛少一半

葱、姜、蒜都具有杀菌解毒作用，姜富含挥发性姜油酮和姜油酚，有活血祛寒，除湿发汗之功，治疗风寒感冒的红糖姜汤家喻户晓。生姜所含的植物杀菌素不亚于葱和蒜，生姜辣素与姜黄素抗氧化能力很强，可防止脂褐素在细胞内沉积，促进血液循环与排汗，经常饮用生姜蜂蜜水可延缓衰老。姜能利胆，健胃止呕，消水肿，2008 年初，抗冻救灾任务下达，奉命到郴州救灾的部队在上前线前，师首长下令给全体指战员配发新鲜生姜，在整个抗冻救灾期间，该部队没有发生一例非战斗减员。

大蒜被百姓称为"地里长出来的青霉素"。大葱富含葱辣素，其对痢疾杆菌、葡萄球菌有杀灭作用。呼吸道疾病流行时，切片葱白夹在口罩中，可预防感冒。伤风感冒鼻塞不通时，插一段葱白在鼻孔中，很快即可呼吸通畅。

洋葱在欧美被群众誉为"蔬菜皇后"，西方民谚称"一日不见洋葱，整天情绪不佳"。洋葱富含谷胱甘肽，可保护肝脏；其中所含多种硫化物对白喉杆菌、结核杆菌、痢疾杆菌、葡萄球菌、链球菌及真菌均有抑制作用。英国科学家发现，用洋葱治疗发炎的伤口和老年顽固性皮肤溃疡的疗效惊人。洋葱的刺激性气味能兴奋神经，伤风鼻子不通，切块洋葱头塞住鼻孔 10 分钟即可呼吸畅通。近年发现食用洋葱可增加骨密度，预防老年骨质疏松症。

9. 多吃板栗好处多

栗子和大枣被北方群众称为"铁杆粮食"，栗子食性甘温，无毒，有健脾补肝，强身壮骨的作用。中医称栗子"治肾虚、腰脚无力，能通肾益气，厚胃肠"。凡是肾亏、腰脚无力、小便频数者，早晚各细嚼慢咽生栗 1~2 枚，坚持常食就会收效。鲜板栗中维生素 B_2 含量是大米中的 4 倍，每百克栗子含 24 毫克维生素 C，含钾量也比苹果高了 4 倍。日常做菜时，经常会烹制的栗子烧鸡、栗子烧肉等，都是非常健康的菜肴。用栗子熬的粥也是食疗佳品，推荐食疗方栗子山药姜枣粥。取栗子仁 30 克、大枣 30 克、山药 60 克、生姜 6 克，以及粳米适量，熬制成粥。吃时可加红糖调味，此粥适于脾胃虚弱，少食腹泻，小儿疳积和消化不良的患者食疗之用。

《本草纲目》记述："有人内寒，暴泄如注，令食煨栗子二三十枚，顿愈"，意思就是进食炖熟的栗子，可治疗因内寒引起的泄泻。书中称栗子："生食，治腰腿不遂"，即每日早、晚吃两枚生栗子，将栗子仔细咀嚼成浆，然后咽下。笔者曾在央视某健康教育节目中，介绍栗子的保健功效。邢台市一位离休老干部看了节目后，坚持食用生栗子，几十年的腰腿病得到了痊愈。他亲自给节目组送来一面锦旗，上面写着"央视教授谈食疗，老汉腰腿病全消"。

板栗仁含淀粉约 49%~58%（直链淀粉 20%~25%，支链淀粉 70%~75%），与粮谷类相当，被称为"木本粮食"。食用板栗，其养分吸收率在 90% 以上。板栗还含抗性淀粉中的回生淀粉，有类似膳食纤维的保健功能。中医认为，板栗仁食性温，味甘，有健脾养胃，补肾壮阳，强筋活血，止血消肿之功，是食疗上品。民间流传含板栗的偏方，可治疗恶心呕吐、便血等。栗子仁与其他草药一起，也可制成食疗方剂，针对肾虚、气管炎、下泻、消化不良等疾患。吃板栗仁可大补元气，强肾气，厚肠胃。

第三章

中医对疼痛的认识与处置方法

疼痛是人类"第五生命体征",全球人口中慢性疼痛患病率约 12% ~ 30%,美国有 20.4% 的成年人患有慢性疼痛。调查发现:约 19% ~ 50% 的成年患者存在术后疼痛;生活在社区的 65 岁以上的老年人中,约 65% 被疼痛所困扰,大约有 80% 需要护理的老年人,都存在着持续性疼痛,生活质量受到影响。

一、家庭中疼痛的食疗药膳防治

随着人口老龄化进程加速,疼痛已成为继心血管疾病、脑血管疾病、肿瘤外最大的健康问题。家庭日常生活中经常会出现疼痛,中医对疼痛有许多简便的处理方法,非常值得学习与推广。因此,掌握一些日常可以应用的防治疼痛的方法,对养生保健非常有利。

1. 疼痛严重影响国民健康

现代医学治疗疼痛大都通过药物、神经阻滞、运动、物理治疗与心理治疗等方法进行。非甾体类抗炎药物对胃肠道有较大副作用,而且还有"天花板效应"(剂量限制)。阿片类制剂存在耐药性与成瘾性、抗惊厥、抗抑郁药物也有严重的副作用,故疗效很不理想。

中医认为疼痛的病因包括"外因"(六淫之邪和疫疠之邪),"内因"(内伤七情、气滞血瘀、气血津液亏虚),以及"不内外因"(饮食不当、劳逸不适、外伤虫咬)等。民间中医有形形色色的止疼方法,如热敷、针法、灸法、火疗、按摩、耳针、耳穴压豆等,这些方法应该得到普及。在疼痛护理方面,社区医院应该掌握一些中医的处理方法，同时将这些操作普及给社区居民，家里出现疼痛患者后，都有方法处理。

2. 中医对疼痛的分类与治疗

中医将人体难以忍受的疼感叫"痛"，将带酸感的苦楚叫作"疼"。而且将"疼痛"的病因归结于"气"与"血"出了问题，中医认为"血为气之母，气为血之帅"，一旦气血不足则会出现"气滞则血凝"的现象。所以中医对疼痛的分类包括"不通则痛"和"不荣则痛"两大类。后者系与人体营养状态不良，免疫功能低下有关。"不荣则痛"的症状具有起病缓慢、病程较长、喜按喜暖、时痛时止，以及绵绵作痛、隐痛与冷痛等特点。

二、疼痛的食疗与外治方法

中医本着"调整就是治疗"的原则，在临床疼痛治疗方面也是全方位立体治疗，综合了中医的食疗和各种物理治疗方法。掌握这些方法，对实现世界卫生组织"让医疗进入家庭"的目标有重大帮助。

1. 在疼痛治疗中食疗药膳的应用

对带状疱疹一定要坚持"未病先防，扶正御邪"与"瘥后防复"的治疗原则。所谓"瘥后防复"就是指疾病初愈至完全康复的整个阶段，应加强营养，补充正气，避免疾病反复。名医朱丹溪曰："与其救疗于有疾之后，不若摄养于无疾之先"。对带状疱疹患者，在食疗药膳方面首先要注意多进食新鲜水果蔬菜，以及口味清淡、容易消化的食物。对心、脾有内热者，可选择食用淡竹叶丝瓜汤，取该汤清心降火，祛热利尿，调理脾胃之功。对脾虚纳差、食欲不振、湿热内蕴者，可选择食用冬瓜薏米粥，取其健脾祛湿之功。对素有湿热，并已有蕴结者，可选用芡实龟板茯苓汤，取该汤清热健脾，祛湿解毒之功。对血虚风燥的个体，则可饮用百合大枣汤，以取其养血祛风之功。

2. 治疗腰腿痛与肌肉痛的食疗方法

《本草纲目》载：栗子能"治肾虚、腰脚无力，能通肾，益气，厚胃肠"。老年患肾亏，腰腿疼痛，腰脚无力，伴有小便频数者，坚持每日早晚各细嚼慢咽生栗子1~2枚，很快就能见效。宋代诗人苏辙也在其作品《服栗》中提到这一点。

"老去日添腰脚病，山翁服栗旧传方。经霜斧刃全金气，插手丹田借火光。

入口锵鸣初未熟，低头咀嚼不容忙。客来为说晨兴晚，三咽徐收白玉浆。"

唐代诗人杜甫年迈时，患脚气病久治不愈，一老农见状献方说"以栗去壳捣烂，早晚生食或煮汤食，即愈"。杜甫依方而行，半个月后脚气病果然痊愈。

治疗骨骼肌肉疼痛的食疗药膳，可采用《养老奉亲书》中用于"脾肾两补"的"雌鸡粥"，该粥契合"脾肾亏虚"患者的特点，提供营养补充。从调节脏腑功能、补益气血的角度着手。选用相应的食材或药材与粳米配伍，烹煮成糜粥。米谷可匡扶正气，养脾益胃。

民谚有"粥能益人，常年吃粥，多福多寿"之说。脾胃虚弱者采用药膳雌鸡粥（老姜母鸡汤熬的粥）进行营养干预，可扶正助阳，食用后能促进四肢微循环，患者手脚发凉与疼痛的症状很快就能改善。该膳寓医于食，有活血、补气、止痛之功，可长期服用。具体烹饪方法如下：取老母鸡一只、去毛洗净，准备新鲜生姜、食盐、白胡椒粉、料酒等调料，以及粳米。将鸡骨头剔除干净（剔出的鸡骨可另外炖汤）。连鸡皮一起剁成边长约1.5厘米的鸡丁，取出150克（其余冷冻储存）。将75克生姜洗净，切成指甲盖大小的姜片。锅中放底油，大火烧热后将鸡丁下锅煸炒，到汤汁近干时投入姜片煸炒，出香味后，向锅中加足量清水，然后加入食盐、白胡椒粉、料酒，再加入粳米，大火煮开后，改文火慢慢熬成汤色泛白的糜粥即得。

3. 中医常用的止痛配方

中医外科常将具有各类功效的调味品配伍，既加强调味品自身的解毒活血、温经通脉之功，又有止痛作用。中医外科食疗方中两味食物组合出现的频次最高，计有：赤小豆配伍鸡蛋清，海藻配伍清酒，马齿苋配伍猪油等。赤小豆配鸡蛋清应用很多，赤小豆性味甘平，有利水消肿、清热解毒的功效，可消除痈肿脓血，止痛。鸡蛋清性味甘凉，清热解毒，其富含蛋白质与溶菌酶，有一定的渗透性，对疮疡有治疗与止痛作用。《本草纲目》称赤小豆"捣末同鸡子白，涂一切热毒痈肿"。

体表肿毒初起，疼痛难忍。可取等份的山药、蓖麻子、糯米，水泡并洗净后，研细涂敷于患处，不仅止痛，肿毒也不时即散。将生芋艿切成片，频擦或捣泥外敷，也可治疗各种疔疮及无名肿毒等。

4. 马齿苋与伏龙肝消肿止痛

马齿苋是中医外科疮疡食疗方中应用最多的，疮疡分初起、成脓、溃后三个阶段，及早治疗，以"消"为贵。清热解毒是中医治疗疮疡的总则。食用清热解毒类食物，可消散痈疽疮疡者体内热毒。马齿苋除了食用解痈肿热毒外，亦可外敷。如"疮久不瘥积年者，马齿苋捣封之，取汁煎稠亦可敷"。马齿苋用于久治不愈的疮疡，也是取其食性寒，可清热解毒和消肿止痛之功。取新鲜马齿苋绞汁服用，然后将新鲜马齿苋捣烂敷于患处，则肿消痛散、疔根拔除。

伏龙肝是矿物类中药，别名"灶心土"，是烧杂草和木柴的土灶的核心部分，经炉火久炼而成，以外赤中黄者最佳。两千多年前中医就已用于治疗疾病。伏龙肝食性微温，味辛，入脾经、胃经、肝经，有止痛之功。最新的研究发现，伏龙肝中含有新型纳米成分"碳点"，从伏龙肝中分离出来的伏龙肝碳点（TFU-CDs），外形为类球形颗粒，此物有良好的镇痛作用。

5. 食疗防治外感风寒引起的疼痛

大葱能祛风，解毒消肿，发汗通阳，可以治疗寒热头痛，阴寒腹痛等。葱白可煎汤内服，用其煮酒饮，或者捣烂外敷，炒热烫贴，煎水洗患处等方法。葱根熬水可治疗风寒头痛与喉咙痛，将大葱全株捣烂，取汁服用可清热解毒、活血化瘀，也可治疗头痛和跌打损伤，还对缓解疮痈肿痛有一定的效果。

饮用生姜与红糖熬成的红糖生姜汤，是家庭熟知并经常使用的、防治风寒头痛、感冒的食疗方法。

6. 巧用香辛料与食用油防治疼痛

香辛料及其提取物可有效缓解背痛、风湿病和炎症引起的疼痛。黄酮类物质可阻断花生四烯酸转化为前列腺素和白三烯，减少炎症介质引起的疼痛向神经中枢传递，发挥镇痛效果。月桂叶可祛除风寒和湿气，行气止痛。姜黄素是世界上销量最大的七大天然食用色素之一，食性温，味道苦、辛，为芳香类兴奋剂，有行气活血、祛风疗痹、通经止痛等功用。蒜汁配香油，蜂蜜配酒，葱白配蜂蜜，干姜配醋等组方也有止痛作用。

巧用食用油也能够防治疼痛：将烹饪常用的香油外涂疮肿能减轻疼痛。山茶油有解毒消炎与镇痛作用。嗓子不适与慢性咽炎，可用山茶油与蜂蜜（1∶1）混合后服用。

第四章

建设生态文明，提高全民健康素质

中华民族依托大自然的生态环境，创立了"一方水土养一方人"的生态观；"药食同源、寓医于食"的食疗观；"审因施食、辨证用膳"的平衡膳食观；"调理阴阳、阴平阳秘"的健康观。确立了中餐烹饪学与中医食疗博大精深的哲学内涵。

一、"天人合一"的思想

20世纪70年代，英国地球化学家汉密尔顿领导的团队发现：人体血液中天然化学元素含量的分布规律，与地球化学的"克拉克值"——地壳中化学元素的平均丰度曲线相似，两者有明显的相关性。该发现有力地说明：人类是环境进化的产物，人体与所处地理环境间存在着平衡关系。一旦所处地理环境出现极端情况，丰度发生变化，就可能导致体内微量元素失衡，干扰正常生命活动，引起生物地球化学性疾病，又称"水土病"。还有研究发现，人类全血中化学元素浓度与原始海水成分非常类似，说明人类可能有在海洋中进化的历程。

从《马可·波罗游记》到克山病

地球化学家的发现，打开了人类进化的一扇神秘的大门。大量流行病学调查也证实，不同地质地理环境中的人群，在健康与疾病方面存在明显的区域性。发现了很多疾病并非因细菌、病毒引起，却与环境中微量元素的异常有关。如果把一个人比作是一架波音707客机，那么从美国纽约飞到希腊雅典就要注加6万多升的燃料，而微量元素就像是在油箱中添加的一小管添加剂，缺乏这些添加剂飞机也能够起飞，但却不能安全地到达终点。

在《马可·波罗游记》中，这位意大利探险家描述了其在陕西旅行时发现的动物白肌病——牲畜因缺硒引起的疾病。中国学者在对克山病，一种与低硒环境有关的地方性心肌病的调查中发现，病区与动物白肌病的发病区域重合，两者有许多相似之处。对全国 200 多个县的水、土壤、粮食、蔬菜，以及居民的毛发、血液、脏器中微量元素的分析发现，膳食中贫硒是发病的重要原因。而克山病的"姊妹病"大骨节病，患者生化指标上也存在缺硒性紊乱。由于人体无法自身合成或产生微量元素，只能从食物中摄取，所以在某种意义微量元素比维生素更为重要。

二、寓医于食——"凡膳皆药"

西方著名学者 Victor G.Rocine circa 曾经指出："如果我们吃的东西是错误的话，那么没有医生能够帮助我们；如果我们吃的东西是正确的话，那么要医生又有什么用呢？"

1. 中华民族饮食的生态内涵

中餐的核心理念是"**养助益充循自然**"，"五谷为养"就是米、麦、豆、杂粮、薯类等食物，因能补养"五脏"，故"得谷者昌"；"五果为助"指各种鲜果、干果和坚果，其可佐助五谷，保持健康；"五畜为益"指鱼、肉、蛋、奶等动物性食物，其能弥补蛋白质和脂肪不足，达到"生鲜制美"的效果；"五菜为充"系指各色新鲜蔬菜，能补充各种维生素和膳食纤维，还可以"疏通壅滞"。

2. "先进厨房，后进药房"

中餐菜肴的评价指标有"色、香、味、形、器、效"六个方面，"效"指的就是食疗效果。中餐形成了重视饮食养生的传统，历代都有用"食疗药膳"治病的记载。中餐将植物的根、茎、叶、花、果与动物的皮、肉、骨、脂、脏巧妙搭配，既滋补强身，又疗疾祛病。中医饮食洁净，力戒偏嗜与调味禁忌的学说，被历代的《菜谱》与《食经》所吸纳。"可一日无肉，不可一日无豆""饮食清淡，素食为主""粗茶淡饭、青菜豆腐保平安"的膳食理念深入人心。

东晋名医葛洪主张"不欲极饥而食，食不过饱。不欲极渴而饮，饮不过多"。古人在养生实践中总结出"饮膳为养生之首务"，倡导"食饮有节，起居有常，不妄作劳"和"薄滋味，省思虑，节嗜欲，戒喜怒"的养生观念。

三、"以质补量"——吃好求健康

人类自从开始使用火、吃熟食以来，已经历了多次食物结构的变革。在漫长的历史进程中，出现了从"吃饱求生存"的温饱型，到"好吃求口味"的嗜好型，最后发展到"吃好求健康"的营养型膳食结构。

1. 农业"中为洋用"的成功事例

"以质补量"在国际上有先例可循，豆类素有"植物肉"和"绿色牛乳"之誉，是优质蛋白质的来源。每人每日应摄入 50 克豆类，占膳食总量的 9.5%。豆类是矿物质与微量元素库，是改善营养之宝。中国是大豆的故乡，已有四五千年的种植历史。19 世纪，美国从中国引进大豆，发现其单位面积产出的蛋白质远高于谷物和牛奶，为利用植物蛋白质的"开源"政策提供了依据。于是便压缩小麦与玉米的种植面积，将大豆种植面积扩大了 3.3 倍，年产量增加了 5.7 倍。1979 年，美国大豆年产量占世界总产量 60%，居全球首位，是中国的 4.8 倍。

2. "以质补量"——"吃什么种什么"

生态文明建设是中国特色社会主义事业的重要内容，关系人民福祉，关乎民族未来，事关"两个一百年"奋斗目标和中华民族伟大复兴中国梦的实现。要做到"以质补量"，调整优化食物结构。就必须从传统的"种什么吃什么"，转变为"吃什么种什么"的新局面。生产更多内涵丰富的生态农产品，为全国人民提供更多的健康食品。

自然界可供人类食用的植物约有 8 万种，目前仅利用了 3 000 多种，人类所需植物蛋白质的 95% 来自其中的 30 种，一半以上的植物蛋白质只集中在小麦、水稻、玉米等农作物中。

我国野生植物资源丰富，优化食物结构的潜力很大。众所周知，被称为维生素 C 之王的猕猴桃，就是新西兰传教士从伏牛山的野生猕猴桃引种过去的。毫无疑问，野生食物资源的开发，也应该纳入"以质补量"的战略。

3. 缩短食物链，以植物性食物为主

中国幅员辽阔，不同区域的经济文化发展不平衡，食物消费也存在很大差异。国民营养状况用两句话就可以概括，即营养不良与营养过剩同在，贫困病与富裕文明病并存。所以，一定要从膳食营养的角度优化食物生产，认识目前食物结构"短中有长、长中有短"的现状，适量补充优质蛋白质、微量元素与膳食纤维，引导全民科学合理地进行食物消费，避免重蹈西方"文明病"泛滥的覆辙。

研究发现：2015—2017 年，我国成人糖尿病患病率已达 12.8%。在欧美发达国家，约 5%~10% 的医疗预算用于糖尿病的防治。然而，流行病学研究却清楚地表明，平衡膳食和充足的锻炼与运动，就能阻止糖尿病发生。所以，著名营养学家于若木同志生前曾说："科学配餐是不用资金投入，就可以提高和改善人民健康状况的有效方法。"这是我们应该认真牢记的。

随着我国经济水平的不断提高，人民大众饮食需求也将会发生深刻的变化，由生存层次的需求，向享受与健康层次转变。饮食结构从"好吃求口味"向"吃好求健康"的方向过渡。1999—2019 年，我国猪、牛、羊与禽类的产量呈现波动式上升。根据国家统计局提供的数据，2020 年我国居民人均猪肉消费量达 18.2 千克，城镇居民为每年 19 千克，农村居民为每年 17.1 千克，在亚洲所有保持东方饮食习惯的国家中居首位。从短视的眼光看，这似乎标志着生活水平的提高，但从生态文明和可持续发展的角度分析，过量肉食将危及中华民族的生存和发展。生产 500 克的猪肉和禽类要分别投入 5 倍和 3 倍的粮食，吃肉比消费豆类需要的土地要多 16 倍。家畜养殖业耗水量是种植业的 8 倍，对生态环境的破坏不亚于工业污染。所以，绝不能效仿西方"高肉食"的膳食模式。因为饮食方式的改变，意味着生活方式的改变，而消费习惯改变，最终会诱发生产方式的变化。因此，一定要缩短食物链，坚持以植物性食物为主的膳食结构，才是符合中国国情的正确选择！

四、立足文化自信，实现寓医于食

只有掌握食疗与营养学知识，了解食物的功能与健康作用，才能达到寓医于食——将食疗融入在生活中，做到"寻常日用而不自知"的美好状态。

1. 健康食物以生态食品为贵

如果每个家庭都能安排好一日三餐，将平衡膳食成为习惯，那么肠道微生物的菌群和整个身体机能乃至精神状态，都会充满生态活力。禅宗六祖惠能大师的教诲："本来无一物，何处惹尘埃"，在养生保健方面的扩展就是"身体本健康，何须要吃药？"众所周知，由于体内存在内环境自稳定平衡调节机制，遵照平衡就是健康，调整就是治疗的哲学理念，寓医于食自然就会起到及时调整与修复平衡的作用。

当前，人类经历了新型冠状病毒感染疫情，还要面对全球变暖、粮食危机等灾难。我们应该冷静下来进行反思，"食物以生态为贵"一定不要忽视食物的力量。要珍视体内的微生态环境，珍惜天然生态食材，珍视生态发酵食品。《周易》云："舍尔灵龟，观我朵颐"，现在是找回"灵龟"的时候了。神州大地是全球生物多样性最丰富的地区之一，诞生了无数生态食材与药材。土特产就是带有地理标识的生态产品，其所具有的食疗特性使之成为寓医于食的载体。"一方水土产一方物，一方水土养一方人"，每个城镇与乡村都有自己的生态农产品。当人们有意识地购买消费生态食材时，就促进了生产者自觉地维护生态环境，保护产出"生态 GDP"的山山水水。绿水青山就会变成"金山银山"。

2. 关注食疗养生，才能做到寓医于食

老子《道德经》云："功成事遂，百姓皆谓我自然。"寓医于食就是希望向大家传递这样一种养生理念，人们都可以在现有的条件下，依据食疗理论安排与改善自己的饮食。一定要培养对生态文明的热爱，对天然食物的追求，对家庭烹饪的兴趣。这才是人生中必不可少的、美好的东西。寓医于食的深刻含义就是让人们通过平衡膳食，掌握行之有效的食疗方法，保持健康的状态。同时，也从中华饮食与中医文化中，思考和感受先贤理性的教诲，使精神境界得到升华。

结 语

　　1992年，德国的K教授应邀访问中国人民解放军总医院，他以"内环境自稳定平衡调节机制"为题做了学术报告。作为微量元素营养生理学研究的先驱者，K教授长期担任德国营养生理学会理事长，退休后仍是该学会的名誉理事长。在他任职于慕尼黑工业大学营养生理研究所期间，培养了百余名博士研究生，学术研究范围横跨动物营养学与人类营养学。他立足各种营养素的相关代谢研究，高屋建瓴地对营养生理功能方面的研究做了高度概括。这一观念同中医"平衡就是健康，调整就是治疗"的理念不谋而合。生理学家沃尔特·坎农在所著《躯体的智慧》一书中，提出了"内稳态"的概念，认为任何使人体内稳态发生震荡，或破坏内稳态的因素都会损害健康，而平衡的膳食就是保持人体内环境自稳定平衡的基础。

　　"安民之本，必资于食""民以食为天，食以安为先"，健康安全的食物不仅是人类生存的需要，也是国家稳定和社会发展的永恒主题。被称为"道德工业"的食品工业，一定要遵循生态文明的轨道，这对保证全民健康举足轻重。寓医于食，就是要用生态文明改造工业文明。中国民主革命的先驱者孙中山先生在《建国方略》一文中指出："我国近代文明进化，事事皆落人之后，唯饮食一道之进步，至今尚为文明各国所不及。"孙先生对中国人民的饮食文化与智慧，给予了高度评价。

面对西方快餐文化的影响，绝大多数国人仍旧守护着传统的生活方式。大部分家庭始终坚持着看似烦琐的买菜做饭，每天采购新鲜蔬菜等食材加工烹调。依托寓医于食的生活实践，一日三餐成为保障每个家庭成员都拥有强健体魄的牢固防线。倡导寓医于食，并且宣传普及相关理念，能够降低百姓的生活成本，减少医疗费用，强健人民体质，也是实现中国共产党第二个百年奋斗目标的基础和保障。

后记与致谢

在防治新型冠状病毒感染方面，中医、中药发挥了巨大的作用。依托中国人民的饮食智慧，落实寓医于食的理念，开展健康教育，在日常生活中普及食疗与药膳，是不需要国家投资，就可以保证人民健康的有效方法之一。

在编著此书的过程中，得到了各位领导和朋友的指导与帮助。国务院原副总理、第九届全国人大常委会副委员长邹家华同志亲自为本书作序。新时代健康产业集团原党委书记、总经理黄永刚同志审阅了全书的目录。感谢新时代健康产业集团党委书记、总经理张红，张凯波和周维等同志也都给予了许多关心和协助。

感谢人民卫生出版社的策划、组织协调和编辑，美编的精心设计。特别感谢广西荔浦的书法家覃永海先生，亲自为本书题写了书名。

北京市农林科学院博士宋曙辉，以及李珍、邹海明等同事也提供了许多具体的帮助，使该书得以顺利完成。

在此，谨向敬爱的邹老，各位首长、编辑和同事们表示最衷心的感谢！

赵 霖 鲍善芬

2023 年 12 月

参考文献

1. 苏敬. 新修本草. ［M］上海：上海古籍出版社，1985.

2. 孟诜. 食疗本草［M］. 谢海洲等校辑. 北京：人民出版社，1981.

3. 忽思慧. 饮膳正要［M］. 上海：上海古籍出版社，1990.

4. 刘渡舟. 伤寒论校注［M］. 北京：人民卫生出版社，2013.

5. 成无己. 注解伤寒论［M］. 北京：人民卫生出版社，2012.

6. 张仲景. 伤寒论［M］. 钱超尘，郝万山，整理. 北京：人民卫生出版社，2005.

7. 李时珍. 撰. 本草纲目［M］. 刘衡如，校点. 北京：人民卫生出版社，1982.

8. 李时珍. 本草纲目［M］. 太原：山西科学技术出版社，2014 年 1 月.

9. 张玉萍. 神农本草经［M］. 福州：福建科学技术出版社，2012.

10. 汪昂. 本草备要［M］. 北京：中国中医药出版社，1999.

11. 张海波. 中医食疗之源流探讨［J］. 浙江中医学院学报，2002，26（2）：18-19.

12. 董凤娣，王雅琴. 张仲景食疗思想初探［J］. 中医药学报，1993，4：2-5.

13. 黄志杰. 伤寒杂病论中的饮食药物［J］. 中医药学报，1985，6：41-43.

14. 周俭. 伤寒论饮食药物的统计分析［J］. 北京中医学院学报，1988，11（5）：20.

15. 王世雄. 随息居饮食谱［M］. 天津：天津科学技术出版社，2012.

16. 袁枚. 随园食单［M］. 北京：中国商业出版社，1984.

17. 孙思邈. 备急千金要方［M］. 北京：中国医药科技出版社，2011.

18. 孙思邈. 千金翼方［M］. 北京：中医古籍出版社，1997.

19. 翁维健. 中医食疗营养学［M］. 上海：上海科学技术出版社，2000.

20. 石声汉. 齐民要术今释［M］. 北京：中华书局，2009.

21. 缪启愉. 齐民要术释注［M］. 上海：上海古籍出版社，2009.

22. 贾思勰. 齐民要术［M］. 北京：中国农业出版社，1982.

23. 朱橚. 救荒本草校注［M］. 北京：中国农业出版社，2008.

24. 王锦秀，汤彦承. 救荒本草译注［M］. 上海：上海古籍出版社，2015.

25. 杨永良，张正浩. 中医食疗学［M］. 北京：中国医药科技出版社，2010.

26. 冷方南，王凤岐，刘尚义，等. 中华临床药膳食疗学（修订版）［M］. 北京：人民军医出版社，2017.

27. 王怀隐，王祐，陈昭遇，等. 太平圣惠方［M］. 北京：人民卫生出版社，1958.

28. 周启基.《救荒本草》的通俗性、实用性和科学性［J］. 中国农史，1988，8（1）：99-110.

29. 陈宗懋. 中国茶叶大辞典［M］. 北京：中国轻工业出版社，2000.

30. 隋绳武. 名人论茶与中华茶文化［M］. 北京：中国林业出版社，2017.

31. 徐海荣. 中国饮食史卷3［M］. 杭州：杭州出版社，2014.

32. 丁晓蕾. 齐民要术中的蔬菜科技述评［J］. 南京：南京农业大学学报（社会科学版），2005：89-93.

33. 兰茂. 滇南本草［M］. 北京：中国中医药出版社，2013.

34. 赵霖，赵和，鲍善芬. 中国孩子该怎么吃［M］. 北京：人民卫生出版社，2015.

35. Bellisle F，Diplock AT，Hornstra G，et al. Functional foodscience in Europe[J]. British Journal of Nutrition，1998，Suppl. 1：S1–S193.

36. Marcel BRoberfroid. Functional foods：concepts and application to inulin and oligofructose[J]. British Journal of Nutrition，2002，87，Suppl. 2：S139-S143.

37. Andreas S. Functional foods and nutraceuticals[J]. Food Research International，2012，46（2）：437.

38. Galland L. Functional Foods：Health Effects and Clinical Applications[M]//Biomedical Sciences Encyclopedia of Human Nutrition，2013：366-371.

39. 徐灵胎著. 神农本草经百种录 附药性切用［M］. 北京：学苑出版社，2011.

40. 马继兴. 神农本草经辑注［M］. 北京：人民卫生出版社，2000.

41. 昝殷. 历代中医珍本集成·食医心鉴［M］. 上海：上海三联书店，1990.

42. 陈直，寿亲养老新书［M］. 北京：人民卫生出版社，2007.

43. 严健民. 五十二病方注译［M］. 北京：中医古籍出版社，2005.

44. 张子和. 儒门事亲［M］. 北京：人民卫生出版社，2005.

45. 杨朝阳. 金元四大家论养生［J］. 福建中医学院学报，2005，15（1）：38-40.

46. 倪世美. 中医食疗学［M］. 北京：中国中医药出版社，2009.

47. 李约瑟. 中国科学技术史第六卷 生物学相关技术. 第五分册 发酵与食品科学［M］. 北京：科学出版社，2008.

48. 中国营养学会. 中国居民膳食指南（2022）［M］. 北京：人民卫生出版社，2022.

49. 施杞，夏翔. 中国食疗大全［M］. 上海：上海科学技术出版社，1996.

50. Udo Erasmus. Fats that Heal Fat that Kill [M]. 2nd ed. Vancouver：Alive Publishing Group INC，2004.

51. 赵霖，鲍善芬. 蔬菜 营养 健康［M］. 北京：人民卫生出版社，2009.

52. 赵霖，鲍善芬. 连队饮食营养新说［M］北京：解放军出版社，2003.

53. 赵霖，赵和. 果品 营养 健康［M］. 北京：人民卫生出版社，2017.

54. 章传政，肖正广. 中国药茶发展述略［J］. 农业考古，2019（5）：

212-217.

55. T·格林·坎贝尔. 中国健康调查报告［M］. 长春：吉林文史出版社，2008.

56. 赵霖，鲍善芬. 油脂 营养 健康——厨中百味油为贵［M］. 北京：人民卫生出版社，2011.

57. 夏延平. n-3 多不饱和脂肪酸影响炎症及免疫分子机制研究进展［J］. 现代免疫学，2004，（6）24：517-519.

58. 希波克拉底. 希波克拉底文集［M］. 赵洪钧，武鹏，译. 北京：中国中医药出版社，2007.

59. 钱灏. 论希波克拉底的责任观及其现代价值［J］. 医学与哲学，2012：28-30.

60. 路新国. 黄帝内经与中国传统饮食营养学［J］. 南京：南京中医药大学学报（社会科学版）. 2001：174-178.

61. 王冰注. 黄帝内经素问［M］. 北京：人民卫生出版社，1963.

62. 吕不韦. 吕氏春秋［M］. 南京：凤凰出版社，2013.

63. 高镰. 遵生八笺［M］. 北京：人民卫生出版社，2007.

64. 曹庭栋. 老老恒言［M］. 北京：人民卫生出版社，2006.

65. 万德光. 中医的食疗思想与实践［J］. 成都中医学院学报，1994：14-17.

66. 章厚朴. 中国的蔬菜.［M］. 北京：人民出版社，1988.

67. 赵霖，鲍善芬. 中国人该怎么吃［M］. 北京：人民卫生出版社，2012.

68. 徐莹. 发酵食品学［M］. 郑州：郑州大学出版社，2011.

69. 彭铭泉. 中国药膳大典［M］. 青岛：青岛出版社，2000.

70. 俞雪如. 中医学食养、食治、药膳的起源与发展史［J］. 中药材，2002：359-361.

71. 于新，吴少辉，叶伟娟. 天然食用调味品加工与应用［M］. 北京：化学工业出版社，2011.

72. 赵和，赵霖. 调料 美味 健康［M］. 北京：人民卫生出版社，2015.

73. 黄云鹄. 粥谱释义［M］. 太原：山西科学技术出版社，2012.

74. 彭景. 烹饪营养学［M］. 北京：中国轻工业出版社，2000.

75. 向楠，周亚娜，邓阿黎，张方建.《本草纲目》对"归经学说"发展的贡献［J］. 亚太传统医药，2006，（9）：30-31.

76. 陈国代. 朱震亨格物致知的思想来源［J］. 中医药学刊，2006：724-725.

77. 吉文辉. 中医的意象思维与意象模式［J］. 南京中医药大学学报（社会科学版），2004：134-136.

78. 李玉清. 略论李时珍对归经学说的贡献［J］，天津中医学院学报2003：7-8.

79. 王前. 论"象思维"的机理［J］. 中国社会科学院研究生院学报，2002，（3）：58.

80. 王宏利，朱辉. 中医取象比类思维之象的科学内涵［J］，中医药学刊，2006，24（4）：699-700.

81. 王颖晓，李其忠. 取象思维对藏象学说建构的作用［J］，辽宁中医杂志，2007，34（1）：33-34.

82. 魏玉龙. 具象思维的形成、发展和研究［J］. 中医学报，2009，24（6）：18-20.

83. 王鹏伟. 取象比类在中医学中的地位与影响［J］. 江苏中医药，2009，8-9.

84. 赵和，赵霖. 杂粮 营养 健康［M］. 北京：人民卫生出版社，2013.

85. 崔云龙. 现代儿科微生态学的基础与应用［M］. 北京：现代教育出版社，2010.

86. 朱莉娅·恩德斯. 肠子的小心思［M］. 天津：天津科学技术出版社，2019.

87. 中国烹饪编辑部. 烹饪史话［M］. 北京：中国商业出版社，1986.

88. 王者悦. 中国药膳大辞典（修订版）［M］. 辽宁：大连出版社，2002.

89. 马继兴. 中医药膳学［M］. 北京：人民卫生出版社，2009.

90. 周俭. 中医营养学［M］北京：中国中医药出版社，2012.

91. 陈铭，刘更另. 高等植物的硒营养及在食物链中的作用（二）［J］

土壤通报，1996，185-188.

92. Dandan Xie，Liqin Jiang，Yao Lin，et，al. Antioxidant activity of selenium-enriched Chrysomyiamegacephala（Fabricius）larvae powder and its impact on intestinal microflora in D-galactose induced aging mice[J]. BMCComplementary Medicine and Therapies，2020（20）：264-277.

93. 李应生，李亚男，陈大清. 硒的生物学功能及植物的富硒机理[J]. 湖北农学院学报，2003：476-480.

94. 周俭. 中医营养学［M］. 北京，中国中医药出版社，2012.

95. 何清湖，丁丛礼. 止痛良方大全［M］. 太原：山西科学技术出版社，2006.

96. 陈昭妃. 营养免疫学［M］. 北京：中国社会出版社，2004.

97. XiaoTong Liu, Chen Yang, Jing Liu,et al.The antioxidant and antisenescence activities of physically refined rice bran oil surpass those of the combination of γ-oryzanol, α-tocopherol and sitosterol[J].CYTA-JOURNAL OF FOOD 2023,21(1):410-417